TRAITÉ COMPLET

D'ANATOMIE.

TRAITÉ COMPLET
D'ANATOMIE,

O U

DESCRIPTION

DE TOUTES LES PARTIES

DU CORPS HUMAIN;

Par A. BOYER,

PREMIER CHIRURGIEN DE L'EMPEREUR, MEMBRE DE LA
LÉGION-D'HONNEUR, PROFESSEUR A LA FACULTÉ DE
MÉDECINE, CHIRURGIEN EN CHEF-ADJOINT DE L'HÔPI-
TAL DE LA CHARITÉ, etc.

TOME TROISIÈME.

TROISIÈME ÉDITION.

A PARIS,

CHEZ MIGNERET, IMPRIMEUR,

RUE DU DRAGON, F. S. G., N.º 20.

1810.

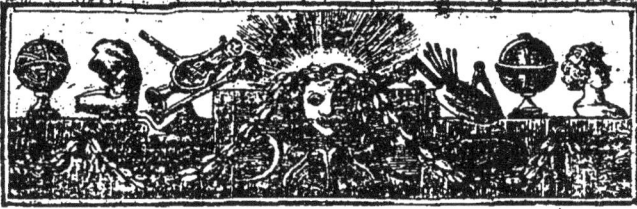

TRAITÉ
D'ANATOMIE.

DE L'ANGIOLOGIE.

L'ANGIOLOGIE est la partie de l'anatomie qui traite des vaisseaux.

Les vaisseaux sont des tuyaux dans lesquels circule un liquide quelconque. On les distingue en sanguins et en lymphatiques. Les vaisseaux sanguins se divisent en artères et en veines. Les artères reçoivent le sang du cœur, et le distribuent à toutes les parties du corps. Les veines le ramènent au cœur. Les vaisseaux lymphatiques absorbent la lymphe qui lubréfie les différentes cavités du corps, et la versent dans le torrent de la circulation.

DES ARTÈRES EN GÉNÉRAL.

ON considère dans les artères en général leur conformation externe, leur structure et leurs usages.

3.   1

DE LA CONFORMATION EXTERNE DES ARTÈRES.

La conformation externe des artères comprend leur situation, leur grandeur, leur figure, leur direction, leur origine, leurs divisions, leurs anastomôses et leurs terminaisons.

De la situation des Artères.

Les artères sont répandues généralement dans toutes les parties de la machine animale ; il faut cependant en excepter quelques-unes , telles que la membrane arachnoïde , l'épiderme, les ongles et les poils, dans lesquels on n'a découvert encore aucune espèce de vaisseaux.

La situation des artères en général peut être considérée par rapport aux plans qu'on distingue dans le corps humain, et par rapport aux parties voisines de l'endroit que les artères occupent. Quand on la considère par rapport aux plans, on dit, par exemple, qu'une artère est située à la partie supérieure, inférieure , antérieure, postérieure , externe ou interne, suivant qu'elle est plus près du plan supérieur, inférieur, antérieur, postérieur, externe ou interne.

Par rapport aux parties voisines, on dit qu'une artère est située au-dessus , au-dessous, au-devant, etc., de telles parties molles ou dures.

La plupart des grosses artères sont renfermées dans les cavités du corps , ou placées

profondément dans les membres, entre des muscles plus ou moins épais qui les protègent et rendent leurs blessures moins fréquentes qu'elles ne
le seroient si ces vaisseaux étoient placés plus
près de la surface du corps.

De la grandeur des Artères.

La grandeur des artères en général varie singulièrement suivant l'âge et les différens sujets.
On observe que leur calibre diminue à mesure
qu'elles s'éloignent du cœur en se divisant :
ainsi chaque branche est plus petite que le tronc
dont elle part ; mais tous les rameaux qui en
partent, pris ensemble, sont beaucoup plus
grands ; c'est là une loi constante que la nature
suit, en partageant les artères : leur capacité
augmente donc à mesure qu'elles se divisent.
Mais quel est le rapport des cavités des branches avec la cavité du tronc ? Il est presque impossible de le déterminer, parce que les artères
décroissent inégalement, et qu'elles ne sont as-
sujetties à aucune règle constante. Quoi qu'il en
soit, cette disposition donne au système artériel
la forme d'un cône dont le sommet est au cœur
et la base dans les artères capillaires de toutes
les parties du corps.

De la figure des Artères.

On croit communément que les artères sont
coniques, ou, ce qui revient au même, que
leur calibre diminue à mesure qu'elles s'éloignent du cœur, et qu'il augmente à mesure
qu'elles s'en rapprochent. Il est bien vrai que
si l'on prend une artère en particulier, et qu'on

la suive jusqu'à sa dernière extrémité , elle
semble devenir plus étroite ; mais il faut prendre garde de se tromper à cet égard ; car ce
décroissement paroît moins venir de son éloignement du cœur, que des rameaux qui en
partent. Les artères qui parcourent un certain
chemin sans fournir de rameaux considérables,
ne diminuent pas, au moins si on peut s'en
rapporter aux mesures ordinaires. On en trouve
des exemples dans plusieurs artères ; le tronc des
carotides est égal dans son cours ; dans le tronc
de l'aorte, depuis la sous-clavière gauche jusqu'au diaphragme, on ne voit pas de diminution sensible ; la vertébrale ne décroît pas sensiblement, quoiqu'elle donne des petites branches
à la moëlle de l'épine et aux muscles du cou ;
l'artère brachiale , la radiale , conservent le
même diamètre dans leur trajet.

Les artères ne sont donc point des cônes
convergens. On doit plutôt les regarder comme
une suite de cylindres qui naissent et partent
les uns des autres. Il y a plus ; c'est que leur
capacité augmente d'une manière sensible, quoique légère, dans les endroits où elles se partagent en plusieurs rameaux. Dans certaines
artères, le calibre augmente à mesure qu'elles
s'éloignent du cœur, de sorte qu'elles représentent un cône dont le sommet est vers le
cœur, et la base à un endroit plus ou moins
éloigné de cet organe. Dans son origine, l'aorte
est plus petite qu'à l'endroit qui précède la
naissance de la sous-clavière droite. Le tronc
des carotides internes augmente un peu à mesure qu'il approche du crâne ; mais c'est sur-
tout dans les mammaires internes qu'on voit
l'augmentation de volume suivant leur progrès.

Pour ce qui est des artères capillaires, elles paroissent encore moins coniques que les autres, autant qu'on peut en juger en examinant des objets qui échappent facilement à nos sens.

De la direction des Artères.

La direction des artères est le rapport de leur axe à celui du corps, c'est-à-dire, à une ligne droite qui descendroit du sommet de la tête au milieu de l'intervalle qui sépare les deux pieds. Lorsque l'axe d'une artère est parallèle à celui du corps, on dit que sa direction est verticale; lorsqu'il est perpendiculaire à l'axe du corps, on dit que sa direction est horizontale; et lorsqu'il est incliné sur cet axe, sa direction est oblique. On détermine l'obliquité d'une artère en indiquant les plans du corps vers lesquels elle se porte à mesure qu'elle s'éloigne de son origine. Mais quelle que soit la direction des artères par rapport à l'axe du corps, on observe qu'elles sont presque toutes fluxueuses, et qu'elles forment divers contours dans leur trajet. Ces contours sont plus grands et plus nombreux dans les artères des parties dont la grandeur peut augmenter et diminuer alternativement, telles que les lèvres, la matrice, l'estomac, etc. Ils sont aussi plus grands dans les sujets avancés en âge, que dans les jeunes sujets, et lorsque les artères sont pleines, que lorsqu'elles sont vides.

De l'origine, des divisions et des anastomôses des Artères.

Toutes les artères viennent de deux troncs

principaux, dont l'un s'élève du ventricule droit, et l'autre du ventricule gauche du cœur. Le premier est l'artère pulmonaire, et le second est l'aorte. En s'éloignant du cœur, ces deux troncs se divisent, à l'instar des arbres, en branches, en rameaux, en ramifications, et en ramifications capillaires, lesquelles se multiplient prodigieusement et forment un réseau dont les mailles sont extrêmement fines.

L'origine commune et première des artères est donc au cœur ; mais on dit que les branches naissent des troncs, les rameaux des branches, etc., parce que toutes les artères sont continues comme les branches d'un arbre, et que le sang passe des plus grosses dans les plus petites. L'origine des artères, considérée sous ce dernier rapport, présente beaucoup de variétés ; c'est pourquoi il faut moins s'attacher à la connoissance de leur origine qui est variable, qu'à celle de leur trajet et de leur distribution qui ne varie pas ordinairement.

La direction des branches par rapport au tronc qui les fournit est différente ; les angles qu'elles forment avec lui sont en général moins grands que des angles droits ; mais leur grandeur varie singulièrement suivant les différentes artères. Ces angles sont toujours plus grands, quand on a séparé les artères des parties voisines, en coupant le tissu cellulaire qui les environne, qu'avant cette séparation.

Si l'on examine les ramifications artérielles à leur naissance dans l'intérieur des troncs, on aperçoit un artifice qui favorise le partage du sang à tous les rameaux. A l'embouchure de chaque branche artérielle, on remarque deux bords ou arcs demi-circulaires, dont l'un est plus près du cœur et l'autre en est plus éloigné. Le premier est si peu saillant, que les parois correspondantes du tronc et de la branche sont continues, et semblent former une seule et même gouttière, qui conduit le sang du premier dans la seconde. Le bord le plus éloigné du cœur est élevé, et forme une espèce de digue ou d'éperon. Cette digue est fort saillante dans les gros rameaux ; elle est aussi fort sensible dans les petits. Quand on étend les parois des artères, elle paroît comme une espèce de valvule semi-lunaire, formée par la duplicature de ces parois. Plus les angles des branches avec les troncs sont aigus, plus cette duplicature s'élève ; on n'en voit pas de vestige si marqué dans les orifices des branches qui sortent à angles presque droits ; ces bords sont égaux et sans saillie dans les artères rénales, par exemple.

Comme les troncs artériels diminuent toujours à mesure qu'il s'en détache des branches, il y a des colonnes de sang qui finissent à ces branches ; or, les digues ou éperons dont nous venons de parler, arrêtent ces colonnes, les déterminent à changer de direction et à entrer dans ces mêmes branches.

Les artères communiquent fréquemment ensemble, de manière que le sang peut passer des unes dans les autres : on nomme ces communications anastomôses. Les anastomôses ont lieu dé trois manières différentes ; il en est qui résultent de la réunion à angle plus ou moins aigu, de deux troncs pour en former un troisième plus considérable ; telle est l'union des vertébrales pour former l'artère basilaire, et dans le fœtus, celle de la fin de la crosse de l'aorte avec le canal artériel pour former l'aorte descendante. On voit des anastomôses formées par une petite branche qui se porte d'un tronc à un autre ; telle est celle qui existe entre l'artère inférieure ou profonde du cerveau, fournie par la basilaire, et la branche postérieure de la carotide interne ; telle est aussi l'anastomôse de la branche antérieure de la carotide interne droite avec celle de la gauche. Enfin, l'on voit très-souvent deux rameaux artériels se courber l'un vers l'autre, et s'anastomôser en formant une espèce d'arcade ; de sorte que le sang circule en sens contraire dans ces rameaux, et que les colonnes sanguines se heurtent réciproquement ; telle est l'anastomôse de la colique droite supérieure avec la colique gauche supérieure ; celle des branches de la mésentérique supérieure entr'elles, etc.

Les anastomôses de toute espèce sont extrêmement nombreuses : outre celles qu'on observe entre les artères d'un calibre un peu considérable, et qui sont bien connues, on en voit une si grande quantité entre les petites artères, qu'on tenteroit en vain de les compter et de les décrire. Ces anastomôses sont une ressource précieuse que la nature s'est ménagée pour faciliter la circulation du sang dans les cas d'obstacles quelconques qui l'empêchent de parcourir les grosses artères. L'attention plus grande qu'on leur a donnée dans ces derniers temps, et leur connoissance plus exacte, ont porté les Chirurgiens à opérer des anévrismes qu'on regardoit autrefois comme au-dessus des ressources de l'art ; et cette opération a eu, dans bien des cas, le succès le plus heureux.

De la terminaison des Artères.

Nous avons dit plus haut qu'en s'éloignant de leur origine, les artères se divisent et se subdivisent en une quantité prodigieuse de ramifications qui, avant de se dérober aux yeux, forment des réseaux. Toutes les parties sont couvertes de ces réseaux, de sorte qu'il n'est pas de point dans le corps d'où l'on ne puisse tirer du sang. Après les premiers plexus réticulaires, il s'en forme encore de plus petits jusqu'à ce que les artères se transforment en veines. La disposition des extrémités capillaires n'est pas cependant uniforme : elle est différente suivant la structure des parties, ou suivant les vues de la nature. Ici les artères forment des espèces de pinceaux ; là elles sont disposées comme les branches des arbres ; en quelques endroits elles marchent parallèlement ; en d'autres, elles ressemblent à des rayons, etc.

La transformation des artères en veines est la terminaison de ce genre de vaisseaux la plus fréquente et la plus anciennement connue.

Il n'est pas douteux que les veines et les artères ne soient continues : on voit clairement cette continuité avec le microscope dans les animaux vivans : elle n'est pas moins sensible dans les parties injectées. Mais comment les artères s'abouchent-elles avec les veines ? Comme il arrive souvent que les substances injectées dans les artères s'épanchent dans le tissu cellulaire, sans revenir par les veines, plusieurs Anatomistes ont pensé qu'entre les extrémités de ces deux espèces de vaisseaux il y avoit un *tomentum*, une sorte de tissu cellulaire ou spongieux, que le sang devoit traverser avant de passer de l'un dans l'autre. Les découvertes anatomiques ne permettent pas d'admettre cette opinion : les injections faites avec adresse passent facilement des artères dans les veines, ce qui n'arriveroit pas s'il y avoit quelque tissu spongieux interposé. Il est vrai que les injections poussées dans les veines ne reviennent pas toujours par les artères ; mais cela vient de ce que les veines sont garnies de valvules qui arrêtent l'injection : celle que l'on pousse dans les rameaux de la veine-porte, qui n'ont point de valvules, passent souvent dans les artères mésentériques ou dans l'artère hépatique. Il paroît donc évident que la jonction des artères et des veines se fait d'une manière immédiate. Les artères se courbent à leurs extrémités et reviennent sous la forme de veines. Quelquefois les unes et les autres marchent parallèlement, et communiquent ensemble par de petits tuyaux capables d'admettre un ou deux globules de sang à-la-fois.

Dans certaines parties, les extrémités capillaires de ces vaisseaux sont séparées par un tissu spongieux dans lequel le sang s'épanche avant de passer des artères dans les veines : c'est ce qu'on voit dans le corps caverneux de la verge, dans celui du clitoris, etc.

Une autre terminaison des artères est leur continuation avec les conduits excréteurs. Cette terminaison est suffisamment démontrée par le passage de l'injection des artères dans les conduits excréteurs, et par celui du sang qui, dans certaines circonstances, s'échappe par ces conduits.

Les extrémités capillaires des artères se terminent aussi par des vaisseaux que l'on nomme exhalans. Les extrémités imperceptibles de ces vaisseaux s'ouvrent de toutes parts sur la surface de la peau, et laissent échapper la matière de la transpiration et de la sueur. Les injections même pénètrent dans ces tuyaux et couvrent la peau d'une espèce de rosée. Ce n'est pas seulement sur la surface du corps que s'ouvrent les vaisseaux exhalans ; les parois des cavités internes, telles que la poitrine, le bas-ventre, et en général toutes les surfaces contiguës sont percées d'un grand nombre d'ouvertures imperceptibles qui y versent une rosée continuelle. L'eau, l'esprit-de-vin injectés dans les artères, s'échappent par ces ouvertures, et imitent cette rosée. Le sang même s'échappe quelquefois par les vaisseaux exhalans.

Les terminaisons dont nous venons de parler, sont fondées sur des faits et des expériences anatomiques qui ne permettent pas de les révoquer en doute. Il n'en est pas de même de la transformation des artères sanguines en artères lymphatiques, desquelles proviennent les veines du même nom. L'existence de ces artères est contredite par l'impossibilité où l'on est de faire passer le mercure des artères sanguines dans les vaisseaux lymphatiques, comme cela arriveroit si ces vaisseaux prenoient naissance d'artères lymphatiques continues aux artères sanguines.

On ne peut tirer aucune induction en faveur des artères lymphatiques, de la couleur rouge que prennent dans l'inflammation certaines parties naturellement blanches, telles que la sclérotique, la peau, etc. Tout est rempli de vais-

seaux, les parties en paroissent être un tissu ;
mais les dernières ramifications ont, comme
on sait, un diamètre très-petit, les globules
rouges sont, pour ainsi dire, solitaires dans
les extrémités les plus fines de ces vaisseaux,
c'est-à-dire que ces globules sont dispersés et
noyés dans les sucs blanchâtres qui absorbent
leur couleur ; mais ces vaisseaux qui, dans
l'état naturel, reçoivent peu de sang, peuvent
en recevoir davantage ; l'irritation, le mouvement peuvent accumuler les globules rouges
dans ces vaisseaux forcés. Les liqueurs colorées
peuvent les dilater de même. Alors des vaisseaux invisibles deviendront très-sensibles ; il
semblera qu'il s'en soit ouvert de nouveaux au
sang et à l'injection ; l'inflammation et l'injection ne démontrent donc pas aussi clairement
qu'on se l'est imaginé, qu'il y a des artères lymphatiques.

DE LA STRUCTURE DES ARTÈRES.

Les parois des artères sont d'un blanc grisâtre,
tirant un peu sur le jaune dans les plus grosses.
Leur épaisseur est d'autant plus grande, que
les artères sont plus considérables; mais si l'on
considère cette épaisseur dans son rapport avec
le calibre des artères, on observe qu'elle est
d'autant plus considérable, que les artères sont
plus petites.

Les Anatomistes ne sont point d'accord sur
le nombre des tuniques des artères. On ne doit
pas mettre au nombre de ces tuniques, l'espèce
d'enveloppe que le péricarde fournit au com-

mencement de l'aorte et de la pulmonaire, celle
que l'aorte descendante pectorale reçoit de la
plèvre, ni celle que le péritoine fournit à l'aorte
ventrale et à la plupart de ses branches. Cette
enveloppe empruntée abandonne les artères
dont nous venons de parler, lorsqu'elles sortent des cavités où elles sont renfermées, ou
qu'elles s'enfoncent dans les viscères auxquels
elles appartiennent. On ne doit pas mettre non
plus au nombre des tuniques des artères, le
tissu cellulaire dans lequel elles rampent et qui
les unit aux parties environnantes. Ce tissu cellulaire, appelé par quelques Anatomistes gaîne
des vaisseaux, est abondant, lâche, et formé
de lames fort longues autour de grosses arté-
res ; sa quantité diminue, et ces lames sont plus
minces autour des petites artères. Ces lames
deviennent très-apparentes lorsqu'on soulève
doucement les plus extérieures, ou lorsque les
cellules qu'elles forment sont distendues par une
liqueur assez fluide pour pénétrer dans leurs
cavités. Il se trouve toujours dans ces cellules
qui communiquent les unes avec les autres, une
matière huileuse qui est en plus ou moins grande
quantité. Les vaisseaux propres des artères traversent ce tissu cellulaire et y distribuent par-
tout des branches pour la filtration de cette liqueur grasse.

Lorsqu'on a enlevé le tissu cellulaire dont je
viens de parler, on aperçoit la première tunique des artères. C'est une espèce de membrane
dense et serrée, dont la face interne ou concave
est unie à la tunique musculeuse, et l'externe est
continue avec le tissu cellulaire dans lequel les
artères sont plongées. Cette tunique est formée
de lames pressées les unes contre les autres,

mais que l'on peut séparer aisément avec le scalpel. Si l'on fait macérer une artère pendant quelque temps dans de l'eau, ce liquide pénètre entre
ces lames, les écarte les unes des autres, et la tunique dont il s'agit se résout en tissu cellulaire.

La seconde tunique des artères est celle qu'on
nomme musculeuse. Cette tunique est d'une
épaisseur considérable dans les grandes artères;
sa couleur est jaunâtre. Elle est composée de
plusieurs plans de fibres circulaires, dont aucune ne forme un cercle entier. Ces fibres, et
les plans qu'elles forment, sont fortement unies
ensemble par un tissu cellulaire dont les filets
sont très-courts. La couleur blanchâtre de ces
fibres a fait naître des doutes dans l'esprit de
plusieurs Anatomistes sur leur nature musculeuse; ils les ont regardées comme des fibres
tendineuses et élastiques : mais on sait que la
couleur rouge n'est point essentielle à la nature
musculeuse. Il faut avouer cependant qu'elles
ont quelque chose de particulier qui les distingue des autres fibres musculaires : elles sont plus
dures, moins extensibles, et plus fragiles quand
on les tire, et se cassent net sans laisser presque
aucun vestige de filamens.

La troisième tunique des artères est celle qu'on
nomme interne. La face externe de cette tunique
est unie à la tunique musculeuse par une couche très-mince de tissu cellulaire. Sa face interne
est lisse, polie et humectée d'une mucosité très-
légère, qui suinte par des pores : elle présente
dans quelques endroits des espèces de plis ou
des traces de sillons qui suivent la longueur des
artères. Cette tunique est fort mince et rougeâtre : elle est composée de lames très-fines
appliquées les unes aux autres. Les fibres, dont

ces lames sont tissues, n'affectent aucune direction constante, et se déchirent pour peu
qu'on veuille les étendre. Cette tunique rend la
surface interne des artères plus unie et plus polie
qu'elle n'auroit été sans cela, et facilite par conséquent le cours du sang. Elle empêche aussi
qu'aucune partie de nos liquides s'insinue dans
le tissu cellulaire des autres tuniques.

Les parois des artères reçoivent de petites
artérioles : elles ont aussi des veines et des nerfs.
Les artérioles sont très-visibles sur les grosses
artères : elles forment un réseau très-fin dans
le tissu cellulaire qui entoure les artères. De ce
réseau il se détache un grand nombre de petites ramifications qui s'enfoncent dans les tuniques artérielles et se distribuent dans leur
épaisseur. Les veines des parois des artères sont
moins apparentes que les artérielles correspondantes. Il y a aussi dans les parois artérielles,
des vaisseaux lymphatiques ; l'aorte est couverte dans toute son étendue, d'un grand nombre de ces vaisseaux ; ils sont souvent très-ap-
parens, et l'on peut les injecter avec du mercure.
Il est très-probable que ces vaisseaux naissent
de la surface interne des artères.

Les nerfs des artères ne sont pas à beaucoup
près aussi faciles à démontrer que leurs vaisseaux. Il est bien vrai qu'on trouve un assez
grand nombre de filets nerveux autour de certaines artères ; mais il est impossible de les suivre
jusques dans leurs tuniques. Si elles en reçoivent, comme cela paroît très-vraisemblable,
ils doivent être peu nombreux et très-fins ; car
elles ne donnent aucune marque de sensibilité
sur les animaux vivans.

DES USAGES DES ARTÈRES.

LES artères reçoivent le sang du cœur, et le portent dans toutes les parties du corps.

La contraction du ventricule gauche imprime au sang qu'elle envoie dans l'aorte deux mouvemens différens. Le mouvement progressif porte ce liquide vers les extrémités capillaires ; un autre mouvement le pousse en même temps vers les parois des vaisseaux.

Le mouvement progressif du sang est très-rapide, malgré la masse de ce liquide. En le considérant au moyen du microscope, et ayant égard aux obstacles qu'il trouve dans ses routes, on estime que ce fluide parcourt à-peu-près six pouces pendant le temps d'une seconde, et que le mouvement est plus considérable, selon l'axe, que sur les parties latérales. Les obstacles que le sang trouve dans ses routes naissent de la division des artères, de leurs courbures, de leur longueur, de l'angle qu'elles forment avec leur tronc, des frottemens et du calibre des artères capillaires.

L'aorte se partage en une infinité de rameaux qui deviennent toujours plus petits en se multipliant ; mais leurs aires prises ensemble sont plus grandes que l'aire du tronc de l'aorte ; le sang en sortant de cette artère, passe donc d'un espace étroit dans un espace plus large ; sa vîtesse doit donc diminuer à proportion qu'il s'éloigne du cœur.

La résistance que le sang trouve dans les courbures des vaisseaux ralentit son mouvement ; à chaque point d'une artère courbée, ce

fluide heurte les parois ; les étend ; il est réflé-
chi : les espaces qu'il parcourt sont plus grands ;
il doit donc perdre une partie de son mouvement dans les détours des vaisseaux. En général
le retardement qu'il éprouve est d'autant plus
grand , que les courbures sont plus considérables et plus nombreuses.

La longueur des tuyaux est une cause qui
retarde le cours des liqueurs. On démontre par
diverses expériences que dans des canaux du
même diamètre, et d'une longueur inégale ,
l'eau s'écoule inégalement. La même chose a
lieu dans les vaisseaux ; delà vient que chez les
hommes d'une taille considérable , les pulsations des artères sont fort éloignées , et que
dans les enfans , les battemens sont fort pré-
cipités.

L'angle sous lequel les artères naissent ralentit plus ou moins le cours des liqueurs. Si les
branches naissent à angle très-aigu , le cours du
sang y porte en partie ce fluide ; mais si elles
font un angle presque droit avec le tronc , il
faut que pour entrer dans ces branches , le sang
se détourne entièrement de sa route ; il doit
donc être ralenti ; aussi ce liquide marche-t-il
fort lentement dans les derniers réseaux des
vaisseaux qui sortent à angles presque droits de
leurs troncs.

Les seuls frottemens , indépendamment des
causes dont nous venons de parler , suffiroient
pour faire perdre au sang une partie de son
mouvement. Ces frottemens sont d'autant plus
grands , que le sang se partage en jets infini-
ment petits , et qu'il passe par des filières innom-
brables où il trouve une résistance considérable.

La viscosité du sang ralentit encore son mou-

3.   2

vement ; les parties de ce fluide plus liées se séparent plus difficilement pour enfiler les ramifications ; elles glissent avec moins de facilité sur la surface des artères : c'est surtout dans les vaisseaux capillaires que la viscosité du sang doit rendre son passage plus difficile ; les molécules se trouvent collées de tous côtés à la circonférence des artères capillaires.

Le sang surmonte tous les obstacles dont nous venons de parler ; mais en les surmontant il perd une partie du mouvement que l'action du cœur lui a communiqué, et ce mouvement se perdroit bientôt entièrement, s'il ne lui étoit rendu par les artères. La réaction de ces vaisseaux est donc nécessaire pour conserver au sang la force qui le porte jusqu'à leurs dernières ramifications.

Si le sang qui sort des ventricules du cœur entroit dans des artères vides ; si le mouvement du sang avoit une vélocité égale dans toute la longueur des artères, ces vaisseaux ne seroient point dilatés par l'impulsion du sang, et ce liquide n'exerceroit sur leurs parois d'autre pression latérale que celle qui est commune à tous les liquides qui circulent dans des tuyaux quelconques.

Mais les artères sont toujours pleines pendant la vie ; en conséquence, il faut que le sang qui les remplit cède à l'impulsion de celui qui sort du ventricule à chaque contraction du cœur : il est vrai que le sang dont les artères sont remplies est toujours en mouvement ; mais sa vélocité diminue à mesure qu'il s'éloigne du cœur, par les obstacles de toute espèce qu'il rencontre en chemin ; or, ces obstacles

qui s'opposent au cours du sang, et qui font que
celui que les artères contiennent résiste à celui
qu'elles reçoivent du cœur, forcent ce liquide
à agir contre les parois de ces vaisseaux, et à les
éloigner de leur axe.

La force avec laquelle le sang agit contre
les parois des artères, est la force qui dilate
ces vaisseaux. Mais cette force et la dilatation
qu'elle produit doivent varier nécessairement
dans les diverses artères, et dans les différens
points de leur longueur. En général, plus le sang
a d'impétuosité, plus les parois artérielles doivent s'éloigner de leur axe ; cet éloignement
sera cependant plus petit ou plus grand, selon
la résistance de ces parois, selon le volume du
sang lancé par les ventricules, selon les obstacles qui s'opposent au cours de ce fluide. La
dilatation doit être plus grande dans les grosses
artères que dans les petits rameaux.

Lorsque l'impulsion qui dilate les artères
cesse, les parois de ces vaisseaux reviennent
sur elles-mêmes, et se rapprochent de leur axe.
La force qui resserre les artères est fort grande.
Si l'on introduit le doigt dans une artère ouverte
sur un animal vivant, elle le presse fortement ;
dès qu'il est retiré, le canal se resserre. Si l'on
remplit d'air une portion de l'aorte entre deux
ligatures, et qu'ensuite on y fasse une ouverture, l'air s'échappe avec violence dans le corps
même où la mort a éteint l'action vitale. Deux
forces produisent le resserrement des artères
dans les animaux vivans ; l'une est l'élasticité,
et l'autre l'irritabilité. Ces forces ramènent les
parois des artères vers leur axe ; elles chassent
donc le sang vers les extrémités de ces vaisseaux
et vers le cœur ; car leur action est une pression

2..

latérale. Mais le sang trouve une résistance-insurmontable du côté du cœur ; il doit donc couler vers les extrémités capillaires des artères et entrer dans les veines.

L'action du sang sur les parois des artères se manifeste dans celles qui ont un certain calibre, par un battement auquel on donne le nom de pouls, et que l'on peut regarder, en général, comme la mesure de la force que le cœur emploie pour pousser le sang dans toutes les parties du corps.

DES ARTÈRES EN PARTICULIER.

Toutes les artères naissent de deux troncs principaux, dont l'un part du ventricule droit, et l'autre du ventricule gauche du cœur. Le premier est l'artère pulmonaire, et le second l'artère aorte.

DE L'ARTÈRE PULMONAIRE.

L'artère pulmonaire s'étend du ventricule droit aux poumons. Elle est plus petite que l'aorte. Ses tuniques ont aussi bien moins d'épaisseur ; de sorte qu'au lieu de se soutenir quand elles sont coupées en travers, elles s'affaissent et se plissent. Cette artère naît de la partie supérieure, antérieure et gauche de la base du ventricule droit ; delà, elle monte en arrière et à gauche, appuyée sur la partie antérieure de l'aorte. Ces deux artères sont renfermées dans une gaîne membraneuse qui est formée par la partie du péricarde qui se réfléchit sur le commencement des gros vaisseaux qui partent du cœur ou qui s'y rendent : elles sont environnées en même temps par un tissu cellulaire qui passe entre deux : cette espèce de fourreau membraneux est assez large pour permettre aux deux artères de se dilater librement ; leurs troncs ne sont pas collés l'un à l'autre, de façon que leur adossement soit serré : ils peuvent s'écarter un peu.

Lorsque l'artère pulmonaire a parcouru un espace d'environ deux pouces, elle se divise en deux branches, l'une droite et l'autre gauche. La branche droite est plus grosse que la gauche : elle se porte presque transversalement de gauche à droite, derrière l'aorte et la veine-cave supérieure, et s'avance jusqu'au poumon de son côté. Lorsqu'elle y est parvenue, elle se courbe de haut en bas, et forme une arcade qui embrasse la bronche droite, et qui est couverte antérieurement par la veine pulmonaire. Il part de la convexité de cette arcade un nombre indéterminé de branches qui se répandent dans toutes les parties du poumon où elles se ramifient à l'infini, jusqu'à devenir capillaires.

La branche gauche de l'artère pulmonaire, moins grosse et plus longue que la droite, se porte dans la direction du tronc qui leur est commun, au-dessous de la crosse de l'aorte : elle passe devant la fin de cette crosse, et s'avance jusqu'au poumon de son côté, où elle forme une courbure qui embrasse la bronche gauche. La convexité de cette courbure donne

naissance à plusieurs branches qui pénètrent
dans toutes les parties du poumon.

Dans le fœtus, l'artère pulmonaire est plus
grosse que l'aorte : lorsqu'elle a parcouru
quatre à cinq lignes de chemin, elle fournit une
branche pour le poumon droit ; deux lignes
plus loin elle en fournit une pour le poumon
gauche ; après quoi elle s'avance jusqu'à l'aorte,
et s'insère dans cette artère un peu au-delà de
l'origine de la sous-clavière gauche.

La partie de l'artère pulmonaire, comprise
entre la branche qui va au poumon gauche et à
l'aorte, est connue sous le nom de canal artériel. Ce canal est la continuation du tronc
même de la pulmonaire ; il est plus gros que
les deux branches de cette artère, et ses parois
sont aussi épaisses que celles de ce vaisseau.
Sa longueur est de sept, huit ou neuf lignes
dans le fœtus à terme. Il marche d'abord obliquement de bas en haut, de devant en arrière
et de droite à gauche ; ensuite il se courbe un
peu de haut en bas et s'insère dans l'aorte. A son
insertion qui est oblique, ce canal forme une
espèce de pli semi-lunaire, ou d'éperon semblable à ceux qui sont posés à la bifurcation
des autres artères ; mais il est situé dans un sens
opposé. Ce pli est placé au bord supérieur de
l'orifice du canal ; c'est-à-dire, au bord qui est
le moins éloigné de l'origine de l'aorte. En
avançant vers cette artère, ce canal diminue
un peu en grosseur, mais cette diminution n'est
pas toujours également bien marquée.

Le canal artériel conduit dans l'aorte la plus
grande partie du sang que le ventricule droit
pousse dans l'artère pulmonaire. C'est une des
voies dont la nature se sert pour faire passer

le sang des cavités droites du cœur dans les cavités gauches et dans l'aorte, sans que ce fluide soit obligé de passer par les poumons qui sont affaissés sur eux-mêmes, et par conséquent peu disposés à recevoir une grande quantité de sang dont ils seroient surchargés. Ce canal a un autre usage ; il concourt à la formation de l'aorte descendante, et augmente la force avec laquelle le sang coule dans cette artère, où il est poussé par l'action réunie des deux ventricules du cœur.

Lorsque le fœtus est né et qu'il a respiré, le passage est ouvert au sang dans les poumons ; le canal artériel commence à se rétrécir, parce qu'il n'y passe presque plus de sang : il se ferme bientôt entièrement et se convertit en un ligament qui unit l'artère pulmonaire à l'aorte ; ce ligament est plus étroit au milieu qu'aux deux extrémités. La partie du canal artériel qui tient à l'artère pulmonaire, est la dernière qui s'oblitère.

DE L'ARTÈRE AORTE.

L'aorte s'étend depuis le ventricule gauche du cœur jusqu'à l'union du corps de la quatrième vertèbre des lombes avec celui de la cinquième. Elle naît de la partie droite de la base du ventricule gauche. A sa naissance, elle est placée à côté, et derrière l'artère pulmonaire à laquelle elle est unie, comme il a été dit plus haut. L'artère aorte monte d'abord un peu obliquement de gauche à droite ; mais bientôt elle se courbe de droite à gauche, et de devant en arrière jusqu'à la hauteur de la deuxième vertèbre du dos, puis elle descend en arrière et s'approche de la partie gauche du corps de la troisième vertèbre dorsale. Elle descend ensuite sur la partie antérieure et gauche du corps des autres vertèbres du dos, passe entre les piliers du diaphragme, et continue sa route sur les vertèbres des lombes, jusqu'à l'union de la quatrième avec la cinquième, où elle se divise en deux grosses branches qui sont les artères iliaques communes ou primitives. La partie de l'aorte qui s'étend depuis son origine jusqu'à la troisième vertèbre du dos, est connue sous le nom de crosse de cette artère. Le reste de son tronc se nomme aorte descendante, qu'on distingue en supérieure ou pectorale, et en inférieure ou ventrale.

La crosse de l'aorte ne peut être comparée à aucune courbure géométrique; elle est placée un peu obliquement de devant en arrière, et de droite à gauche. Sa convexité est tournée en haut, à droite et en avant. Sa concavité répond en bas, à gauche et en arrière. Son côté antérieur est un peu incliné à gauche, et le postérieur à droite. Dans les sujets avancés en âge, le commencement de la crosse de l'aorte présente une bosselure plus ou moins considérable qui correspond à un enfoncement particulier qu'on voit au-dedans de cette artère, et que l'on appelle le grand sinus de l'aorte, pour le distinguer de trois autres enfoncemens plus petits dont nous parlerons dans la suite. Cet enfoncement paroît dépendre de l'effort que fait le sang poussé par le ventricule gauche.

L'aorte donne immédiatement après sa nais-

sance deux petites artères qu'on nomme cardiaques ou coronaires du cœur. Elle n'en produit aucune autre jusqu'à sa crosse ; mais de
la convexité de cette courbure, il naît trois
branches considérables qui portent en commun
le nom d'aorte supérieure ou ascendante. De
ces trois artères, la première est la sous-clavière
droite, de laquelle part la carotide primitive du
même côté ; la seconde est la carotide primitive gauche, et la troisième la sous-clavière
gauche. Ces artères sont placées à leur naissance sur une ligne oblique de devant en arrière
et de droite à gauche, de sorte que la sous-
clavière gauche est la plus reculée en arrière.
L'origine de la sous-clavière droite est très-
voisine de celle de la carotide gauche ; il y a
un peu plus de distance entre cette dernière et
la sous-clavière gauche.

Il n'est pas rare de voir quatre artères sortir
de la crosse de l'aorte, trois grosses comme à
l'ordinaire, et une quatrième plus petite qui
est la vertébrale gauche, ou une autre branche
beaucoup moins considérable qui monte devant
la trachée-artère, et va se distribuer dans la
glande thyroïde. Il est beaucoup plus rare de
voir naître séparément la sous-clavière droite
de la fin de la crosse de l'aorte, et se porter
transversalement de gauche à droite, entre la
colonne vertébrale et l'œsophage, pour aller
gagner la première côte. Cette disposition,
observée par plusieurs Anatomistes, s'est pré-
sentée à moi trois ou quatre fois.

Des Artères cardiaques ou coronaires.

Les artères coronaires sont au nombre de

deux : on les distingue en droite et gauche. Ces artères naissent du commencement de l'aorte, immédiatement au-dessus des petits sinus de cette artère, et du bord libre des valvules sigmoïdes correspondantes.

L'artère coronaire droite est un peu plus grosse et située plus bas que la gauche ; après sa naissance elle marche de dedans en dehors, logée dans le sillon qui se remarque entre la base du ventricule droit et l'oreillette du même côté. Elle se contourne sur le bord droit du cœur et marche ensuite de dehors en dedans jusqu'au sillon qui règne sur la face inférieure ou plate de cet organe ; là elle change de direction, et se continue le long de ce sillon jusqu'à la pointe du cœur où elle s'anastomôse avec la principale branche de l'artère coronaire gauche.

Cette artère fournit immédiatement après sa naissance deux petits rameaux, dont l'un se distribue au commencement de l'artère pulmonaire et à la graisse qui environne l'origine de cette artère, et l'autre à l'aorte. Le premier a été nommé par *Vieussens* artère graisseuse : il s'anastomôse derrière l'artère pulmonaire avec un rameau de la coronaire gauche. Le second communique avec les artères bronchiales. Les rameaux que la coronaire droite fournit jusqu'au sillon qui règne sur la face inférieure du cœur entre les deux ventricules, peuvent être distingués en postérieurs et en antérieurs. Les premiers sont ordinairement au nombre de six : trois répondent à la face convexe du cœur, et trois à sa face plate. Ces rameaux se distribuent aux parois de l'oreillette droite ; leurs ramifications s'étendent sur les veines-caves et dans la cloison qui sépare les oreillettes : ils communiquent avec ceux de la coronaire gauche. Les seconds sont beaucoup plus gros ; leur nombre est indéterminé ; quatre ou cinq s'avancent sur la face supérieure du cœur, et y répandent un grand nombre de ramifications qui se dirigent vers la pointe et le bord droit de cet organe ; un autre rameau parcourt ce même bord, et d'autres plus petits se répandent sur la face plate. Tous ces rameaux s'anastomôsent avec ceux de la coronaire gauche. Outre les différens rameaux dont nous venons de parler, l'artère coronaire droite en fournit d'autres plus petits pendant qu'elle parcourt le sillon qui règne sur la face plate du cœur, et qui correspond à la cloison des ventricules. Ces rameaux se distribuent sur cette face, et s'anastomôsent avec ceux de la coronaire gauche.

L'artère coronaire gauche est plus petite et située un peu plus haut que la droite. Après s'être séparée de l'aorte, elle se porte à gauche et en avant, entre l'artère pulmonaire et l'oreillette gauche, et se divise presque aussitôt en deux ou trois branches. La première est antérieure et plus grosse ; elle descend flexueuse dans le sillon qui règne sur la face supérieure du cœur, et s'avance jusqu'à la pointe de cet organe où elle s'anastomôse avec la coronaire droite. Les premiers rameaux qu'elle fournit se portent au commencement de l'artère aorte et de la pulmonaire : les autres se répandent sur la face supérieure du cœur, et se distribuent principalement dans les parois du ventricule gauche. La seconde branche de l'artère coronaire gauche se porte de droit à gauche dans le

sillon qui se trouve entre le ventricule et l'oreillette gauche, cachée par la grande veine coronaire : elle se contourne sur le bord obtus du
cœur, et s'avance ensuite sur la face plate de
cet organe, jusqu'auprès du sillon qu'on y aperçoit. Là, elle change de direction, se place
à côté de la coronaire droite, et s'avance vers
la pointe du cœur où elle finit. Les rameaux que
cette branche donne, se distribuent à l'oreillette gauche, aux veines pulmonaires, et sur-
tout au ventricule gauche : ils communiquent
avec ceux de la coronaire droite. La coronaire
gauche fournit souvent une troisième branche,
laquelle s'enfonce dans l'épaisseur de la cloison
qui sépare les ventricules, et s'avance jusqu'à
la pointe du cœur. Cette branche naît quelquefois de l'aorte immédiatement.

DES ARTÈRES CAROTIDES PRIMITIVES.

LES artères carotides primitives sont situées à
la partie antérieure du cou. Elles s'étendent
depuis la crosse de l'aorte jusqu'à la partie supérieure du larynx. La carotide gauche est plus
longue que la droite. Leur calibre est ordinairement égal : quelquefois cependant la droite
est un peu plus grosse. La carotide droite est
située un peu plus antérieurement à sa partie
inférieure que la carotide gauche ; mais en
montant, ces artères se placent au niveau
l'une de l'autre sur la même ligne transversale.
La carotide droite naît de la sous-clavière du
même côté, ou plutôt d'un tronc qui lui est

commun avec cette artère, et qui s'élève de la crosse de l'aorte. La gauche naît immédiatement de cette crosse. Ces artères montent obliquement de dedans en dehors, s'écartent l'une de l'autre, et laissent entr'elles un intervalle qui est rempli inférieurement par la trachée-artère et l'œsophage, et supérieurement par le larynx. La partie inférieure de la carotide gauche est placée derrière la veine sous-clavière gauche, le thymus et l'extrémité interne de la clavicule; ensuite l'une et l'autre carotides se trouvent derrière les muscles peaucier, sterno-mastoïdien, sterno et thyro-hyoïdiens, et omoplat-hyoïdien; enfin, la partie supérieure de ces artères est située sous le peaucier immédiatement.

La partie postérieure des carotides primitives correspond à la colonne vertébrale; elle est appuyée immédiatement sur les muscles grand droit antérieur de la tête et le long du cou, et sur l'artère thyroïdienne inférieure. Le côté interne de ces artères correspond inférieurement à la trachée-artère, et supérieurement au larynx, au pharynx et à la glande thyroïde : lorsque cette glande est très-volumineuse, elle s'avance sur leur partie antérieure. Le côté externe des carotides est côtoyé par la veine jugulaire interne, par le nerf de la huitième paire, et le grand sympathique, qui sont situés en arrière, entre la veine et l'artère : ces nerfs et ces vaisseaux sont entourés par un tissu cellulaire filamenteux qui contient des glandes lymphatiques, et dans lequel il ne s'amasse que très-peu de graisse. Les carotides primitives ne donnent aucune ramification dans leur trajet; aussi conservent-elles le même calibre dans toute leur longueur. Mais lorsqu'elles sont parvenues

au niveau du bord supérieur du cartilage thyroïde, elles se divisent en deux branches, dont
l'une porte le nom de carotide externe, et l'autre celui d'interne. La première se distribue aux
parties latérales, supérieures et antérieures du
cou, et à toutes les parties extérieures de la tête.
La seconde pénètre dans le crâne et se distribue
au cerveau.

DE L'ARTÈRE CAROTIDE EXTERNE.

L'artère carotide externe est située sur les
parties latérales supérieures du cou : elle s'é-
tend depuis la fin de la carotide primitive jusqu'au col du condyle de la mâchoire inférieure.
Dans les enfans, la carotide externe est beaucoup moins grosse que l'interne : dans les
adultes, ces deux artères ont un calibre égal;
mais lorsque la carotide externe parcourt un
chemin un peu long avant de fournir la thyroïdienne supérieure qui est la première branche qui en part, elle est un peu plus grosse
que l'interne. Dans son principe, la carotide
externe est située devant et au côté interne de
la carotide interne ; mais bientôt elle se courbe
en dehors et en arrière, croise la direction de
cette artère, et se porte plus en dehors et plus
en arrière qu'elle ; puis elle monte flexueuse
derrière la branche de la mâchoire jusqu'au col
du condyle de cet os. Dans sa partie inférieure,
l'artère carotide externe n'est couverte que par
la peau et le muscle peaucier ; mais elle s'enfonce bientôt sous le nerf de la neuvième paire
et sous les muscles digastrique et stylo-hyoï-

dien ; ensuite elle monte profondément sous la glande parotide. Le côté interne de cette artère est appuyé inférieurement sur la carotide interne, plus haut sur les muscles stylo-pharyngien et stylo-glosse, et plus haut encore sur l'apophyse styloïde temporale.

La carotide externe fournit plusieurs branches qu'on peut distinguer en antérieures, en postérieures et en internes. Les antérieures sont, la thyroïdienne supérieure, la linguale et la labiale ; les postérieures sont, l'occipitale et l'auriculaire postérieure ; l'interne est la pharyngienne inférieure. En outre, elle fournit d'autres petites branches dont le nombre est incertain, et qui se distribuent à la glande parotide, aux muscles sterno-cléido-mastoïdien, sterno-hyoïdien, stylo-hyoïdien, et en général à toutes les parties voisines. Lorsque cette artère est parvenue au niveau du col du condyle de la mâchoire, elle se divise en deux branches, dont l'une est la temporale, et l'autre la maxillaire interne.

De l'Artère thyroïdienne supérieure.

L'artère thyroïdienne supérieure est située à la partie antérieure supérieure du cou, et s'étend de la carotide externe au larynx et à la glande thyroïde. Dans les enfans, son diamètre est proportionnellement plus grand que dans les adultes. La thyroïdienne supérieure vient de la partie antérieure de la carotide externe. Elle naît quelquefois si près de l'origine de cette dernière artère, qu'on croiroit que la carotide primitive se partage en trois branches. Je l'ai vue naître une fois d'un tronc

commun avec la linguale. Aussitôt après son
origine, elle descend de derrière en devant et
de dehors en dedans, et s'avance vers la partie supérieure et externe de la glande thyroïde,
en formant divers contours, qui varient suivant les sujets. Elle est couverte d'abord par le
muscle peaucier, et ensuite par l'omoplat-
hyoïdien et le sterno-thyroïdien. Les premiers
rameaux que cette artère donne sont peu considérables et se distribuent à la peau et aux muscles voisins, tels que le sterno-cléido-mastoïdien, le peaucier, le sterno-hyoïdien, l'omoplat-
hyoïdien, le sterno-thyroïdien et le thyro-hyoïdien. Parmi ces rameaux, il y en a un plus
considérable qui naît quelquefois à part de la
carotide, et auquel on a donné le nom de laryngé. Ce rameau s'enfonce avec le nerf laryngé
de la huitième paire, entre l'os hyoïde et le cartilage thyroïde, derrière le muscle hyo-thyroïdien, pénètre dans le larynx, à travers la
membrane thyro-hyoïdienne, et se distribue à
la membrane interne de cet organe, à ses muscles intrinsèques et à l'épiglotte. Il s'anastomôse
avec celui du côté opposé.

Lorsque l'artère thyroïdienne supérieure est
parvenue à la partie externe et supérieure de
la glande thyroïde, elle fournit un petit rameau qui se porte en travers sur la membrane
qui occupe l'intervalle compris entre le cartilage thyroïde et le cricoïde, et s'anastomôse
avec celui du côté opposé : ce rameau se distribue à cette membrane et aux muscles crico-
thyroïdiens. Ensuite l'artère thyroïdienne supérieure s'avance le long du bord supérieur de
la glande thyroïdienne et s'anastomôse souvent par arcade, avec celle du côté opposé. En

chemin, elle fournit plusieurs branches qui descendent flexueuses sur la face externe de la glande thyroïde. Ces branches se divisent en un grand nombre de rameaux qui pénètrent dans cette glande et s'y anastomôsent avec ceux de la thyroïdienne supérieure du côté opposé, et sur-tout avec ceux de la thyroïdienne inférieure du même côté.

De l'Artère linguale.

L'artère linguale s'étend de la carotide externe à la langue et aux muscles placés sous la mâchoire inférieure. Elle naît de la partie antérieure de la carotide externe, entre la thyroïdienne supérieure et la labiale, et quelquefois d'un tronc qui lui est commun avec cette dernière. La linguale marche flexueuse de dehors en dedans, de derrière en devant et un peu de bas en haut, et s'avance vers l'os hyoïde. Elle s'engage bientôt entre le constricteur moyen du pharynx et l'hyo-glosse, dont elle traverse quelquefois le bord inférieur, puis entre ce dernier muscle et le génio-glosse. Après avoir marché quelque temps au-dessus de la grande corne de l'os hyoïde, elle s'en éloigne, et se porte de bas en haut et de derrière en devant, vers la face inférieure de la langue.

Les premiers rameaux que cette artère fournit sont peu considérables et se distribuent au constricteur moyen du pharynx, à l'hyo-thyroïdien, à l'hyo-glosse, au stylo-hyoïdien, au ventre antérieur du digastrique et aux autres muscles qui s'attachent à l'os hyoïde. Aussitôt qu'elle est arrivée sous l'hyo-glosse, elle donne

3.   3

de petits rameaux à ce muscle et au génio-glosse : ces rameaux s'anastomôsent avec ceux du côté opposé. Ensuite elle produit en haut l'artère dorsale de la langue, dont les ramifications se répandent sur le stylo-glosse, et sur le dos de la langue où elles forment un réseau qui s'étend jusques sur l'épiglotte, sur les amygdales et même quelquefois sur la partie voisine du pharynx et sur le voile du palais.

Lorsque l'artère linguale est arrivée au bord antérieur du muscle hyo-glosse, elle fournit une branche plus considérable à laquelle on a donné le nom de sublinguale. Cette branche vient quelquefois de la submentale qui est fournie par la labiale. Elle se porte de derrière en devant, entre le muscle mylo-hyoïdien et le génio-glosse, au-dessus de la glande sublinguale, et fournit un grand nombre de rameaux qui se distribuent à ces parties, ainsi qu'au ventre antérieur du digastrique et à la membrane interne de la bouche. Ces rameaux s'anastomôsent avec ceux de la submentale.

Quand la linguale a fourni la sublinguale, elle prend le nom d'artère ranine, et s'avance, en serpentant, sur la partie inférieure et latérale de la langue, entre le muscle génio-glosse et le lingual, jusqu'à la pointe de cet organe où elle finit. Les rameaux qu'elle donne se distribuent au tissu de la langue et à sa membrane externe.

De l'Artère labiale ou maxillaire externe.

L'artère labiale s'étend de la carotide externe à presque toutes les parties de la face jusqu'à la racine du nez. Elle prend naissance

de la partie antérieure de la carotide, externe,
au-dessus de la linguale : elle vient quelquefois
d'un tronc qui lui est commun avec cette dernière. Sa grosseur est considérable. Aussitôt
après son origine, elle se porte flexueuse de
dehors en dedans et de derrière en devant,
vers la partie interne de l'angle de la mâchoire
inférieure, couverte par le nerf de la neuvième
paire, le muscle digastrique et le stylo-hyoïdien ;
ensuite, elle passe entre la mâchoire et la
glande maxillaire dans un sillon que cette
glande présente. Après quoi cette artère se
contourne sur le bord inférieur de la mâchoire,
et se porte sur la face externe de cet os, devant
le bord antérieur du masseter qu'elle recouvre
quelquefois. Delà elle monte, en serpentant,
vers la commissure des lèvres, couverte par la
peau et le peaucier : elle passe ensuite derrière
cette commissure, entre les muscles grand zygomatique, canin et buccinateur ; puis elle continue de monter dans le sillon qui sépare la joue
de la lèvre supérieure, et sur le côté du nez jusqu'au grand angle de l'œil, où elle se termine
en s'anastomôsant avec le rameau nasal de l'artère ophtalmique.

Non loin de son origine, l'artère labiale
donne une petite branche qu'on nomme palatine inférieure. Cette artère vient quelquefois
du tronc même de la carotide. Elle monte
entre le stylo-pharyngien et le stylo-glosse
auxquels elle donne des ramifications ; ensuite,
elle s'applique contre la partie latérale supérieure du pharynx et donne à ce sac muscu-
leux, à la langue et à l'amygdale. Arrivée au
voile du palais, elle se divise en plusieurs
rameaux qui se distribuent à ce voile, aux

muscles péristaphylins externe et interne, à la
membrane palatine et à la trompe d'*Eustache*.
Ces rameaux s'anastomôsent avec ceux de la
palatine supérieure.

Lorsque l'artère labiale est arrivée à la glande
maxillaire, elle fournit un assez grand nombre
de rameaux qui se distribuent à cette glande,
au muscle ptérygoïdien interne, à la membrane
de la bouche et au bord de la langue. Parmi
ces rameaux, il y en a un plus considérable que
les autres, auquel on donne le nom d'artère
submentale ; cette artère se porte de derrière en
devant, couverte par le peaucier, entre le mylo-
hyoïdien, le ventre antérieur du digastrique,
et la partie interne du corps de la mâchoire.
Elle fournit un assez grand nombre de petites
branches qui se distribuent à ces muscles et
aux tégumens, et qui communiquent avec la
sublinguale. Quelques-unes de ces branches
montent sur le menton, et communiquent avec
les artères de la lèvre inférieure. L'artère submentale fournit quelquefois la sublinguale, et
dans d'autres cas elle est produite par cette
dernière.

Depuis le bord inférieur de la mâchoire inférieure jusqu'à la commissure des lèvres, la
labiale donne plusieurs branches, dont les unes
sont postérieures et les autres antérieures. Les
premières sont peu nombreuses et assez petites ;
elles se distribuent au masseter, au peaucier,
au buccinateur, au tissu cellulaire et aux tégumens de la joue, à la glande parotide et à
son conduit excréteur ; elles communiquent
avec les rameaux de la transversale de la face.
Les secondes se distribuent au triangulaire, au
carré et à la peau du menton. Elles s'anasto-

môsent avec le rameau de la maxillaire inférieure qui sort par le trou mentonnier, et avec ceux que la submentale envoie sur le menton. Parmi ces branches, il y en a une beaucoup plus considérable que les autres, c'est l'artère coronaire inférieure. Cette artère se détache du tronc de la labiale, très-près de la commissure des lèvres : elle passe sous le triangulaire, s'avance, en serpentant, dans l'épaisseur de la lèvre inférieure près de son bord libre, et va s'anastomôser au milieu de cette lèvre avec celle du côté opposé, et quelquefois avec le rameau de la maxillaire inférieure qui sort par le trou mentonnier.

Lorsque l'artère labiale est arrivée au-dessus de la commissure des lèvres, elle fournit de sa partie antérieure une branche qu'on nomme coronaire supérieure ; cette branche grosse et flexueuse marche dans l'épaisseur de la lèvre supérieure au milieu de laquelle elle s'anastomôse avec celle du côté opposé. Les artères coronaires distribuent leurs rameaux au muscle orbiculaire, aux tégumens et à la membrane interne des lèvres. Les supérieures en envoient d'assez considérables à la partie inférieure du nez.

Dans le reste de son étendue, le tronc de la labiale donne en dehors de petits rameaux qui se distribuent aux muscles canin, élévateur propre de la lèvre supérieure, élévateur commun de cette lèvre et de l'aile du nez, petit zygomatique et orbiculaire des paupières, et qui s'anastomôsent avec ceux de la sous-orbitaire : elle donne en dedans d'autres rameaux beaucoup plus considérables, lesquels se répandent sur le nez, se distribuent à toutes les parties de

cet organe et communiquent avec ceux du côté
opposé. Enfin , l'artère labiale se terminé ,
comme il a déja été dit , en s'anastomôsant avec
le rameau nasal de l'ophtalmique.

La distribution de l'artère labiale présente
beaucoup de variétés : quelquefois elle se termine au niveau de la lèvre inférieure ; et est
suppléée dans le reste de son étendue par la
transversale de la face , la sous-orbitaire et les
rameaux de l'ophtalmique. D'autres fois elle
finit à la commissure des lèvres.

De l'Artère occipitale.

L'artère occipitale est située à la partie latérale supérieure du cou , et sur les parties latérales , inférieures et postérieures de la tête. Elle
s'étend depuis la carotide externe jusqu'à l'occiput. Cette artère naît de la partie postérieure
de la carotide externe , presque vis-à-vis l'artère linguale , quelquefois plus tôt , d'autres
fois plus tard. Elle monte d'abord un peu obliquement de devant en arrière , au - dessous
du ventre postérieur du digastrique et du nerf
grand hypo-glosse ; bientôt après elle se courbe
en arrière , et passe sur la veine jugulaire interne et le nerf de la huitième paire dont elle
croise la direction ; puis elle s'engage entre
l'apophyse transverse de la première vertèbre
du cou , et l'apophyse mastoïde du temporal ,
couverte par les muscles sterno-cleïdo-mas-
toïdien , splénius et petit complexus ; elle sort
enfin sous le bord interne du splénius , se place
sous les tégumens , et monte , en serpentant ,
vers la partie supérieure de l'occipital où elle
se termine.

Les premiers rameaux que l'occipitale donne sont peu considérables, et se distribuent aux muscles sterno-cléido-mastoïdien, digastrique, stylo-hyoïdien et aux glandes jugulaires : ils communiquent avec ceux de la cervicale ascendante. Elle fournit aussi quelquefois le rameau qui pénètre dans l'aqueduc de *Fallope* par le trou stylo-mastoïdien.

En passant sous les muscles sterno-cléido-mastoïdien, splénius et petit complexus, l'artère occipitale donne plusieurs rameaux, dont les uns sont inférieurs et les autres supérieurs. Les premiers descendent dans l'épaisseur de ces muscles et s'y anastomôsent avec les rameaux de la cervicale profonde et de la vertébrale. Les secondes se distribuent dans l'extrémité supérieure des mêmes muscles. Parmi ces rameaux il y en a un qui pénètre dans le crâne par le trou mastoïdien, et va se distribuer à la dure-mère.

Lorsque l'occipitale est sortie de dessous le muscle splénius, elle se partage en un grand nombre de branches qui se répandent sur l'occiput, et marche de bas en haut et de dehors en dedans. Ces branches produisent une grande quantité de rameaux qui se distribuent à la partie postérieure du muscle occipito-frontal et aux tégumens, et s'anastomôsent avec ceux de l'occipitale opposée, de la temporale et de l'auriculaire postérieure. Souvent un de ces rameaux entre dans le crâne par le trou pariétal et se répand sur la dure-mère.

L'artère occipitale fournit quelquefois les rameaux qui entrent dans le crâne par les trous codyloïdien antérieur, et déchiré postérieur.

De l'Artère auriculaire postérieure.

L'artère auriculaire postérieure s'étend de la carotide externe à la face interne de l'oreille, et sur la partie latérale de la tête. Cette artère naît de la partie postérieure de la carotide externe, dans l'épaisseur de la parotide ; quelquefois elle vient de l'occipitale. Aussitôt après sa naissance, elle monte en arrière, au-dessous de la glande parotide, entre l'apophyse mastoïde du temporal et la partie postérieure du conduit auditif externe. Elle donne d'abord quelques rameaux à la glande parotide, au muscle stylo-hyoïdien, au ventre postérieur du digastrique et au conduit auditif externe. Ensuite elle fournit l'artère stylo-mastoïdienne : cette artère vient quelquefois de l'occipitale, comme il a déjà été dit : elle donne d'abord de petits rameaux au conduit auditif ; parmi ces rameaux il y en a un qui pénètre jusqu'à la membrane du tambour sur laquelle il se répand. Ensuite la stylo-mastoïdienne entre dans l'aqueduc de *Fallope*, et répand un grand nombre de rameaux sur les cellules mastoïdiennes, sur le périoste qui tapisse l'aqueduc lui-même, sur le muscle de l'étrier, sur les canaux demi-circulaires, et sur la membrane qui tapisse la caisse du tambour : elle s'anastomose avec un rameau de la menyngée moyenne qui pénètre dans l'*hiatus Fallopii*.

Lorsque l'artère auriculaire postérieure est parvenue devant l'apophyse mastoïde, elle se divise en deux branches, dont l'une est antérieure et l'autre postérieure. La première se répand sur la face interne de l'oreille, et se distribue à ses diverses parties. La seconde, dont la grosseur varie beaucoup, monte devant l'apophyse mastoïde, et se divise en un grand nombre de rameaux qui se distribuent au muscle postérieur de l'oreille, à l'occipito-frontal, au temporal et aux tégumens. Ces rameaux s'anastomôsent avec ceux de la temporale et de l'occipitale.

De l'Artère pharyngienne inférieure.

L'artère pharyngienne inférieure est peu considérable : elle naît de la partie interne de la carotide, presque vis-à-vis l'artère labiale. Elle monte le long de la partie latérale et postérieure du pharynx, entre la carotide externe et l'interne, et se divise bientôt en deux branches, dont l'une est interne et l'autre externe. La première monte entre le pharynx et la colonne vertébrale, et se partage en un grand nombre de rameaux qui vont au pharynx, à la trompe d'*Eustache*, aux muscles grand et petit droits antérieurs de la tête, et au long du cou. La seconde monte entre l'artère carotide interne et la veine jugulaire interne, et après avoir donné des rameaux aux parties voisines, telles que le nerf de la huitième paire, le ganglion cervical supérieur du grand sympathique, elle pénètre dans le crâne par le trou déchiré postérieur, et se distribue à la dure-mère qui tapisse les fosses occipitales inférieures. Cette branche envoie aussi d'autres rameaux dans le crâne : un d'eux passe à travers la substance cartilagineuse qui remplit le trou déchiré antérieur. On en voit quelquefois un autre qui entre par le trou condyloïdien antérieur de l'occipital.

De l'Artère temporale.

Lorsque l'artère carotide externe est parvenue derrière le col du condyle de la mâchoire,
elle se divise en deux branches ; une externe ou
postérieure, et l'autre interne ou antérieure.
La première est la temporale, et la seconde la
maxillaire interne.

La temporale est beaucoup moins grosse que
la maxillaire interne : cependant comme sa
direction est la même que celle de la carotide
externe, on peut la regarder comme la continuation de cette dernière. Elle monte d'abord
un peu obliquement en dehors, entre le conduit
auditif externe et l'articulation de la mâchoire,
couverte par la glande parotide ; ensuite elle
passe derrière l'arcade zygomatique, devant
l'oreille, et monte en serpentant sur l'aponévrôse du crotaphyte, couverte par la peau et
par les muscles antérieur et supérieur de l'oreille.

Immédiatement après son origine, la temporale fournit antérieurement une branche assez
considérable, qui porte le nom d'artère transversale de la face. Cette artère naît quelquefois
de la carotide même. Sa grosseur varie beaucoup, et quelquefois il y en a deux. Elle se
porte de derrière en devant, sur le col du condyle de la mâchoire, dont elle croise la direction à angle droit. Quand elle est arrivée au
bord postérieur du masseter, elle donne un rameau qui pénètre dans ce muscle, s'y distribue,
et y communique avec un rameau de la maxillaire interne. Ensuite la transversale de la face
passe sur le masseter, au-dessus du conduit de
Stenon, et se distribue à ce conduit, à la glande

parotide, aux deux muscles zygomatiques, à l'orbiculaire des paupières et aux tégumens. Elle communique avec la labiale, la buccale et la sous-orbitaire.

Après avoir fourni la transversale de la face, la temporale donne antérieurement de petits rameaux qui se distribuent à l'articulation de la mâchoire. Elle en fournit de plus considérables postérieurement, lesquels se distribuent au conduit auditif externe et sur la face externe de l'oreille.

Lorsque l'artère temporale est parvenue vis-à-vis la partie postérieure de l'arcade zygomatique, elle donne une branche assez considérable qu'on nomme artère temporale moyenne : cette artère perce l'aponévrôse externe du temporal, et monte dans l'épaisseur de la partie postérieure de ce muscle, auquel elle se distribue : elle communique avec les temporales profondes.

Quand l'artère temporale est parvenue vers le milieu de la tempe, quelquefois plus haut et d'autres fois plus bas, elle se divise en deux branches, dont l'une est antérieure et l'autre postérieure. La branche antérieure monte, en serpentant, vers le front, et y répand un grand nombre de rameaux qui se distribuent à l'occipito-frontal, à l'orbiculaire des paupières et aux tégumens, et qui s'anastomôsent avec les artères surcilière et frontale, branches de l'ophtalmique, et avec la temporale opposée. La branche postérieure monte aussi, en serpentant, vers la partie supérieure et postérieure de la tête, et produit un grand nombre de rameaux qui se distribuent aux tégumens, à l'aponévrôse du crotaphyte, au muscle supérieur de l'oreille et au péricrâne. Ces rameaux s'anastomôsent avec ceux de la branche antérieure, avec la temporale opposée, avec l'occipitale, et avec l'auriculaire postérieure.

De l'Artère maxillaire interne.

L'artère maxillaire interne s'étend depuis la fin de la carotide externe jusqu'au sommet de la fosse zygomatique. Elle est plus grosse que la temporale. Aussitôt après son origine, elle se courbe de dehors en dedans, et de haut en bas, et s'enfonce sous le col du condyle de la mâchoire; ensuite elle monte de derrière en devant et de dehors en dedans, entre le muscle ptérigoïdien externe et le temporal, pour aller gagner le sommet de la fosse zygomatique. Dans quelques sujets, elle est située plus profondément, sous le muscle ptérigoïdien externe, dont elle traverse la base pour arriver au sommet de cette fosse. La maxillaire interne forme des circuits qui varient suivant les sujets, et qui sont d'autant plus nombreux et plus grands, qu'elle approche davantage du sommet de la fosse zygomatique. Ces circuits sont aussi plus grands dans les adultes que dans les enfans.

Les branches que cette artère fournit, sont la menyngée ou artère moyenne de la dure-mère, la maxillaire ou dentaire inférieure, la temporale profonde postérieure, la masseterine, les ptérigoïdiennes, la buccale, la temporale profonde antérieure, l'alvéolaire, la sous-orbitaire, la palatine supérieure, la vidienne, la ptérigo-palatine et la sphéno-palatine. En outre elle donne un assez grand nombre de petits rameaux qui se distribuent au tissu cellulaire et aux parties voisines.

L'artère menyngée est la première branche que fournit la maxillaire interne ; elle est aussi la plus grosse. Cette artère monte presque verticalement sous le ptérigoïdien externe, et donne quelques ramifications qui se distribuent à ce muscle et au péri-staphylin externe ; ensuite elle pénètre dans le crâne par le trou sphéno-épineux ou petit rond du sphénoïde. Aussitôt qu'elle y est parvenue, elle fournit des rameaux qui se distribuent à la partie de la dure-mère, qui tapisse la fausse moyenne et latérale de cette boëte osseuse, et à la cinquième paire de nerfs. Parmi ces rameaux, il y en a un qui pénètre dans *l'hiatus Fallopii*, et jusque dans l'aqueduc de *Fallope*, où il s'anastomôse avec la stylo-mastoïdienne ; et d'autres qui descendent dans la caisse du tympan, par de petites fentes qu'on remarque entre la portion pierreuse et la portion écailleuse du temporal. Ensuite l'artère menyngée se divise en deux branches, une antérieure plus considérable, et l'autre postérieure plus petite. La branche antérieure pourroit être regardée comme le tronc même de la menyngée ; elle monte de derrière en devant, et se porte vers l'angle antérieur et inférieur du pariétal, où elle est logée dans un sillon, et quelquefois dans un canal creusé dans l'épaisseur de l'os même. Cette branche fournit d'abord quelques ramifications qui se portent vers la fente sphénoïdale, et s'anastomôsent avec la lacrymale ; après quoi elle se divise en un grand nombre de rameaux qui se répandent sur les côtes de la dure-mère, jusque par-dessus le sinus longitudinal supérieur. La branche postérieure monte, en se courbant, de devant en arrière sur la face interne de la portion écailleuse du temporal, s'avance vers le bord inférieur du pariétal, et se divise bientôt en plusieurs rameaux qui se répandent sur la partie latérale et postérieure de la dure-mère.

Les rameaux de l'artère menyngée rampent sur la face externe de cette membrane : ce sont eux qui impriment sur la face interne du pariétal, les sillons disposés en manière de nervure de feuilles de figuier qui s'y remarquent, et dont il a été parlé à l'occasion de cet os. L'artère menyngée s'anastomôse avec celle du côté opposé, et avec les autres artères de la dure-mère.

L'artère maxillaire ou dentaire inférieure, a quelquefois une origine commune avec la temporale profonde postérieure. Elle descend en avant, entre le muscle ptérigoïdien interne, le ligament latéral interne de l'articulation de la mâchoire inférieure et la branche de cet os, et donne d'abord quelques rameaux au ptérigoïdien interne. Avant de pénétrer dans le canal de la mâchoire, elle fournit un rameau qui descend en avant dans un sillon qu'on remarque sur la face interne de cet os, et va se distribuer au muscle mylo-hyoïdien et à la membrane de la bouche. Aussitôt après l'artère dentaire inférieure s'enfonce dans le canal de la mâchoire inférieure, et marche sous les alvéoles des dents molaires. Dans son trajet elle jette supérieurement différens rameaux qui pénètrent dans les alvéoles, et s'insinuent dans la cavité des dents par les trous dont leurs racines sont percées. Lorsqu'elle est arrivée vis-à-vis le trou mentonnier,

elle fournit un rameau qui marche sous les alvéoles de la dent canine et des incisives, auxquelles il donne plusieurs ramifications. Ensuite
elle sort par ce trou, se distribue aux muscles
de la lèvre inférieure, et communique avec la
labiale.

L'artère temporale profonde postérieure naît
un peu plus loin que la dentaire inférieure : on
la voit naître quelquefois d'un tronc qui lui est
commun avec cette artère. Elle monte d'abord
entre le muscle temporal et le ptérigoïdien
externe, ensuite elle s'enfonce dans le premier
de ces muscles, et se divise en un grand
nombre de rameaux qui rampent sur la portion
écailleuse du temporal, et se distribuent au
muscle crotaphyte et au péricrâne. Cette artère
s'anastomôse avec la temporale profonde antérieure, la temporale moyenne et la temporale
superficielle.

La masseterine est peu considérable : elle naît
souvent de la temporale profonde postérieure.
Elle marche de dedans en dehors, entre le bord
postérieur du muscle temporal, et le col du
condyle de la mâchoire inférieure, s'enfonce dans
le masseter, et s'y anastomôse avec la transversale de la face.

Les artères ptérigoïdiennes varient beaucoup
par rapport à leur nombre, à leur grosseur et à
leur origine; tantôt elles naissent du tronc même
de la maxillaire interne, tantôt de la temporale
profonde postérieure. Dans tous les cas, elle se
distribuent aux muscles ptérigoïdiens, et sur-
tout à l'externe.

L'artère buccale ne vient point toujours du
tronc même de la maxillaire interne : on la
voit naître quelquefois de la temporale pro-

fonde antérienre, et d'autres fois de l'alvéolaire ou de la sous-orbitaire. Elle descend de derrière en devant, entre le ptérigoïdien interne et la branche de la mâchoire inférieure, s'avance vers la joue, et se distribue au buccinateur, au grand zygomatique, aux autres muscles des lèvres, aux glandes buccales et à la* membrane interne de la bouche. Elle s'anastomôse avec la labiale, la sous-orbitaire et la transversale de la face.

L'artère temporale profonde antérieure naît de la maxillaire interne, auprès de la paroi antérieure de la fosse zygomatique; elle monte dans la partie antérieure de la fosse temporale, sous le muscle crotaphyte dans lequel elle se distribue. Quelques-uns de ces rameaux pénètrent dans l'orbite par les trous de l'os de la pommette, se répandent sur la glande lacrymale, et communiquent avec l'artère lacrymale.

L'artère alvéolaire est assez considérable : elle naît de la maxillaire interne, après la temporale profonde antérieure, et quelquefois de cette dernière ou de la sous-orbitaire. Elle descend de derrière en devant sur l'os maxillaire, en formant le nombreux contours. Dans son trajet, elle fournit deux ou trois petits rameaux qui parcourent les conduits dentaires supérieurs et postérieurs, et se distribuent à la membrane du sinus maxillaire, et aux dents molaires. Les autres rameaux de l'alvéolaire se distribuent aux gencives, au buccinateur, au périoste de l'os maxillaire et au tissu cellulaire de la joue. Ils communiquent avec la sous-orbitaire, la labiale et la buccale.

L'artère sous-orbitaire naît de la maxillaire interne, vers la partie supérieure et antérieure

de la fosse zygomatique ; aussitôt après son
origine, elle donne des ramifications au périoste de l'orbite, et à la graisse qui environne
l'œil. Ensuite elle se glisse en serpentant un
peu, dans le canal sous-orbitaire. En parcourant ce canal, elle fournit quelques rameaux
qui pénètrent dans l'orbite, et se distribuent
aux muscles droit inférieur et petit oblique de
l'œil, et au sac lacrymal. Lorsqu'elle est parvenue à la partie antérieure de ce même canal,
elle fournit un rameau qui descend dans le
conduit dentaire supérieur et antérieur, et se
distribue à la membrane du sinus maxillaire,
à la dent canine et aux incisives. Après cela
l'artère sous-orbitaire sort du canal du même
nom, par le trou orbitaire inférieur, pour
se distribuer aux muscles releveurs propre et
commun de la lèvre supérieure, au canin, au
buccinateur et à la partie latérale inférieure
du nez. Elle s'anastomose avec la labiale, l'alvéolaire, la buccale, et le rameau nasal de
l'ophtalmique.

L'artère palatine supérieure naît de la maxillaire interne, dans le sommet de la fosse zygomatique, vers la partie la plus reculée de l'orbite ; elle descend derrière l'os maxillaire, et
s'engage bientôt dans le canal palatin postérieur. Lorsqu'elle y est parvenue, il s'en détache
ordinairement deux rameaux qui descendent
dans les conduits dont est creusée la tubérosité
de l'os palatin, et vont se distribuer au voile
du palais. Le tronc de la palatine supérieure
sort par le trou palatin postérieur, se réfléchit
de derrière en devant, et s'avance sous la voûte
palatine, logé dans un sillon qu'on y remarque.
Il se divise en plusieurs rameaux qui se distri-

3. 4

buent à la membrane glanduleuse du palais,
aux gencives et à l'os maxillaire. Un de ces
rameaux s'avance quelquefois jusqu'au trou
palatin antérieur, par lequel il monte dans les
fosses nasales.

L'artère ptérigoïdienne est très-petite : son
origine varie beaucoup ; quelquefois elle naît
de la maxillaire interne, et d'autres fois de la
palatine supérieure, ou de la sphéno-palatine.
Elle s'engage dans le conduit ptérigoïdien, le
parcourt de devant en arrière, et en sort pour
se distribuer à la trompe d'*Eustache* et à la
voûte du pharynx ; elle s'anastomôse avec la
pharyngienne inférieure.

L'artère ptérigo-palatine ou pharyngienne
supérieure est aussi très-petite. Elle naît de la
maxillaire interne, un peu après la ptérigoïdienne ; quelquefois elle vient de la sphéno-
palatine : elle monte en dedans et en arrière, et
passe par le trou ptérigo-palatin, pour aller se
distribuer à la voûte du pharynx et à la trompe
d'*Eustache*. Quelques-uns de ses rameaux pénètrent dans l'épaisseur du sphénoïde.

L'artère sphéno-palatine peut être regardée
comme la terminaison de la maxillaire interne.
Cette artère se divise quelquefois en deux ou
trois branches, avant de pénétrer dans la fosse
nasale par le trou sphéno-palatin. Aussitôt
qu'elle est parvenue dans cette fosse, elle se
divise en deux branches principales, dont
l'une se porte sur la cloison, et l'autre sur la
paroi externe : chacune de ces branches se
partage en un grand nombre de rameaux, qui
se répandent sur toute l'étendue de la membrane pituitaire, jusques dans les sinus maxillaire, sphénoïdal et frontal, et même dans les

cellules de l'ethmoïde. Ces rameaux s'anastomosent avec ceux des ethmoïdales.

DE L'ARTÈRE CAROTIDE INTERNE.

L'artère carotide interne est aussi appelée
cérébrale, parce qu'elle se distribue principa-
palement au cerveau. Dans les enfans, cette
artère est plus grosse que la carotide externe,
comme il a déja été dit ; dans les adultes, ces
deux artères ont un calibre presque égal. La
carotide interne monte entre la partie antérieure latérale de la colonne vertébrale et le
pharynx, et devient d'autant plus profonde,
qu'elle approche davantage de la base du crâne.
Elle est accompagnée par la veine jugulaire
interne, qui est plus extérieure, et par les
nerf grand sympathique et de la huitième paire
auxquels elle est unie par du tissu cellulaire.
La direction de cette artère n'est point droite ;
elle se courbe d'abord en arrière et en dehors,
ensuite en devant et en dedans ; après quoi elle
monte presque directement jusqu'auprès de la
base du crâne, où elle forme une ou deux inflexions plus ou moins considérables, et qui
ne dépendent que du tissu cellulaire dont elle
est environnée. Dans ce trajet, elle ne donne
aucune branche. *Haller* lui a cependant vu
fournir une fois l'artère pharyngienne inférieure, et une autre fois l'artère occipitale.

L'artère carotide-interne pénètre dans le
crâne, par le canal tortueux de la portion pierreuse du temporal, et parcourt les différentes
directions de ce canal : d'abord elle monte
verticalement, puis elle se dirige en avant et

un peu en haut ; après quoi elle se porte en haut et en avant. La fin du canal carotidien étant coupée obliquement de dehors en dedans et de derrière en devant , dans cet endroit l'artère carotide n'est couverte que de la dure-mère ; quelquefois cependant il se forme dans cette membrane une lame osseuse qui se continue avec le bord externe du canal , et forme ainsi une espèce de pont, au-dessous duquel l'artère est située.

Pendant que la carotide interne est enfermée dans son canal, elle fournit une artériole qui pénètre dans la caisse du tympan , où elle s'anastomose avec des rameaux de la méningée. Souvent elle en fournit une autre qui s'introduit dans l'orifice postérieur du conduit ptérigoïdien , et s'anastomose avec l'artère ptérigoïdienne.

En sortant de son canal , l'artère carotide interne pénètre dans le sinus caverneux de la dure-mère, et le parcourt de derrière en devant, baignée dans le sang que les cellulosités de ce sinus contiennent ; elle est accompagnée par le nerf de la sixième paire , qui marche le long de son côté externe. Elle forme dans ce sinus deux courbures qui ressemblent assez bien à celle d'un S romaine : la convexité de la première est tournée en arrière et en haut ; et celle de la seconde en avant et en bas. La carotide interne fournit au-dedans du sinus caverneux , deux ou trois artérioles qui se distribuent à la dure-mère, à la glande pituitaire , au sphénoïde, au nerf de la sixième paire , et à ceux de la cinquième, quatrième et troisième.

Lorsque cette artère est parvenue à l'apophyse clinoïde antérieure , elle passe dans l'échancrure qu'on voit au-dessous de cette apophyse, se courbe de bas en haut et de devant en arrière, et perce la lame interne de la dure-mère, pour pénétrer entre cette membrane et l'arachnoïde. Aussitôt que la carotide interne a percé la lame interne de la dure-mère, elle fournit une branche assez considérable appelée artère ophtalmique.

De l'Artère ophtalmique.

L'artère ophtalmique naît de la convexité de la courbure que la carotide interne forme sous l'apophyse clinoïde antérieure. Aussitôt après elle entre dans l'orbite par le trou optique, avec le nerf optique, au-dessous de la partie externe duquel elle est située. Lorsqu'elle est parvenue dans cette cavité, elle monte d'abord au côté externe du nerf optique, ensuite elle se contourne de dehors en dedans, et passe entre ce nerf et le muscle droit supérieur de l'œil, pour gagner la paroi interne de l'orbite ; elle marche le long de cette paroi, entre les muscles grand oblique et droit interne de l'œil, jusqu'à la poulie cartilagineuse du premier de ces muscles.

Les branches que l'artère ophtalmique fournit, sont la lacrymale, la centrale de la rétine, la sus-orbitaire, les ciliaires, les musculaires, les ethmoïdales, distinguées en postérieure et antérieure, les palpébrales, la nasale et la frontale. L'ordre dans lequel ces artères se séparent de l'ophtalmique, présente beaucoup de variétés ; mais leur distribution ne varie point. Outre ces branches, l'artère ophtalmique fournit de petits rameaux qui se distribuent à la dure-mère, à l'attache des muscles de l'œil

et à la graisse qui entoure cet organe ; mais qui
sont trop petits et trop incertains, pour mériter
des noms particuliers.

L'artère lacrymale est une des plus grosses
branches de l'ophtalmique ; elle vient quelquefois de la méningée moyenne, et alors elle
pénètre dans l'orbite par la fente sphénoïdale.
Quelle que soit son origine, elle se porte de
derrière en devant, entre la paroi externe de
l'orbite et le muscle abducteur de l'œil. Les
premiers rameaux que cette artère fournit,
vont au périoste de l'orbite, à l'enveloppe du
nerf optique, au muscle releveur de la paupière
supérieure et au droit externe de l'œil. Quand
elle est arrivée auprès de la glande lacrymale,
elle donne plusieurs rameaux qui se distribuent
au périoste de l'orbite. Parmi ces rameaux, il
y en a un qui traverse l'os de la pommette, et
s'anastomôse avec un rameau de la temporale
profonde antérieure. Ensuite cette artère fournit plusieurs branches qui pénètrent dans la
glande lacrymale ; après quoi elle passe au-
dessus ou au-dessous de cette glande, et s'avance
vers la paupière supérieure dans laquelle elle se
consume : elle s'anastomôse avec la palpébrale
et la temporale.

L'artère centrale de la rétine est très-petite ;
elle naît ordinairement du tronc de l'ophtalmique, avant son passage au-dessus du nerf
optique ; quelquefois cependant elle prend
naissance de l'une des ciliaires ou de la musculaire inférieure. Cette artère pénètre dans le
nerf optique, plus ou moins loin du globe de
l'œil, et marche au centre de ce nerf jusqu'à
cet organe dans lequel elle pénètre à travers
la lame criblée qui donne passage à la partie

médullaire du nerf optique. Lorsqu'elle est parvenue au dedans de l'œil, elle se partage en un
grand nombre de rameaux qui se répandent sur
la face interne ou concave de la rétine, où ils
forment un réseau dont les mailles sont si serrées
quand on a rempli ces rameaux d'injection,
que *Ruysch* l'a regardée comme une membrane
vasculeuse, distincte de la partie pulpeuse de
la rétine.

- Parmi les rameaux de l'artère centrale de la
rétine, il y en a un qui pénètre dans le corps
vitré et qui se porte à la partie postérieure de
la capsule du crystallin. Ce rameau donne
quelques ramifications à la membrane hyaloïde
et va ensuite se distribuer au crystallin, et sur-
tout à la membrane qui lui sert d'enveloppe.

Il n'est point rare de voir deux ou trois artères centrales de la rétine ; quand cela a lieu,
l'une d'elles se distribue comme nous venons
de le dire, et les autres se perdent dans les
enveloppes du nerf optique, et dans sa partie
pulpeuse.

L'artère sus-orbitaire naît de l'ophtalmique,
après la centrale de la rétine, et rarement de la
lacrymale : elle marche de derrière en devant,
le long de la paroi supérieure de l'orbite, au-
dessus des muscles releveurs de la paupière
supérieure et droit supérieur de l'œil, et donne
des rameaux à ces muscles, au périoste de
l'orbite et à la sclérotique. Arrivée à la base
de l'orbite, elle sort de cette fosse par le
trou orbitaire supérieur, et donne dans son
passage un rameau qui pénètre dans la substance du coronal ; ensuite elle monte derrière
les muscles sourcilier et orbiculaire des paupières, et se consume dans ces muscles, dans

l'occipito-frontal et les tégumens communs :
elle s'anastomôse avec la temporale, et avec
les branches lacrymale et frontale de l'ophtalmique.

Les artères ciliaires sont distinguées en postérieures ou courtes, en longues et en antérieures.

Les ciliaires postérieures sont très - nombreuses : on en trouve quelquefois trente, et
même quarante. La plupart naissent de l'ophtalmique ; quelques-unes viennent de la musculaire inférieure, et même de la sus-orbitaire ou de l'ethmoïdale postérieure. Elles
marchent flexueuses autour du nerf optique
à travers la graisse molle qui l'environne, et
donnent de petits rameaux qui s'enfoncent
dans l'espèce de pli qui se remarque à l'endroit
où la dure-mère qui enveloppe le nerf optique,
se joint à la sclérotique. Ces rameaux s'anastomôsent ensemble, et forment dans ce pli un
cercle artériel qui reçoit quelques ramifications de la centrale de la rétine. Arrivées au
globe de l'œil, les artères ciliaires postérieures
percent la sclérotique tout près de l'entrée du
nerf optique. Quelques-unes demeurent dans
l'épaisseur de la sclérotique, et s'y anastomôsent avec les rameaux que cette membrane
reçoit des musculaires. Toutes les autres vont
à la choroïde, et se divisent bientôt en un
grand nombre de rameaux qui se séparent à
angle très-aigu, et marchent presque parallèlement de derrière en devant. Ces rameaux sont
d'abord placés sur la face externe ou convexe
de la choroïde ; mais à mesure qu'ils se portent
en avant, ils s'approchent de la face interne
de cette membrane, deviennent plus nombreux

et forment, en s'anastomôsant, un réseau très-
fin dont les aréoles sont quadrangulaires. Quelques-uns se jettent dans le grand cercle artériel de l'iris, et communiquent avec les ciliaires
antérieures ; mais le plus grand nombre se
porte aux procès ciliaires qui en reçoivent chacun plus de vingt. Ces rameaux marchent les
uns à côté des autres, en serpentant un peu
dans l'épaisseur de ces replis membraneux où
ils forment un réseau très-fin. Lorsqu'ils sont
arrivés à l'extrémité des procès ciliaires, ils se
courbent l'un vers l'autre et s'anastomôsent par
arcade.

Les artères ciliaires longues sont au nombre
de deux, l'une en dehors et l'autre en dedans.
Elles sont plus grosses que les ciliaires courtes.
Ces artères naissent de l'ophtalmique, ou de
quelques-unes de ses principales branches :
elles s'avancent vers le globe de l'œil, et percent obliquement la sclérotique ; à une plus
grande distance du nerf optique que les ciliaires
courtes ; elles marchent de derrière en devant,
entre cette membrane et la choroïde, qui en
reçoit quelques ramifications. Lorsqu'elles sont
arrivées au ligament ou cercle ciliaire, chacune se divise en deux longs rameaux qui s'é-
cartent à angles obtus, et qui s'avancent vers
la grande circonférence de l'iris, où ceux de
l'une s'anastomôsent avec ceux de l'autre, pour
former un cercle artériel qui répond à cette
grande circonférence.

De l'angle de séparation des artères ciliaires
longues, et de chacune de leurs branches,
naissent un grand nombre de rameaux, dont
chacun se divise bientôt en deux branches qui
s'écartent à angle très-obtus, et s'anastomôsent

avec les branches voisines et avec les ciliaires
antérieures, pour former un autre cercle artériel situé un peu plus antérieurement que celui
dont il a été parlé plus haut. De cette manière
il se forme deux cercles artériels à la grande
circonférence de l'iris, l'un externe, plus grand,
résultant de l'anastomôse réciproque des branches des ciliaires longues ; l'autre interne, plus
petit, formé par l'anastomôse des rameaux qui
naisent des branches des ciliaires longues, et
par les ciliaires antérieures. Ces deux cercles
semblent se confondre aux endroits où les branches des ciliaires longues se rencontrent. Dans
quelques endroits, le cercle artériel interne
paroît double, parce que deux rameaux artériels, nés de ce cercle, marchent parallèlement
pendant un certain temps, avant de s'unir ensemble.

La convexité du cercle artériel interne reçoit les artères ciliaires antérieures, et quelques
rameaux des ciliaires courtes. Sa concavité
donne naissance aux artères de l'iris. Ces artères sont extrêmement nombreuses : elles marchent, en serpentant, vers la petite circonférence de l'iris, où elles se courbent l'une vers
l'autre, et s'anastomôsent à l'instar des branches des artères mésentériques, pour former
une espèce de cercle qu'on nomme le petit cercle artériel de l'iris. Cependant toutes ces artères
ne s'anastomôsent point pour former ce petit
cercle artériel ; un grand nombre passe au-delà
de ce même cercle, se joint aux ramifications
nombreuses qui naissent de sa convexité, et
s'avancent vers la pupille. Parmi ces artères,
les unes vont en ligne directe à cette ouverture, les autres se courbent en divers sens,

marchent parallèlement au bord de cette même ouverture, et s'anastomôsent entre elles et avec celles qui marchent en ligne directe.

Les artères ciliaires antérieures sont au nombre de deux ou trois ; elles naissent de celles qui se distribuent aux muscles droits de l'œil ; quelquefois il en vient une de la palpébrale supérieure. Elles marchent de derrière en devant, et lorsqu'elles sont parvenues à la partie antérieure de l'œil, chacune se divise en plusieurs rameaux, dont les plus petits se distribuent à la conjonctive et à la sclérotique. Les autres percent cette dernière membrane à deux ou trois lignes de la cornée, traversent le ligament ciliaire, et se jettent dans les cercles artériels de la grande circonférence de l'iris, et particulièrement dans l'interne. Quelques-uns passent au-delà de ce cercle et vont à l'iris. D'autres se distribuent à la partie antérieure de la choroïde.

Les artères musculaires sont ordinairement au nombre de deux, une inférieure, et l'autre supérieure.

La musculaire inférieure se rencontre toujours. Sa grosseur est assez considérable ; elle naît de l'ophtalmique, immédiatement après la lacrymale, et se porte de derrière en devant, entre le nerf optique et le muscle droit inférieur. Ses rameaux se distribuent à ce muscle, au droit externe, au petit oblique, au périoste de l'orbite, et s'étendent jusqu'au sac lacrymal. Elle fournit des ciliaires et quelquefois l'artère centrale de la rétine.

La musculaire supérieure n'existe pas toujours : elle naît de l'ophtalmique, au moment où cette artère passe au-dessus du nerf opti-

que, et se divise bientôt en plusieurs rameaux
qui se distribuent aux muscles droit supérieur,
droit interne et grand oblique de l'œil, au rele-
leveur de la paupière supérieure, au périoste de
l'orbite et au globe de l'œil.

L'artère ethmoïdale postérieure ne vient point
toujours de l'ophtalmique; elle naît quelquefois
de la lacrymale ou de la sus-orbitaire. Cette artère se porte de dehors en dedans, entre le grand
oblique et le droit interne de l'œil, et s'enfonce
dans le conduit orbitaire interne postérieur. En
parcourant ce conduit, elle donne des rameaux
qui pénètrent dans les cellules ethmoïdales postérieures, et se distribuent à la membrane qui les
tapisse. Ensuite elle entre dans le crâne, se distribue à la dure-mère qui tapisse la fosse moyenne
antérieure de la base de cette cavité, s'anastomose avec l'ethmoïdale antérieure, et envoie
quelques rameaux à la membrane pituitaire par
les trous de la lame criblée de l'ethmoïde.

L'artère ethmoïdale antérieure naît de l'ophtalmique, dans la partie antérieure de l'orbite :
elle marche de dehors en dedans, s'enfonce
dans le trou orbitaire interne antérieur avec le
filet ethmoïdal de la branche nasale du nerf
ophtalmique, et pénètre dans le crâne par le
conduit auquel ce trou aboutit. Dans ce trajet,
elle donne plusieurs rameaux qui vont à la membrane du sinus frontal, et à celles des cellules
ethmoïdales antérieures. Arrivée dans le crâne,
elle se divise en plusieurs rameaux, dont les
uns se répandent sur la dure-mère, et les autres
descendent dans les fosses nasales par les trous
de la lame criblée de l'ethmoïde, et se distribuent à la membrane pituitaire.

Les artères palpébrales sont distinguées en inférieure et en supérieure.

La palpébrale inférieure naît de l'ophtalmique, après que cette artère est parvenue au-delà de la poulie cartilagineuse du grand oblique ; on la voit naître quelquefois de la nasale : dans certains sujets, elle vient d'un tronc qui lui est commun avec la palpébrale supérieure. Elle donne d'abord des rameaux au sac lacrymal, à la conjonctive et à la caroncule lacrymale : ensuite, elle descend derrière le tendon du muscle orbiculaire des paupières, se courbe en dehors, et marche, en serpentant un peu, le long du cartilage tarse de la paupière inférieure. Les rameaux qu'elle fournit se distribuent à ce cartilage, aux glandes de *Meïbomius*, au muscle orbiculaire, à la conjonctive et à la peau : ils s'anastomosent avec ceux que la paupière inférieure reçoit de la transversale de la face, de la sous-orbitaire et de la labiale.

L'artère palpébrale supérieure naît de l'ophtalmique, immédiatement après la palpébrale inférieure, et quelquefois d'un tronc qui lui est commun avec cette dernière. Aussitôt après elle donne des rameaux qui se distribuent au sac lacrymal, à la caroncule lacrymale et à la conjonctive ; quelquefois elle fournit une ciliaire antérieure, ensuite elle passe entre les fibres de l'orbiculaire, se porte de dedans en dehors, le long du cartilage tarse supérieur, et se termine en s'anastomosant avec une branche de la lacrymale. Dans son trajet, elle fournit des ramifications au cartilage tarse, aux glandes de *Meïbomius*, et à la conjonctive.

Lorsque l'artère ophtalmique a fourni les

palpébrales, elle se divise en deux branches, dont l'une est la nasale et l'autre la frontale.

L'artère nasale est quelquefois d'une grosseur considérable, et d'autres fois très-petite : elle descend en avant, et sort de l'orbite par-dessus le tendon de l'orbiculaire des paupières, pour se rendre sur le côté de la racine du nez, où elle s'anastomôse avec la dernière extrémité de la labiale. Ses ramifications se distribuent au muscle orbiculaire des paupières, au sac lacrymal, aux muscles, aux cartilages, aux os et aux tégumens du nez, sur la racine duquel elles forment un réseau qui varie suivant les sujets.

L'artère frontale est ordinairement moins grosse que la nasale : elle sort de l'orbite par la partie supérieure et interne de la base de cette fosse, et se divise presque aussitôt en deux ou trois branches qui montent au loin sur le front, et y répandent un grand nombre de rameaux. Ces rameaux se distribuent aux muscles orbiculaires des paupières, surcilier, pyramidal du nez et occipito-frontal, au périoste du coronal, et aux tégumens communs. Ils s'anastomôsent avec ceux de l'artère opposée, de la surcilière et de la temporale.

Suite de l'Artère carotide interne.

Lorsque la carotide interne a percé la lame interne de la dure-mère, et qu'elle a produit l'artère ophtalmique, elle se porte en arrière, et un peu en haut, au côté externe du nerf optique, et fournit un grand nombre de petites ramifications qui vont à ce nerf, à l'*infundibulum*, et à la partie inférieure du cerveau ; bientôt après elle donne une branche dont la

grosseur varie suivant les sujets, et même d'un
côté à l'autre; c'est la communicante de *Willis:*
cette branche se porte en arrière et un peu en
dedans, passe au côté externe de l'*infundibulum*
et des éminences mamillaires, et va s'anastomôser avec l'artère postérieure du cerveau,
branche de la basilaire. Dans son trajet, elle
fournit un grand nombre de petits rameaux
qui se distribuent aux éminences mamillaires,
aux bras de la moëlle alongée, aux nerfs optiques, au plexus choroïde, et à la couche du nerf
optique.

Après avoir fourni la communicante, l'artère
carotide interne donne une autre branche qu'on
nomme artère du plexus choroïde, parce qu'elle
se distribue à cette production membraneuse.
Ensuite elle se divise en deux branches, une
antérieure ou interne plus petite, et l'autre postérieure ou externe plus grosse. Quelquefois la
communicante sort du même endroit que ces
deux branches, et forme avec elle une espèce
de trépied.

La branche antérieure est appelée artère du
corps calleux. Elle se porte en avant et en dedans, et donne des rameaux au lobe antérieur
du cerveau, au nerf optique et à l'olfactif.
Lorsqu'elle est parvenue dans le sillon qui sépare les lobes antérieurs du cerveau l'un de
l'autre, elle s'anastomôse avec celle du côté
opposé par un rameau transversal, gros et
court : de ce rameau, il s'en élève un petit qui
va à la partie antérieure de la voûte à trois piliers, à la commissure antérieure du cerveau,
et à la cloison des ventricules latéraux.

Cependant le tronc s'avance sous la partie
antérieure du corps calleux, en distribuant des

rameaux assez considérables à la partie inférieure interne du lobe antérieur du cerveau.
Lorsqu'il est parvenu au bord antérieur du corps
calleux, il en fournit de fort gros qui marchent
d'abord sur la face interne du lobe antérieur,
et se réfléchissent ensuite sur sa face externe,
où ils s'anastomôsent avec ceux de la branche postérieure. Après cela le tronc de cette
artère se réfléchit de bas en haut et de devant
en arrière sur le bord antérieur du corps calleux, et marche parallèlement à celui du côté
opposé, le long de la face supérieure de ce
corps jusqu'à sa partie postérieure. Dans son
trajet, il donne un grand nombre de petits rameaux à la face supérieure du corps calleux,
et beaucoup d'autres plus considérables à la
partie interne de l'hémisphère du cerveau. Ces
derniers s'anastomôsent avec ceux de la branche postérieure, et avec ceux de la branche antérieure du tronc basilaire. Quelquefois le tronc
s'étend au-delà du corps calleux, et se perd
dans le lobe postérieur du cerveau, dans la
partie postérieure de la faux, et dans l'union
de ce repli avec la tente du cervelet.

La branche postérieure est beaucoup plus
grosse que l'antérieure, et peut être regardée
comme la continuation du tronc de la carotide. Elle se porte en dehors et en arrière, et
donne d'abord un grand nombre de rameaux à
la partie inférieure du cerveau et à la pie-mère
qui couvre les bras de la moëlle alongée :
parmi ces rameaux, il y en a un plus considérable que les autres, qui se porte au plexus
choroïde. Ensuite cette artère s'enfonce dans
le sillon qui sépare le lobe antérieur du cerveau
du lobe postérieur, et se divise bientôt en

deux branches qui pénètrent profondément dans
ce sillon, et continuent de le parcourir. Ces
branches se divisent elles-mêmes en une grande
quantité de rameaux qui communiquent avec
ceux de la branche antérieure de la vertébrale,
et avec ceux de l'artère du corps calleux. Ces
rameaux s'enfoncent dans les anfractuosités du
cerveau, et se subdivisent en une quantité prodigieuse de ramifications qui forment sur la pie-
mère un réseau très-fin, duquel partent les artères
qui vont aux substances corticale et médullaire
du cerveau.

DES ARTÈRES SOUS-CLAVIÈRES.

Les artères sous-clavières sont situées à la partie
supérieure de la poitrine et à la partie inférieure
et latérale du cou. Elles s'étendent depuis la
crosse de l'aorte jusqu'à la face supérieure de la
première côte.

La sous-clavière droite est beaucoup plus
grosse que la gauche, et est située plus haut et
plus en avant : elle naît du commencement de
la crosse de l'aorte; delà elle monte en dehors
et un peu en arrière, en décrivant une courbure dont la convexité est tournée en haut et
en dedans, et la concavité en bas et en dehors.
Lorsque cette artère est parvenue au côté droit
de la trachée-artère, elle fournit supérieurement, et du côté interne la carotide primitive
droite. Son calibre est diminué par-là considérablement; cependant il est encore un peu plus
grand que celui de la sous-clavière gauche.

La partie antérieure de la sous-clavière droite

3. 5

est couverte en dedans par la veine sous-clavière gauche, par les veines thyroïdiennes inférieures, et par les muscles sterno-hyoïdien et sterno-thyroïdien ; en dehors elle est couverte par la veine sous-clavière droite, par la huitième paire de nerfs, par le nerf diaphragmatique et par la clavicule.

La partie postérieure de cette artère est appuyée en dedans sur la trachée-artère ; en dehors elle correspond à la colonne vertébrale et au muscle long du cou.

La sous-clavière gauche naît de la fin de la crosse de l'aorte ; elle monte en dehors et un peu en arrière, et décrit une légère courbure, dont la concavité est tournée en dehors et en bas, et la convexité en dedans et en haut.

La partie antérieure de cette artère est couverte inférieurement par le poumon gauche, et supérieurement par la veine du même nom, le cartilage de la première côte et la clavicule. Son côté postérieur correspond à la colonne vertébrale et au muscle long du cou. Sa partie externe ou inférieure est couverte par la plèvre, et est contiguë au poumon gauche. Son côté interne correspond à la carotide primitive gauche.

Les artères sous-clavières parcourent un trajet considérable sans fournir aucune branche, excepté la droite qui donne, comme il a déjà été dit, la carotide primitive du même côté ; mais lorsqu'elles sont parvenues au voisinage de la première côte, elles fournissent l'une et l'autre les branches suivantes : la vertébrale, la mammaire interne, la thyroïdienne inférieure, la cervicale transverse, la scapulaire supérieure, la cervicale postérieure et l'intercostale supérieure.

De l'Artère vertébrale.

L'artère vertébrale s'étend de la sous-clavière au cerveau, au cervelet, à la moëlle alongée et à celle de l'épine. Elle naît de la partie supérieure et postérieure de la sous-clavière : la gauche vient quelquefois de la crosse de l'aorte. Elle se porte directement de bas en haut, derrière l'artère thyroïd'eune inférieure, entre le scalène antérieur et le long du cou, et s'enfonce bientôt dans le trou pratiqué à la base de l'apophyse transverse de la sixième vertèbre du cou, et quelquefois dans celui de la septième : elle monte ensuite le long du cou, devant les nerfs cervicaux, dans l'espèce de canal formé par la suite des trous pratiqués à la base des apophyses transverses des autres vertèbres de cette région. Elle forme de légères inflexions jusqu'à la troisième vertèbre du cou; mais depuis cette vertèbre jusqu'à son entrée dans le crâne, elle forme plusieurs courbures considérables. En passant à travers l'apophyse transverse de la seconde vertèbre, elle forme une courbure dont la convexité est tournée en haut et en dedans, et la concavité en bas et en dehors. Lorsqu'elle est parvenue au-dessus de cette apophyse, elle monte en avant et en dehors, jusqu'à l'apophyse transverse de la première vertèbre, dont elle perce la base directement de bas en haut; ensuite elle se courbe en arrière et en dedans; après quoi elle marche de derrière en devant, de dehors en dedans, et un peu de bas en haut, jusqu'au trou occipital par lequel elle pénètre dans le crâne.

Dans son trajet le long du cou, cette artère fournit plusieurs petits rameaux, dont les uns se distribuent aux muscles du cou, et communiquent avec les artères voisines, et les autres pénètrent dans le canal vertébral, par les trous de conjugaison, et se ramifient sur la moëlle de l'épine et sur la dure-mère qui lui sert d'enveloppe. A la partie supérieure du cou, l'artère vertébrale fournit deux ou trois rameaux assez considérables qui se distribuent aux muscles grand et petit droits postérieurs de la tête, au grand et au petit complexus, au grand et au petit obliques de la tête et aux autres muscles du voisinage. Ces rameaux s'anastomôsent avec ceux de l'artère occipitale et des cervicales postérieure et ascendante.

En pénétrant dans le crâne, l'artère vertébrale fournit un ou deux rameaux qui se ramifient sur la dure-mère qui tapisse les fosses postérieures de la base du crâne ; et communiquent avec les autres artères de cette membrane.

Lorsque l'artère vertébrale est parvenue au dedans du crâne, elle monte un peu flexueuse de dehors en dedans et de derrière en devant, entre la moëlle alongée et la gouttière basilaire de l'occipital, et s'unit vers le bord inférieur de la protubérance annullaire, avec l'artère du côté opposé.

Dans ce trajet, elle donne l'artère inférieure du cervelet, les artères spinales antérieure et postérieure, et un grand nombre d'autres rameaux très-petits, qui se distribuent à la moëlle alongée et aux nerfs qui en partent.

L'artère inférieure du cervelet ne vient point

toujours de la vertébrale : on la voit naître
souvent du tronc formé par la réunion des deux
vertébrales. La grosseur de cette artère varie
beaucoup : elle est quelquefois très-considérable
d'un côté, et fort petite de l'autre : immédiatement après son origine, elle se porte de dedans en dehors, et de devant en arrière, passe
entre les filets nerveux de la huitième paire de
nerfs et ceux de l'accessoire de *Willis*, et s'a-
vance, en serpentant, sur la face inférieure du
cervelet. Les premiers rameaux qu'elle fournit
sont très-petits, et se distribuent à la moëlle
alongée, aux nerfs de la huitième et de la neuvième paires, et à la pie-mère qui tapisse le quatrième ventricule. Ceux qu'elle donne ensuite
sont plus considérables; ils rampent sur la face
inférieure du cervelet, et après s'être ramifiés
dans la pie-mère, ils pénètrent dans la propre
substance de cet organe.

L'artère spinale antérieure est moins remarquable par sa grosseur que par l'étendue de sa
distribution; elle vient le plus souvent de la
vertébrale : on la voit naître quelquefois de
l'artère inférieure du cervelet ou du tronc basilaire. Elle descend de dehors en dedans, en serpentant, sur la face antérieure de la moëlle
alongée, à laquelle elle fournit un grand nombre de petites ramifications. Vis-à-vis le grand
trou de l'occipital, cette artère s'unit à celle du
côté opposé, pour former un tronc commun
qui descend, en serpentant, le long de la
face antérieure de la moëlle de l'épine. Dans
son trajet, ce tronc donne de nombreuses ramifications, dont les unes se distribuent à la
pie-mère qui couvre la moëlle de l'épine et aux

nerfs qui en partent, et les autres pénètrent dans la moëlle même par le sillon qui règne sur la face antérieure.

Lorsque le tronc commun des artères spinales antérieures est parvenu à la partie inférieure de la moëlle de l'épine, on le voit descendre au milieu de la queue du cheval, jusqu'à l'union du sacrum avec le coccix où il finit. Les rameaux de ce tronc communiquent avec ceux que la moëlle de l'épine reçoit au cou des vertébrales ; au dos, des inter-costales ; et aux lombes, des lombaires. Ils communiquent aussi avec ceux que les sacrées latérales envoient dans le canal du sacrum.

L'artère spinale postérieure est moins considérable que l'antérieure : elle naît de la vertébrale ou de l'artère inférieure du cervelet, et descend flexueuse avec celle du côté opposé sur la face postérieure de la moëlle alongée, et ensuite sur celle de la moëlle de l'épine, jusqu'à la seconde vertèbre des lombes où elle finit avec cette moëlle. Dans son trajet, elle donne un grand nombre de ramifications à la moëlle alongée, à la pie-mère qui tapisse le quatrième ventricule et à la moëlle de l'épine. Elle s'anastomose fréquemment avec celle du côté opposé, et avec les autres artères de la moëlle de l'épine.

Lorsque l'artère vertébrale est arrivée au bord inférieur de la protubérance annulaire, elle s'unit à celle du côté opposé, pour former un tronc commun qu'on nomme basilaire; ou le tronc commun des vertébrales. Ce tronc est plus gros que chaque vertébrale en parti-

culier ; mais son calibre est moindre que celui
de ces deux artères prises ensemble. Il monte de
derrière en devant légèrement flexueux, dans
un sillon creusé sur la face antérieure de la protubérance annullaire. Dans son trajet, il donne
un grand nombre de rameaux qui se distribuent
aux éminences pyramidales et olivaires, aux
cuisses de la moëlle alongée, à la partie antérieure et inférieure du cervelet, aux nerfs de
la cinquième et de la septième paires, et à la
protubérance annulaire. La plupart de ces rameaux ont une direction transversale, et sont
reçus dans des sillons placés en travers sur la
face antérieure de cette protubérance. Le tronc
basilaire fournit quelquefois l'artère inférieure
du cervelet, laquelle est double dans certains
sujets.

Quand le tronc basilaire est arrivé au bord
supérieur de la protubérance annulaire, il se
partage en quatre branches, deux de chaque
côté. De ces deux branches, l'une est postérieure, plus petite, et s'appelle artère supérieure
du cervelet ; l'autre est antérieure, plus grande,
et porte le nom d'artère postérieure ou inférieure du cerveau. Quelquefois chacune de ces
artères est remplacée par plusieurs rameaux,
et alors le tronc basilaire se partage en quatre
gros faisceaux.

L'artère supérieure du cervelet marche de
dedans en dehors et de devant en arrière, se
contourne sur le bras de la moëlle alongée, et
s'avance sur la face supérieure du cervelet, en
passant entre la partie antérieure de ce viscère
et les éminences *nates* et *testes*. En chemin, elle
donne à la protubérance annulaire, au bras et
à la cuisse de la moëlle alongée, aux éminences

nates et *testes*, à la glande pinéale, au plexus
choroïde, aux couches des nerfs optiques et à
la valvule de *Vieussens*. Cependant les principaux rameaux de cette artère se répandent sur
la face supérieure du cervelet, et se divisent en
un grand nombre de ramifications, dont les
plus déliées pénètrent dans la substance de cet
organe.

L'artère postérieure ou inférieure du cerveau est séparée, à son origine, de l'artère
supérieure du cervelet, par le nerf de la troisième paire. Elle se porte d'abord de derrière
en devant, et de dedans en dehors; bientôt
après elle se dirige en arrière, et se contourne
sur le bras de la moëlle alongée, entre le cervelet et le lobe postérieur du cerveau, sur la
face inférieure duquel elle se répand par plusieurs branches considérables. Aussitôt après sa
naissance, cette artère donne plusieurs rameaux
aux tubercules mamillaires et aux bras de la
moëlle alongée : parmi ces rameaux, il y en
a un plus considérable qui pénètre dans le
troisième ventricule, et se distribue à la couche du nerf optique, à l'*infundibulum* et au
pilier antérieur de la voûte. Ensuite l'artère
inférieure du cerveau s'anastomôse avec la
branche antérieure de la carotide interne, par
le moyen de l'artère communicante; après
quoi elle donne plusieurs rameaux qui vont au
plexus choroïde, à la couche du nerf optique, au corps cannelé, à la corne d'Ammon,
aux tubercules quadri-jumeaux, et à la glande
pinéale.

Les branches que cette artère envoie sur la
face inférieure du lobe postérieur du cerveau,
s'enfoncent dans les anfractuosités de ce vis-

cère, et se divisent en une quantité prodigieuse de ramifications qui pénètrent dans la substance de toute la partie postérieure du cerveau.

L'anastomôse de l'artère inférieure ou postérieure du cerveau avec la carotide interne, celle de la vertébrale droite avec la gauche, et celle des artères du corps calleux entr'elles, forment une espèce de cercle ou plutôt de trapèze artériel, dans l'aire duquel se trouvent les tubercules mamillaires, la tige pituitaire et la glande du même nom. La partie postérieure de ce trapèze appartient aux artères postérieures du cerveau ; sa partie antérieure au tronc des carotides, aux artères du corps calleux, et au rameau qui unit ces deux artères ; et ses parties latérales aux artères communicantes.

De l'Artère thyroïdienne inférieure.

L'artère thyroïdienne inférieure s'étend de la sous-clavière à la glande thyroïde. Sa grosseur est beaucoup plus considérable proportionnellement dans les enfans que dans les adultes. Cette artère naît de la partie supérieure de la sous-clavière, presque au même endroit que la mammaire interne, et un peu plus en dehors que la vertébrale. Elle monte d'abord verticalement, ensuite elle se courbe de dehors en dedans et de derrière en devant, et passe entre la carotide primitive et la colonne vertébrale ; puis elle monte, en serpentant, vers la glande thyroïde. La thyroïdienne inférieure donne souvent la scapulaire supérieure et la cervicale transverse ; ensuite elle fournit une branche qu'on appelle artère cervicale ascendante. Cette artère monte en effet devant le scalène antérieur et le long du cou ; donne à ces muscles, au grand droit antérieur de la tête, au splénius et autres muscles voisins, ainsi qu'aux glandes lymphatiques du cou : elle s'anastomôse avec la vertébrale, la cervicale postérieure et l'occipitale.

Après cela, la thyroïdienne inférieure donne plusieurs rameaux qui se distribuent à l'œsophage et à la trachée-artère ; quelques-uns de ces rameaux descendent dans la poitrine, se portent au commencement des bronches, aux glandes bronchiales, et s'anastomôsent avec les artères bronchiales et l'inter-costale supérieure.

Lorsque l'artère thyroïdienne inférieure est arrivée à la partie inférieure et externe de la glande thyroïde, elle se divise en plusieurs branches qui pénètrent dans cette glande, et s'y anastomôsent avec celles de la thyroïdienne supérieure du même côté, et de la thyroïdienne inférieure du côté opposé. Quelques rameaux se distribuent à la partie inférieure du pharynx ; d'autres pénètrent dans le larynx, et se distribuent aux muscles intrinsèques et à la membrane muqueuse de cet organe.

De l'Artère scapulaire supérieure.

L'artère scapulaire supérieure naît plus souvent de la thyroïdienne inférieure que de la sous-clavière même : elle vient quelquefois d'un tronc qui lui est commun avec la cervicale transverse ; dans certains sujets, on la voit naître de la mammaire interne. Quelle que soit son origine, elle

marche flexueuse dé dedans en dehors, derrière
et au-dessous de la clavicule, couverte par les
muscles sterno-cléido-mastoïdien, peaucier et
trapèze, et s'avance vers le bord supérieur de
l'omoplate. Dans ce trajet, elle donne plusieurs
rameaux qui se distribuent au sous-clavier, au
peaucier, à la clavicule, au tissu cellulaire et
aux glandes lymphatiques de la partie inférieure
du cou.

Lorsque l'artère scapulaire supérieure est arrivée au bord supérieur de l'omoplate, elle passe
au-dessus et rarement au-dessous du ligament
qui convertit en trou l'échancrure de ce bord.
Dans cet endroit, elle donne plusieurs rameaux
qui vont au trapèze, au sus-épineux, aux ligamens qui unissent la clavicule à l'apophyse co-
racoïde, au ligament qui va de cette dernière
apophyse à l'acromion et au muscle deltoïde,
ensuite elle s'enfonce sous le muscle sus-épineux, et donne à ce muscle et à l'omoplate.
Après quoi elle se contourne sur le bord externe
de l'épine de cet os, et descend dans la fosse
sous-épineuse où elle se divise en plusieurs branches qui se distribuent au muscle sous-épineux
et à l'omoplate, et qui communiquent avec la
scapulaire externe.

De l'Artère cervicale transverse.

L'artère cervicale transverse est, après la
vertébrale, la thyroïdienne inférieure et la
mammaire interne, la plus grosse branche de
la sous-clavière. Elle naît de cette artère ou de
la thyroïdienne inférieure, et quelquefois du
commencement de l'axillaire. Dans les deux
premiers cas, elle passe au-dessus des nerfs qui

forment le plexus brachial ; dans le second, elle passe entre ces nerfs. Ensuite elle marche, en serpentant, de dedans en dehors et de devant en arrière, couverte par les muscles sterno-cléïdo-mastoïdien, peaucier et trapèze, et donne plusieurs rameaux à ces muscles et aux parties voisines. Parmi ces rameaux, il y en a ordinairement un plus considérable, auquel on pourroit donner le nom d'artère cervicale superficielle, parce qu'il se perd dans le tissu cellulaire et dans la peau de la partie inférieure et latérale du cou. Ce rameau naît quelquefois de la thyroïdienne inférieure.

Lorsque l'artère cervicale transverse est arrivée à l'angle supérieur de l'omoplate, elle se divise en deux branches, l'une supérieure plus petite, et l'autre inférieure plus grande. La première se porte entre l'angulaire et le trapèze, dans lequel elle se consume. La seconde passe sous l'angulaire, descend sous le rhomboïde, le long de la base de l'omoplate, jusqu'à son angle inférieur, et se distribue au sous-scapulaire, au grand dentelé, au rhomboïde, au dentelé postérieur et supérieur, au trapèze et aux tégumens du dos : elle communique avec les scapulaires interne et inférieure.

De l'Artère mammaire interne.

L'artère mammaire interne s'étend de la sous-clavière à la paroi antérieure de la poitrine et à celle de l'abdomen. Elle naît de la partie antérieure de la sous-clavière, vis-à-vis la thyroïdienne inférieure. Delà, elle descend sur la partie antérieure du muscle scalène antérieur, placée au côté externe du nerf diaphragmatique ; ensuite, elle marche derrière les cartilages des côtes et les muscles inter-costaux internes, devant la plèvre et le muscle triangulaire du sternum, éloigné de cet os d'environ un travers de doigt. Depuis son origine, jusqu'au cartilage de la troisième côte, elle est un peu oblique de dehors en dedans ; mais dans le reste de son étendue, elle marche un peu obliquement de dedans en dehors.

Non loin de son origine, la mammaire interne fournit plusieurs rameaux qui se distribuent au thymus, aux muscles sterno-hyoïdien et sterno-thyroïdien, au-médiastin et aux glandes lymphatiques voisines. Elle donne ensuite une branche qu'on nomme diaphragmatique supérieure. Cette artère est moins remarquable par sa grosseur, que parce qu'elle existe toujours : elle accompagne le nerf diaphragmatique, et donne en chemin au péricarde, au thymus, au médiastin, à la partie antérieure du poumon et aux veines pulmonaires. Lorsqu'elle est arrivée au diaphragme, elle se divise en plusieurs rameaux qui se consument dans ce muscle, et s'y anastomôsent avec la diaphragmatique inférieure.

En descendant le long de la paroi antérieure de la poitrine, l'artère mammaire interne fournit deux branches dans chaque espace inter-costal, une supérieure près du bord inférieur du cartilage des côtes, et une inférieure près de leur bord supérieur. Ces branches donnent d'abord aux muscles inter-costaux internes des rameaux qui communiquent avec les artères inter-costales ; ensuite elles percent ces muscles, et vont se distribuer aux muscles pectoraux grand et petit, aux inter-costaux externes, au

péricondre et au périoste des côtes, ainsi qu'à
la mamelle et aux tégumens : elles s'anastomôsent
avec les branches des thorachiques. Outre ces
branches, elle fournit quelques rameaux qui se
distribuent au muscle triangulaire du sternum,
du périoste de cet os, au thymus, au médiastin
et au péricarde.

Lorsque la mammaire interne est arrivée au
cartilage de la septième côte, elle donne une
artériole qui se ramifie autour de l'appendice
xyphoïde, et s'anastomôse avec celle du côté
opposé. Ensuite la mammaire se divise en deux
branches, une externe et l'autre interne.

La branche externe se détourne en dehors,
descend derrière les cartilages des premières
fausses côtes, et après avoir donné des rameaux
aux muscles inter-costaux et à la plèvre, elle
traverse les attaches du diaphragme et va gagner
les muscles transverses et obliques du bas-ventre.
Ses rameaux se distribuent à ces muscles, au
péritoine et même aux tégumens. Ils communiquent avec ceux des inter-costales inférieures,
des lombaires et de l'iliaque antérieure.

La branche interne descend derrière le muscle
droit jusqu'au voisinage de l'ombilic, où elle
s'anastomôse avec l'épigastrique : elle donne à
ce muscle, aux aponévrôses des autres muscles
de l'abdomen, au péritoine et aux tégumens
communs.

De l'Artère cervicale postérieure ou profonde.

L'artère cervicale postérieure ou profonde
s'étend de la sous-clavière à la partie postérieure du cou. Elle naît de la partie postérieure

de cette artère, plus en dehors que la thyroïdienne supérieure. Elle vient souvent d'un tronc
qui lui est commun avec l'inter-costale supérieure, et qui sort de la partie postérieure et inférieure de la sous-clavière. Dans certains sujets,
on la voit naître de la thyroïdienne inférieure,
et même quelquefois de la vertébrale.

Aussitôt après son origine, elle monte en arrière et donne de petits rameaux qui vont au
scalène, au long du cou, au grand droit antérieur de la tête et autres muscles voisins. Elle
passe ensuite entre l'apophyse transverse de la
dernière vertèbre du cou et celle de la première
du dos, et monte un peu obliquement de dehors
en dedans, entre le muscle transversaire épineux et le grand complexus dans lesquels elle
se consume, ainsi que dans les autres muscles de
la partie postérieure du cou et dans les tégumens
communs. Elle s'anastomôse avec la vertébrale
et l'occipitale.

De l'Artère inter-costale supérieure.

L'artère inter-costale supérieure s'étend de la
sous - clavière aux deux ou trois premiers
espaces inter-costaux. Elle naît de la partie
postérieure et inférieure de la sous-clavière.
Il n'est pas rare de la voir naître d'un tronc qui
lui est commun avec la cervicale postérieure.
Elle descend devant le col de la première côte,
au côté externe du nerf grand sympathique.
Vis-à-vis le bord inférieur de cette côte, elle
donne deux rameaux dont l'un est postérieur,
et l'autre externe. Quelquefois le tronc de
l'inter-costale supérieure ne s'étend pas plus
loin : le plus souvent il descend devant le col

de la seconde côte, et lorsqu'il est parvenu au second espace inter-costal, il fournit deux autres rameaux, l'un postérieur et l'autre externe. Dans certains sujets, ce tronc descend jusqu'au troisième espace inter-costal, où il fournit aussi deux rameaux, un postérieur et l'autre externe. Il est rare que l'inter-costale supérieure s'étende plus loin.

Les rameaux postérieurs ou dorsaux de l'inter-costale supérieure sont très-petits, sur-tout le premier. Il envoie d'abord des ramifications à la moëlle de l'épine ; ensuite ils sortent en arrière entre les apophyses transverses des vertèbres, se distribuent aux muscles du dos et du cou, et s'anastomôsent ensemble et avec la cervicale postérieure.

Les rameaux externes de cette artère donnent d'abord quelques ramifications qui vont au périoste des vertèbres, à l'œsophage et aux bronches, et qui communiquent avec les bronchiales et la thyroïdienne inférieure. Ensuite ils se portent en dehors entre les muscles inter-costaux, le long du bord inférieur des côtes, et se distribuent au périoste de ces os, aux muscles inter-costaux ; et à ceux qui recouvrent la poitrine. Ils communiquent avec les artères inter-costales voisines, la mammaire interne et les thorachiques.

Quand l'artère sous-clavière a fourni les branches qui viennent d'être décrites, elle passe entre le scalène antérieur et le postérieur, et prend le nom d'axillaire.

DE L'ARTÈRE AXILLAIRE.

L'ARTÈRE axillaire est située à la partie latérale supérieure de la poitrine, et dans le creux de l'aisselle. Elle s'étend depuis la première côte jusqu'au bord inférieur du tendon du muscle grand dorsal.

Cette artère, un peu oblique de dedans en dehors, de devant en arrière et de haut en bas, décrit une courbure dont la convexité est en dehors et en haut, et la concavité en dedans et en bas. Afin d'indiquer plus exactement les rapports de l'axillaire avec les parties voisines, nous y considérerons quatre côtés; un supérieur ou externe, un inférieur ou interne, un antérieur et un postérieur.

Le côté supérieur ou externe est couvert dans son principe par la peau, le peaucier et une assez grande quantité de tissu cellulaire; ensuite, il est couvert par le muscle sous-clavier et la clavicule, dont l'artère axillaire croise la direction à angle aigu; après quoi il est appuyé sur le sous-scapulaire et sur la partie supérieure de l'humérus, dont il est séparé par les tendons des muscles grand rond et grand dorsal.

Le côté inférieur est appuyé dans sa partie interne contre la face supérieure de la première côte sur laquelle elle imprime un enfoncement qui est plus ou moins marqué suivant les sujets; il correspond ensuite au premier inter-costal externe, à la seconde côte et à l'attache du grand dentelé; dans le reste de son étendue, il est couvert d'un tissu cellulaire graisseux, de quelques glandes lymphatiques et des tégumens communs.

3.   6

Le côté antérieur est couvert dans sa partie
interne par la clavicule, le ligament costo-cla-
viculaire et le muscle grand pectoral ; au-devant
de la clavicule, il est couvert seulement par le
grand pectoral ; un peu plus bas et plus en dehors, le petit pectoral le couvre aussi ; et dans
le reste de son étendue, il correspond au coraco-
brachial, à la portion interne du biceps et au
tendon du grand pectoral.

Le côté postérieur est appuyé dans sa partie
interne contre le plexus brachial ; ensuite, il
correspond à l'intervalle qui sépare le muscle
sous-scapulaire du grand dentelé, puis au grand
rond et au grand dorsal.

L'artère axillaire, la veine du même nom et le
plexus brachial ont entr'eux le rapport suivant.
La veine est placée devant l'artère ; celle-ci est
située devant le plexus brachial, jusqu'auprès
du bord inférieur du muscle sous-scapulaire,
où les principales branches de ce plexus embrassent l'artère, l'environnent et lui forment une
espèce de gaîne.

Les branches que l'artère axillaire fournit sont
l'acromiale, la thorachique supérieure, la thorachique inférieure, la scapulaire commune, la circonflexe postérieure et la circonflexe antérieure.
Outre ces branches, elle fournit un assez grand
nombre de rameaux qui se distribuent au grand
dentelé, au sous-clavier, aux inter-costaux,
aux glandes et au tissu cellulaire de l'aisselle.

De l'Artère acromiale.

L'artère acromiale est assez considérable ; elle
naît de la partie antérieure de l'axillaire, vis-à-
vis le bord supérieur du muscle petit pectoral ;

on la voit naître souvent d'un tronc qui lui est commun avec la thorachique supérieure. L'acromiale descend obliquement de dedans en dehors, derrière le grand pectoral, et s'avance vers le deltoïde. Les premiers rameaux qu'elle fournit se distribuent au grand dentelé, au sous-clavier, aux pectoraux et à la clavicule. Quand elle est parvenue au bord antérieur du deltoïde, elle se divise en deux branches, une inférieure et l'autre supérieure. La première descend avec la veine céphalique, entre le grand pectoral et le deltoïde, et se distribue à ces deux muscles et aux tégumens communs. Le second marche transversalement de dedans en dehors sous le deltoïde, et se divise en plusieurs rameaux qui se distribuent à ce muscle, à l'articulation de l'épaule, à celle de l'acromion avec la clavicule, et au muscle sus-épineux. L'artère acromiale s'anastomose avec les circonflexes et la scapulaire supérieure.

De l'Artère thorachique supérieure.

L'artère thorachique supérieure naît presque toujours d'un tronc qui lui est commun avec l'acromiale : elle descend entre le grand pectoral et le petit, et se divise en plusieurs rameaux qui se distribuent à ces deux muscles ; quelques-uns de ces rameaux percent le grand pectoral, et vont à la peau et à la mamelle ; cette artère communique avec les inter-costales et la mammaire interne.

De l'Artère thorachique inférieure.

La thorachique inférieure naît tantôt de l'axillaire immédiatement, tantôt d'un tronc qui lui est commun avec l'acromiale et la thorachique

6.

supérieure. On la voit naître quelquefois de la
scapulaire commune. Cette artère descend de
derrière en devant sur la partie latérale supérieure de la poitrine, le long du bord inférieur
du muscle grand pectoral ; elle donne à ce muscle, au grand dentelé, aux inter-costaux, aux
tégumens communs et à la mamelle : elle communique avec les artères inter-costales, la mammaire interne et la thorachique supérieure.

De l'Artère scapulaire commune.

L'artère scapulaire commune est très-considérable : elle naît de la partie postérieure et inférieure de l'axillaire, vis-à-vis le bord inférieur
du muscle sous-scapulaire. Aussitôt après son
origine, elle donne une ou deux branches plus
ou moins considérables, qui se distribuent au
sous-scapulaire et au tissu cellulaire de l'aisselle :
elle descend ensuite sur le bord inférieur du
sous-scapulaire, et se divise bientôt en deux
branches, l'une inférieure plus petite, appelée
scapulaire inférieure, et l'autre supérieure plus
grande, nommée scapulaire externe.

La scapulaire inférieure descend sur le bord
inférieur du muscle sous-scapulaire, entre le
grand dorsal et le grand dentelé ; et se divise
en un grand nombre de rameaux qui se distribuent à ces muscles, au grand rond, au tissu
cellulaire et à la peau : elle communique avec
la cervicale transverse.

La scapulaire externe marche de devant en arrière, entre le grand dorsal et le sous-scapulaire,
ensuite entre le grand et le petit ronds, derrière la
longue portion du triceps ; et après avoir donné
à ces muscles, elle se divise en deux branches,

une superficielle plus petite, et l'autre profonde plus considérable. La branche superficielle se distribue aux muscles grand et petit ronds, au sous-épineux, au grand dorsal et aux tégumens. La branche profonde se contourne sur la côte de l'omoplate couverte par le petit rond, et se porte dans la fosse sous-épineuse où elle se divise en plusieurs rameaux qui se distribuent au muscle sous-épineux, à l'omoplate et à l'articulation de cet os avec l'humérus. Ces rameaux s'anastomôsent avec ceux de la scapulaire supérieure.

De l'Artère circonflexe postérieure.

L'artère circonflexe postérieure est moins grosse que la scapulaire commune ; mais elle est plus considérable qu'aucune autre branche de l'axillaire. Elle naît de la partie postérieure de cette artère, se porte de devant en arrière, passe entre le grand et le petit ronds, derrière l'humérus, devant la longue portion du triceps brachial, et donne à ces différens muscles. Elle se contourne ensuite autour de la partie supérieure de l'humérus, et s'enfonce sous le deltoïde dans lequel elle se consume. Elle envoie quelques rameaux à l'articulation de l'humérus, au périoste de cet os, et aux attaches des muscles sus-épineux, sous-épineux et petit rond. Elle communique avec la scapulaire supérieure, l'acromiale et la circonflexe antérieure.

De l'Artère circonflexe antérieure.

L'artère circonflexe antérieure est très-petite. Elle naît de l'axillaire ou de la circonflexe postérieure. Elle se porte de derrière en devant sous le

muscle coraco-brachial et la portion interne du
biceps qui en reçoivent des rameaux. Ensuite elle
se contourne de derrière en devant et en dehors,
sur la partie supérieure de l'humérus, passe entre cet os et le tendon de la portion externe du
biceps, et s'enfonce sous le deltoïde, où elle
s'anastomose avec la circonflexe postérieure. La
circonflexe antérieure donne au coraco-brachial, au biceps, au sous-scapulaire, au périoste de l'humérus et au deltoïde. En passant
sous le tendon de la portion externe du biceps,
elle fournit un rameau qui monte le long de la
coulisse bicipitale de l'humérus, et se porte à
la tête de cet os et au ligament qui environne
son articulation avec l'omoplate.

Lorsque l'artère axillaire a donné naissance
aux deux circonflexes, elle change de nom et
prend celui d'artère brachiale.

DE L'ARTÈRE BRACHIALE.

L'ARTÈRE brachiale est située à la partie interne
et antérieure du bras. Elle s'étend depuis l'aisselle
jusqu'à un travers de doigt au-dessous du pli du
bras. La brachiale descend un peu obliquement
de dedans en dehors et de derrière en devant,
suivant le trajet d'une ligne qui s'étendroit du
milieu de l'espace compris entre le tendon du
grand pectoral et celui du grand dorsal, jusqu'au milieu du pli du bras, un peu plus près
cependant de la tubérosité interne de l'humérus
que de l'externe.

Le côté antérieur de l'artère brachiale est couvert supérieurement par le muscle coraco-bra-

chial ; ensuite , par l'aponévrose du bras et les
tégumens communs , et inférieurement par l'aponévrose du biceps et la veine médiane basilique.

Le côté postérieur de cette artère est appuyé
dans son tiers supérieur sur le triceps brachial ,
et dans ses deux tiers inférieurs sur le brachial
antérieur.

Son côté interne est couvert par l'aponévrose
brachiale et par la peau ; il est côtoyé par le nerf
médian qui en est plus ou moins près suivant les
sujets.

Son côté externe est appuyé dans son tiers supérieur sur la face interne de l'humérus dont il
est séparé par l'extrémité inférieure du coraco-
brachial ; dans le reste de son étendue , il est
placé contre le bord interne du biceps.

L'artère brachiale donne naissance à un grand
nombre de branches qui se distribuent aux muscles coraco-brachial , biceps , brachial intérieur ,
triceps brachial et deltoïde , aux tégumens communs et à l'humérus. Parmi ces branches, il y
en a deux plus considérables que les autres, et
qui méritent une description particulière : ce
sont les collatérales , distinguées en externe ou
supérieure, et en interne ou inférieure.

L'artère collatérale externe est plus considérable que l'interne : elle naît de la partie supérieure et postérieure de l'artère brachiale : il
n'est pas rare de la voir naître de la circonflexe
postérieure, et alors celle-ci passe sous les tendons du grand rond et du grand dorsal. Dans
certains sujets , elle est fournie par la scapulaire
commune. La collatérale externe descend de
devant en arrière , entre les trois portions du
triceps brachial, accompagnée du nerf radial.
Les premiers rameaux qui en partent , se dis-

tribuent au triceps brachial et au périoste de
l'humérus. Lorsqu'elle est parvenue sur la face
postérieure de cet os, elle se divise en deux
branches, une externe et l'autre interne. L'externe descend avec le nerf radial dans l'enfoncement oblique qu'on remarque sur la face externe
de l'humérus, et donne au périoste de cet os et
au triceps brachial. Arrivée au côté externe du
bras, elle abandonne le nerf radial, devient superficielle, et descend le long du bord externe
de l'humérus, sur les attaches des muscles long
supinateur et triceps brachial, auxquels elle
donne, ainsi qu'aux tégumens communs. Lorsqu'elle est parvenue à la tubérosité externe de
l'humérus, elle donne des rameaux à l'articulation du coude, et s'anastomose avec la branche interne, et sur-tout avec les artères récurrentes radiales, antérieure et postérieure.

La branche interne descend dans l'épaisseur
du triceps brachial, et se divise en plusieurs
rameaux, dont les uns se consument dans ce
muscle, et les autres s'étendent jusqu'à l'articulation du coude, où ils s'anastomosent avec la
branche externe et la récurrente cubitale.

L'artère collatérale interne naît fort bas du
côté interne de la brachiale : elle descend obliquement de dehors en dedans, devant le brachial antérieur et derrière le nerf médian dont
elle croise la direction. Cette artère se partage
bientôt en plusieurs rameaux, dont les uns sont
antérieurs plus petits, et les autres postérieurs
plus gros. Les premiers descendent devant la
tubérosité interne de l'humérus, entre le rond
pronateur et le brachial antérieur, donnent à
ces muscles, et s'anastomosent avec la récurrente cubitale antérieure. Les seconds descendent

avec le nerf cubital, donnent à ce nerf, au muscle brachial antérieur, au triceps brachial, aux tégumens, à la capsule de l'articulation du coude, et s'anastomôsent, derrière la tubérosité interne de l'humérus, avec la récurrente cubitale postérieure.

Il n'est pas rare de rencontrer deux artères collatérales internes, dont l'une est supérieure, et l'autre inférieure. La première naît de la partie moyenne de la brachiale, accompagne le nerf cubital, et s'anastomôse derrière la tubérosité interne de l'humérus avec la récurrente cubitale postérieure. La seconde vient de la partie inférieure de la brachiale, et se ramifie devant la tubérosité interne de l'humérus, où elle s'anastomôse avec la récurrente cubitale antérieure.

Lorsque l'artère brachiale est parvenue à un travers de doigt au-dessous du pli du bras, elle se divise en deux branches; une externe plus petite qu'on nomme radiale, et l'autre interne plus grande, qu'on appelle cubitale. Il n'est pas très-rare de voir l'artère brachiale se diviser à la partie moyenne ou à la partie supérieure du bras en deux branches qui, par leur continuation sur l'avant-bras, forment la radiale et la cubitale. En général, cette artère présente beaucoup de variétés.

De l'Artère radiale.

L'artère radiale est située à la partie antérieure et externe de l'avant-bras. Elle s'étend depuis le pli du bras jusqu'à la paume de la main. La radiale descend un peu obliquement de dedans en dehors, suivant le trajet d'une ligne qui s'étendroit de la partie moyenne du

pli du bras à l'extrémité supérieure du premier os
du métacarpe. Cette artère correspond à la face
antérieure du radius : elle en est séparée supérieurement par le muscle court supinateur, plus
bas par le rond pronateur, plus bas encore par le
fléchisseur sublime et le long fléchisseur propre
du pouce, enfin, par le carré pronateur. La radiale est couverte dans ses deux tiers supérieurs
par le muscle long supinateur ; dans son tiers
inférieur, elle est couverte seulement par l'aponévrose de l'avant-bras et par la peau. En général, elle devient d'autant plus superficielle, qu'elle
approche davantage de la partie inférieure de
l'avant-bras, où elle forme l'artère du pouls.

Aussitôt après son origine, la radiale donne
une branche assez considérable, appelée artère
récurrente radiale. Cette branche naît quelquefois de la brachiale : elle descend d'abord un
peu obliquement en dehors ; bientôt après,
elle se courbe de bas en haut, et monte entre
le long supinateur, le court supinateur et le
brachial antérieur. La récurrente radiale donne
de la convexité de sa courbure, plusieurs rameaux qui descendent entre le long et le court
supinateur auxquels ils se distribuent, ainsi
qu'aux radiaux externes, à l'extenseur commun
des doigts, au grand abducteur du pouce et à
ses deux extenseurs : après quoi cette artère se
divise en plusieurs branches qui vont au brachial antérieur, au long supinateur, au nerf
radial et au périoste de la partie inférieure de
l'humérus. Ces branches s'anastomosent avec
les collatérales fournies par la brachiale, et sur-
tout avec l'externe.

Après la récurrente, la radiale donne en descendant un nombre indéterminé de rameaux

qui se distribuent aux muscles long et court su-
pinateurs, au rond pronateur, au radial antérieur, au sublime, au long fléchisseur du
pouce, au carré pronateur et aux tégumens.

Quand cette artère est parvenue à la partie
inférieure du radius, elle donne de sa partie
interne un petit rameau qui se porte transversalement de dehors en dedans, derrière les
tendons des muscles fléchisseurs sublime et
profond, le long du bord inférieur du muscle
carré pronateur, et forme avec un rameau de
la cubitale une arcade de laquelle partent de
nombreuses ramifications, pour la partie antérieure de l'articulation du poignet, pour le
périoste des deux os de l'avant-bras et pour le
muscle carré pronateur.

Après avoir fourni ce rameau, la radiale
donne une branche dont la grosseur varie beaucoup suivant les sujets. Cette branche descend au-devant du ligament annulaire antérieur du carpe et de l'extrémité supérieure du
muscle court abducteur du pouce, ou dans
l'épaisseur de cette extrémité, et va gagner la
paume de la main où elle s'anastomose avec
l'extrémité de l'arcade palmaire superficielle.
Les muscles court abducteur, court fléchisseur
et opposant du pouce, les premiers lombricaux,
et les tégumens de la paume de la main reçoivent des rameaux de cette artère. Quelquefois
elle se consume entièrement dans les muscles
du pouce, sans aller jusqu'à l'extrémité de l'arcade palmaire superficielle.

Quand l'artère radiale a fourni cette branche, elle se détourne en dehors sur le côté
externe de l'articulation de la main, en passant
sous les tendons du grand abducteur et du

court extenseur du pouce ; dans certains sujets,
elle passe entre ces tendons et les tégumens
communs. Elle descend ensuite un peu obliquement de dehors en dedans, passe sous le
tendon du long extenseur du pouce ; et s'avance
vers le premier et le second os du métacarpe,
entre les extrémités supérieures desquels elle s'enfonce pour se porter dans la paume de la main,
en traversant la base du premier muscle inter-
osseux dorsal. Lorsqu'elle est arrivée dans la
paume de la main, elle marche de dehors en
dedans, devant l'extrémité supérieure des quatre derniers os du métacarpe, en formant une
espèce d'arcade dont la convexité est tournée
en bas, et qu'on appelle arcade palmaire profonde ou radiale. L'extrémité de cette arcade
s'anastomose avec une branche de l'arcade palmaire superficielle.

Aussitôt que l'artère radiale est parvenue sur
le côté externe de l'articulation de la main,
elle fournit quelques rameaux qui vont aux ligamens de cette articulation et au périoste de
la partie inférieure du radius. Bientôt après,
elle fournit deux branches, l'une externe plus
petite, et l'autre interne plus grande. La première est la dorsale du pouce, et la seconde la
dorsale du carpe.

La dorsale du pouce descend derrière le premier os du métacarpe et la première phalange
du pouce, et se distribue aux tégumens, aux
tendons des muscles extenseurs de ce doigt, à
son court abducteur, à l'opposant, au périoste
du premier os du métacarpe et à celui des phalanges du pouce. Elle s'anastomose avec la collatérale externe de ce doigt.

La dorsale du carpe naît du côté interne de

la radiale, vis-à-vis le bord externe du tendon
du premier radial externe : elle se porte transversalement de dehors en dedans sur la convexité de la seconde rangée du carpe, couverte
par les tendons des muscles radiaux externes
et des extenseurs des doigts, et forme une espèce d'arcade dont l'extrémité s'anastomose
avec une branche de la cubitale. Les rameaux
que cette artère fournit peuvent être distingués en supérieurs et en inférieurs. Les premiers
sont très-petits, et se distribuent aux ligamens
qui unissent les os du carpe entr'eux, à ceux
de l'articulation de la main avec l'avant-bras
et aux tégumens : ils communiquent avec
l'inter-osseuse antérieure. Les seconds se portent vers les extrémités supérieures des os du
métacarpe où ils s'anastomosent avec les artères
perforantes produites par l'arcade palmaire profonde : ensuite ils descendent derrière les muscles inter-osseux dorsaux, et se distribuent à
ces muscles, aux tégumens du métacarpe et à
ceux qui couvrent la face postérieure des doigts.

Lorsque l'artère radiale est parvenue entre
les extrémités supérieures du premier et du
second os du métacarpe, elle fournit deux
branches, dont l'une est externe et l'autre interne. La première descend le long du bord
interne du premier os du métacarpe, derrière
le premier muscle inter-osseux dorsal, et quelquefois dans son épaisseur : elle se distribue
à ce muscle et aux tégumens du pouce. Dans
certains sujets, cette artère se jette dans la
collatérale interne de ce doigt.

La seconde ou l'interne est plus petite ordinairement que l'externe : elle descend derrière
le premier inter-osseux dorsal, le long du côté

externe du second os du métacarpe, et se distribue à l'articulation de cet os avec la première
phalange du doigt indicateur, au premier des
muscles inter-osseux dorsaux et aux tégumens.

La partie de l'artère radiale qui forme l'arcade palmaire profonde, fournit un assez grand
nombre de rameaux qu'on peut distinguer en
inférieurs, en supérieurs et en postérieurs. Les
inférieurs sont les plus considérables; ils descendent au devant des inter-osseux auxquels
ils donnent, ainsi qu'au court fléchisseur du
pouce, à son adducteur, à l'opposant du petit
doigt, à son court fléchisseur, aux lombricaux
et aux tendons des muscles sublime et profond.
Ces rameaux s'étendent jusqu'aux extrémités
inférieures des os du métacarpe, donnent à
leurs articulations avec les premières phalanges, et s'anastomosent avec les artères collatérales des doigts. Les rameaux supérieurs sont
très-petits; ils montent devant le carpe, et se
distribuent aux ligamens qui unissent les os de
cette partie, et aux muscles adducteur, court
fléchisseur et opposant du pouce. Les rameaux
postérieurs sont donnés sous le nom d'artères
perforantes; leur nombre est de trois; ils se
portent de devant en arrière entre les extrémités supérieures des os du métacarpe, percent
les extrémités supérieures des muscles inter-
osseux dorsaux, et vont se jeter dans les rameaux inférieurs de la dorsale du carpe.

L'arcade palmaire profonde fournit quelquefois les artères collatérales du pouce, les deux
collatérales de l'indicateur et la collatérale externe du doigt du milieu. Quand cela a lieu,
la radiale, après avoir traversé le premier des
muscles inter-osseux dorsaux, se divise en

trois branches, une supérieure, une inférieure
et une moyenne.

La supérieure descend entre le premier os
du métacarpe et le muscle court fléchisseur du
pouce, et lorsqu'elle est arrivée à l'extrémité
inférieure de cet os, elle se divise en deux
rameaux qui passent entre les deux portions
du court fléchisseur du pouce et le tendon de
son long fléchisseur, pour gagner les parties
latérales du pouce dont ils forment les artères
collatérales.

La branche inférieure descend entre le muscle
adducteur du pouce et le second os du métacarpe. Vers l'extrémité inférieure de cet os,
elle se divise en deux branches, une externe
plus petite qui se porte sur le côté externe du
doigt indicateur, et l'autre interne plus grande
qui se partage pour le côté interne du doigt indicateur et pour l'externe du doigt du milieu.

La branche moyenne marche en travers devant les os du métacarpe et les muscles inter-
osseux; et forme l'arcade palmaire profonde
de laquelle partent les rameaux dont il a été
parlé plus haut.

De l'Artère cubitale.

L'artère cubitale est située à la partie antérieure et interne de l'avant-bras. Elle s'étend
depuis le pli du bras jusque dans la paume de
la main. Cette artère descend un peu obliquement de dehors en dedans et de devant en arrière
jusqu'à la partie moyenne de l'avant-bras où
elle prend une direction verticale qu'elle conserve jusqu'à l'os pisiforme. Sa marche est un
peu flexueuse. Sa partie supérieure décrit une
légère courbure dont la convexité est tournée

en dedans et en arrière, et la concavité en avant et en dehors. Cette artère est accompagnée du nerf cubital qui est placé à son côté interne.

Le côté antérieur de l'artère cubitale est couvert d'abord par le nerf médian, ensuite par les muscles rond pronateur, radial antérieur, palmaire grêle, fléchisseur sublime et cubital interne. Vers le tiers inférieur de l'avant-bras, cette artère se dégage de dessous le sublime, et n'est plus couverte que par l'aponéyrose de l'avant-bras et les tégumens communs.

Le côté postérieur de la cubitale est appuyé supérieurement sur le brachial antérieur, bientôt après sur le fléchisseur profond, et inférieurement sur le carré pronateur; dans son quart supérieur, il correspond à l'intervalle des deux os de l'avant-bras, et dans ses trois-quarts inférieurs, à la face antérieure du cubitus.

Le côté interne de cette artère est côtoyé par le nerf cubital et par le tendon du muscle cubital antérieur; son côté externe correspond au bord interne du sublime.

L'artère cubitale donne le long de l'avant-bras les récurrentes cubitales, distinguées en antérieure et en postérieure; le tronc commun des inter-osseuses; et un grand nombre d'autres rameaux moins considérables qui se distribuent au sublime, au cubital antérieur, au profond et aux autres muscles antérieurs de l'avant-bras.

La récurrente cubitale antérieure naît de la partie supérieure et interne de la cubitale, et quelquefois d'un tronc qui lui est commun avec la récurrente cubitale postérieure. Elle descend d'abord un peu obliquement de dehors en dedans, entre le brachial antérieur et

l'extrémité supérieure du rond pronateur et
du radial antérieur ; ensuite elle se courbe de
bas en haut, et va gagner la partie antérieure
de la tubérosité interne de l'humérus où elle
s'anastomôse avec la collatérale interne fournie par la brachiale. Les rameaux qu'elle
donne se distribuent aux muscles brachial antérieur, rond pronateur, radial antérieur et
fléchisseur sublime, au périoste de l'humérus et
aux tégumens.

La recurrente cubitale postérieure est beaucoup plus considérable que l'antérieure ; elle
naît un peu plus bas de la partie interne de
la cubitale. Cette artère descend d'abord de
dehors en dedans, derrière le rond pronateur,
le radial antérieur et le sublime, devant l'extrémité supérieure du profond ; ensuite elle se
courbe de bas en haut, et remonte derrière la
tubérosité interne de l'humérus, entre cette
tubérosité et l'olécrâne, en passant entre les
deux portions de l'extrémité supérieure du
muscle cubital antérieur; elle finit par s'anastomôser avec les collatérales interne et externe.
La récurrente cubitale postérieure donne un
grand nombre de rameaux qui vont aux muscles sublime, profond, cubital antérieur, triceps brachial et autres muscles voisins, aux
ligamens de l'articulation du coude, au périoste
de l'humérus, à l'olécrâne, au nerf cubital et
aux tégumens.

Le tronc commun des inter-osseuses naît de
la partie postérieure de la cubitale, un peu au-
dessous de la tubérosité bicipitale du radius.
Il fournit d'abord une petite artère qui descend
avec le nerf médian, entre le muscle sublime
et le profond, jusqu'à la partie inférieure de

3.   7.

l'avant-bras où elle finit. Les rameaux qu'elle
donne se distribuent aux muscles sublime et
profond, au nerf médian et au radius. Dans
certains sujets, cette artère ne le cède presque
en rien pour la grosseur à l'inter-osseuse antérieure. Quand cela a lieu, elle accompagne le
nerf médian jusques dans la paume de la main
où elle se jette dans l'arcade palmaire superficielle.

Après que le tronc commun des inter-osseuses
a donné l'artère dont je viens de parler, il se
divise en deux branches, dont l'une est l'inter-
osseuse postérieure, et l'autre l'inter-osseuse
antérieure.

L'artère inter-osseuse postérieure traverse
le ligament inter-osseux, et donne aussitôt
une branche qu'on appelle récurrente radiale
postérieure. Cette branche remonte entre le
muscle cubital postérieur et l'anconé, et quelquefois dans l'épaisseur de ce dernier. Ces deux
muscles, le triceps brachial, l'articulation de
l'humérus avec les os de l'avant-bras et le périoste de ces os en reçoivent des ramifications.
Elle gagne ensuite la partie postérieure de la
tubérosité externe de l'humérus où elle s'anastomôse avec la collatérale externe et la récurrente radiale. L'artère inter-osseuse postérieure
passe ensuite entre le muscle court supinateur
et le long abducteur du pouce, et descend entre
les deux couches des muscles situés à la partie
postérieure de l'avant-bras, jusqu'auprès de
l'extrémité inférieure du cubitus où elle s'anastomôse avec l'inter-osseuse antérieure. Dans ce
trajet, elle distribue un nombre considérable
de rameaux aux muscles cubital postérieur,
extenseur propre du petit doigt, extenseur

commun des doigts, radiaux externes, court supinateur, grand abducteur du pouce, court et long extenseurs du même doigt, et extenseur propre de l'indicateur. Elle communique avec les rameaux perforans de l'inter-osseuse antérieure.

L'artère inter-osseuse antérieure descend au-devant du ligament inter-osseux, entre le muscle long fléchisseur propre du pouce et le profond, jusqu'au bord supérieur du carré pronateur. Dans ce trajet, elle donne des rameaux nombreux à ces muscles. Les artères qui se distribuent au périoste de la face antérieure du radius et du cubitus, et les artères nutricières de ces os en tirent leur origine. Elle fournit aussi de sa partie postérieure trois ou quatre rameaux qu'on nomme artères perforantes. Ces rameaux percent effectivement le ligament inter-osseux pour aller au muscle grand abducteur du pouce, à ses deux extenseurs et à l'extenseur propre de l'indicateur : ils communiquent avec l'inter-osseuse postérieure. Lorsque l'inter-osseuse antérieure est parvenue au bord supérieur du carré pronateur, elle se glisse derrière ce muscle, lui donne des rameaux, et bientôt après elle traverse le ligament inter-osseux pour gagner la partie postérieure et inférieure de l'avant-bras, où elle fournit des rameaux qui communiquent avec l'inter-osseuse postérieure, et se distribuent au périoste du radius et du cubitus, et au ligament qui entoure l'articulation de ces os. Elle descend ensuite dans la gouttière qui loge les tendons de l'extenseur commun des doigts, se porte sur le dos de la main, et va enfin s'anastomôser avec l'arcade formée par la dorsale du carpe.

7.

Quand l'artère cubitale est parvenue à la partie inférieure de l'avant-bras, et à la distance d'un pouce et demi ou deux pouces de l'os pisiforme, elle donne de sa partie interne une petite branche qu'on appelle dorsale cubitale. Cette branche descend de dehors en dedans, passe entre le tendon du cubital antérieur et le cubitus, et se porte sur le dos de la main, où elle s'anastomôse avec la dorsale du carpe. Les rameaux que cette branche fournit se distribuent au cubital antérieur, au carré pronateur, à l'abducteur du petit doigt, et aux tégumens du dos de la main.

Après la branche dont il vient d'être parlé, l'artère cubitale donne un petit rameau qui se porte transversalement de dedans en dehors, derrière les tendons du sublime et du profond, et s'anastomôse, comme il a été dit plus haut, avec un rameau de la radiale.

L'artère cubitale se porte ensuite dans la paume de la main. Elle descend devant le ligament annullaire antérieur du carpe, au côté externe de l'os pisiforme, couverte par la peau et le muscle palmaire cutané. Quand elle est parvenue vis-à-vis l'extrémité supérieure du cinquième os du métacarpe, elle s'enfonce derrière l'aponévrose palmaire, devant les tendons des muscles sublime et profond, se courbe de dedans en dehors, et forme, par ce moyen, une arcade dont la convexité est tournée en bas, et la concavité en haut, et que l'on nomme arcade palmaire superficielle ou cubitale. L'extrémité de cette arcade s'anastomôse avec une branche de la radiale, comme il a été dit précédemment.

Les premiers rameaux que l'arcade palmaire

;superficielle fournit, sont très-petits, et se
distribuent au ligament annulaire antérieur du
carpe, au muscle adducteur du petit doigt,
à son court fléchisseur, au palmaire cutane et
aux tégumens. Lorsqu'elle est arrivée au-dessous de l'os pisiforme, elle fournit de sa partie
postérieure une branche qui s'enfonce entre
l'adducteur et le court fléchisseur du petit
doigt, passe sous la partie supérieure de son
opposant, et va s'anastomôser avec l'extrémité
de l'arcade palmaire profonde ou radiale. L'arcade palmaire superficielle donne ensuite un
grand nombre de branches dont les unes sortent de sa concavité, et les autres de sa convexité. Les premières sont très-petites, et se
distribuent à l'aponévrose palmaire et aux tégumens. Les secondes sont fort considérables ;
leur nombre est de quatre, cinq ou six.

La première descend un peu obliquement de
dehors en dedans, devant les muscles court
fléchisseur et adducteur du petit doigt dont elle
croise la direction à angle très-aigu, leur donne
des ramifications, et va gagner enfin le côté
interne du petit doigt.

La seconde branche descend vis-à-vis l'intervalle du quatrième et du cinquième os du métacarpe, donne des rameaux au quatrième lombrical ; et lorsqu'elle est arrivée un peu au-
dessous de l'extrémité inférieure de ces os, elle
se divise en deux gros rameaux, l'un pour le
côté externe du petit doigt, et l'autre pour le
côté interne du doigt annulaire.

La troisième branche descend vis-à-vis l'intervalle du troisième et du quatrième os du
métacarpe : elle donne d'abord au troisième

lombrical ; et quand elle est parvenue un peu
au-dessous des têtes des os du métacarpe, elle
se divise en deux gros rameaux, un pour le côté
externe du doigt annulaire, et l'autre pour le
côté interne du doigt du milieu.

La quatrième branche marche entre le second
et le troisième os du métacarpe, donne des ramifications au second lombrical, et se divise
ensuite en deux rameaux, dont l'un va au côté
externe du doigt du milieu, et l'autre au côté
interne de l'indicateur.

La cinquième branche suit l'intervalle du
premier et du second os du métacarpe ; et après
avoir donné quelques rameaux au premier lombrical, elle se divise en deux branches, une pour
le côté externe du doigt indicateur, et l'autre
pour le côté interne du pouce.

Enfin la sixième branche, lorsqu'elle existe,
marche devant le muscle court abducteur du
pouce, lui donne des rameaux, et se porte
ensuite sur le côté externe de ce doigt.

De cette manière, l'arcade palmaire superficielle fournit à chaque doigt deux artères
qu'on peut appeler collatérales. Ces artères
descendent le long des parties latérales et antérieures des doigts, et donnent en chemin un
grand nombre de rameaux qui se distribuent
aux tendons des muscles fléchisseurs, à la
gaîne qui les renferme, au périoste des phalanges, aux ligamens qui environnent les articulations de ces os, au tissu cellulaire et aux
tégumens. Lorsqu'elles sont parvenues à l'extrémité des doigts, elles se courbent l'une vers
l'autre, et s'anastomôsent en formant une arcade dont la convexité, qui est tournée en

bas, donne un grand nombre de ramifications
pour le tissu cellulaire et la peau de l'extrémité
des doigts.

DE L'ARTÈRE AORTE DESCENDANTE.

LE tronc de l'aorte continué au-dessous de sa
crosse, s'appelle aorte descendante. Cette artère
descend en effet sur la partie antérieure gauche
du corps des vertèbres du dos : arrivée à la partie
inférieure de la poitrine, elle passe entre les piliers du diaphragme, et se continue le long des
quatre vertèbres supérieures des lombes, en
s'approchant peu-à-peu de la partie moyenne
de leur corps. Enfin, elle se partage en deux
grosses branches que l'on nomme artères iliaques
primitives ou communes.

La partie de l'aorte qui est placée au-dessus
du diaphragme, et qui est logée dans la poitrine,
s'appelle aorte descendante supérieure ou thorachique ; celle qui est au-dessous de ce muscle
dans le bas-ventre, porte le nom d'aorte descendante inférieure ou ventrale.

DE L'ARTÈRE AORTE DESCENDANTE
SUPÉRIEURE OU THORACHIQUE.

L'AORTE descendante supérieure ou thorachique est située à la partie postérieure de la poitrine, entre les deux lames du médiastin. Le
côté postérieur de cette artère est appuyé sur la

partie antérieure gauche du corps des vertèbres du dos. Son côté antérieur correspond à l'œso-phage et au péricarde. Ses parties latérales sont couvertes par la plèvre, et contiguës à la partie postérieure interne des poumons : la droite est côtoyée par la veine azygos et le canal thora-chique.

L'aorte descendante supérieure ou thorachi-que fournit les artères bronchiales, les œso-phagiennes, les médiastines postérieures, et les inter-costales inférieures ou aortiques.

Des Artères bronchiales.

Les artères bronchiales sont distinguées en droite et en gauche. La bronchiale droite naît plus souvent de la première inter-costale aorti-que que du tronc même de l'aorte. On la voit sortir quelquefois de la sous-clavière, de l'inter-costale supérieure ou de la mammaire interne. Quelle que soit son origine, elle s'avance, en ser-pentant, sous la bronche de son côté, jusqu'à la racine du poumon droit. Dans ce trajet, elle donne des rameaux à l'œsophage, au médiastin, au péricarde, à la trachée-artère, à la bronche, à l'oreillette droite, aux glandes bronchiales, et à la surface du poumon.

La bronchiale gauche naît de la partie anté-rieure de l'aorte, tantôt séparément, tantôt en commun avec la bronchiale droite. Elle marche, en serpentant, derrière la bronche de son côté, et donne des rameaux à l'œsophage, aux glandes bronchiales, à la plèvre, au péricarde, aux veines pulmonaires, à l'oreillette gauche, et à la superficie du poumon.

Outre ces deux bronchiales, il n'est pas rare

d'en voir une troisième qu'on peut appeler bronchiale gauche inférieure : elle naît de la partie antérieure de l'aorte, vis-à-vis la troisième ou quatrième inter-costale aortique, et s'avance vers le poumon, en suivant la veine pulmonaire gauche supérieure, et en donnant des rameaux à l'œsophage, au médiastin, à la plèvre, au péricarde, à la bronche et au poumon.

Il n'est pas extrêmement rare de voir une seconde bronchiale droite qui naît de la partie antérieure de l'aorte, se porter au poumon droit, et donner en chemin des rameaux à l'œsophage.

Lorsque les artères bronchiales sont arrivées à l'entrée des bronches dans les poumons, la droite se partage ordinairement en cinq rameaux, et la gauche en quatre. Ces rameaux se plongent dans les poumons avec les bronches, et se divisent et subdivisent autant de fois qu'il y a de divisions et de subdivisions des bronches qu'elles accompagnent dans une direction flexueuse, et sur lesquelles elles forment par leurs anastomoses un réseau très-fin. Elles communiquent avec les rameaux des pulmonaires.

Des Artères œsophagiennes.

Les artères œsophagiennes sont au nombre de trois, quatre, cinq ou six. Elles naissent de la partie antérieure de l'aorte, et donnent d'abord quelques rameaux à la partie postérieure du médiastin et à la plèvre ; après quoi elles se répandent sur l'œsophage, et se ramifient dans les diverses tuniques de ce canal. Elles s'anastomosent avec les rameaux que la partie inférieure de l'œsophage reçoit de la coronaire stomachique.

Des Artères médiastines postérieures.

Le nombre des artères médiastines postérieures varie beaucoup dans les différens sujets. Ces artères sont très-petites : elles naissent de la partie antérieure de l'aorte, des œsophagiennes ou des inter-costales aortiques, et se ramifient dans la partie postérieure du médiastin.

Des Artères inter-costales inférieures ou aortiques.

Le nombre des artères inter-costales inférieures est de dix, neuf ou huit, suivant que l'inter-costale supérieure fournit aux deux, trois ou quatre espaces inter-costaux supérieurs. Ces artères naissent des parties latérales et postérieures de l'aorte, sous un angle un peu moins grand qu'un angle droit. Elles marchent obliquement de dedans en dehors et de bas en haut sur le corps des vertèbres du dos, et s'avancent vers l'extrémité postérieure des côtes. Les supérieures sont très-obliques ; les moyennes le sont moins, et les inférieures ont une direction presque transversale. Les droites passent derrière la veine azygos. Les premiers rameaux que les artères inter-costales fournissent, se distribuent au médiastin, à l'œsophage et au corps des vertèbres du dos.

Quand elles sont parvenues entre les extrémités postérieures des côtes, elles jettent chacune en arrière une branche qu'on peut appeler

dorsale. Cette branche donne d'abord un rameau qui pénètre dans le canal vertébral par le
trou de conjugaison correspondant, et se distribue à la moëlle de l'épine et à ses enveloppes.
Elle passe ensuite entre les apophyses transverses des vertèbres, et se divise en plusieurs
rameaux qui se distribuent aux muscles du dos,
tels que le transversaire épineux, le long dorsal
et le sacro-lombaire. Quelques-uns de ces rameaux traversent ces muscles pour se porter au
trapèze, au grand dorsal et aux tégumens.

Lorsque les artères inter-costales ont fourni
la branche que je viens de décrire, elles marchent, en serpentant un peu, au milieu de
l'espace inter-costal, entre la plèvre et les
muscles inter-costaux externes, et se divisent
bientôt en deux branches, une inférieure très-
petite, et l'autre supérieure beaucoup plus
grande. Ces deux branches s'engagent entre les
muscles inter-costaux internes et externes.
L'inférieure marche le long du bord supérieur
de la côte qui est au-dessous, et se ramifie sur
le périoste de cette côte, et dans les muscles
inter-costaux.

La branche supérieure peut être regardée
comme la continuation du tronc inter-costal:
elle marche un peu flexueuse, le long du bord
inférieur de la côte qui est au-dessus, logée
dans la gouttière qu'on y remarque. Arrivée à
l'union des deux tiers postérieurs de la côte
avec son tiers antérieur, elle s'éloigne un peu
de son bord inférieur et se rapproche du milieu
de l'espace inter-costal. Cette branche donne
de nombreux rameaux aux muscles inter-
costaux, au périoste des côtes et à la plèvre.
Quelques-uns de ces rameaux percent le mus-

cle inter-costal externe, et se portent aux muscles qui sont couchés sur la poitrine et aux tégumens : d'autres s'anastomôsent avec les rameaux
de la branche inférieure, et souvent aussi avec
ceux de l'artère inter-costale qui est immédiatement au-dessus.

Quand les artères inter-costales sont arrivées à la partie antérieure de la poitrine, celles
qui correspondent aux vraies côtes, s'anastomôsent avec les mammaires internes et les
thorachiques. Celles qui correspondent aux
fausses côtes, les abandonnent, se portent dans
la paroi antérieure du bas-ventre, et se distribuent aux muscles qui la composent : elles
s'anastomôsent avec les lombaires, l'épigastrique, l'iliaque antérieure et la mammaire
interne.

La dernière inter-costale a beaucoup d'ana-
logie avec les lombaires : elle passe entre le
corps de la dernière vertèbre du dos et le pilier
du diaphragme qui en reçoit plusieurs rameaux.
Après quoi elle suit le bord inférieur de la dernière côte, appuyée sur le carré des lombes et
l'aponévrôse du transverse auxquels elle donne ;
puis elle descend obliquement en dehors et en
avant, se distribue aux muscles larges de l'abdomen, et s'anastomôse avec les autres artères
des parois du bas-ventre.

DE L'ARTERE AORTE DESCENDANTE INFÉRIEURE OU VENTRALE.

L'AORTE descendante inférieure est située à la
partie postérieure et moyenne du bas-ventre.

Le côté postérieur de cette artère est appuyé sur le corps des vertèbres des lombes. Son côté antérieur correspond au foie, à l'estomac, au pancréas, à la portion transversale du duodénum, au mésentère et aux intestins jéjunum et iléon. Son côté gauche est couvert par le péritoine ; son côté droit correspond à la veine-cave inférieure.

L'aorte descendante ventrale fournit beaucoup de branches : celles qui naissent de sa partie antérieure, sont, les artères diaphragmatiques inférieures, la cœliaque, la mésentérique supérieure, les spermatiques et la mésentérique inférieure ; celles qui viennent de ses parties latérales, sont les capsulaires moyennes et les rénales ; enfin, celles qui sortent de sa partie postérieure, sont les lombaires et la sacrée antérieure ou moyenne.

Des Artères diaphragmatiques inférieures.

Les artères diaphragmatiques inférieures sont au nombre de deux, distinguées en droite et en gauche : elles viennent quelquefois d'un tronc qui leur est commun ; mais le plus souvent elles naissent séparément de l'aorte, immédiatement au-dessous de l'entre-croisement des fibres qui vont d'un pilier du diaphragme au pilier opposé. Quelquefois elles viennent du tronc cœliaque. Dans certains sujets, l'une des diaphragmatiques est produite par l'aorte, et l'autre par le tronc cœliaque, par la coronaire stomachique, ou même par une des rénales.

La diaphragmatique droite monte un peu

obliquement de dedans en dehors, devant le
pilier droit du diaphragme, donne des rameaux
à ce pilier, au pancréas, à la capsule atrabilaire, au foie, et se divise bientôt en deux
branches, dont l'une est interne et l'autre
externe.

La branche interne monte d'abord de derrière en devant, traverse l'adhérence du foie
avec le diaphragme, en passant à côté de la
veine-cave inférieure : ensuite elle se courbe
de dedans en dehors, et s'anastomôse avec la
branche externe. Dans son trajet, elle fournit
un grand nombre de rameaux qui se répandent
sur la face inférieure du diaphragme, et qui
s'anastomôsent avec la diaphragmatique gauche
et avec l'artère compagne du nerf diaphragmatique, branche de la mammaire interne. Quelques-uns de ces rameaux se portent à la face
supérieure du foie ; d'autres traversent le diaphragme, et se ramifient sur la partie inférieure du péricarde.

La branche externe marche d'abord presque
transversalement de dedans en dehors, derrière
la portion droite de l'aponévrôse mitoyenne
du diaphragme ; ensuite elle se courbe de derrière en devant, et de dehors en dedans, et
s'anastomôse par arcade avec la branche interne. Les rameaux qu'elle fournit se distribuent à toute la partie droite du diaphragme,
à la capsule atrabilaire et au foie. Ils s'anastomôsent avec ceux de la branche interne, avec
les inter-costales inférieures et les lombaires.

La diaphragmatique gauche monte obliquement de dedans en dehors, devant le pilier
gauche du diaphragme qui en reçoit des rameaux : elle en envoie aussi à l'œsophage et à

la capsule atrabilaire. Après quoi elle se divise en deux branches, l'une interne et l'autre externe.

L'interne marche de derrière en devant, et se porte vers la partie antérieure du diaphragme. Dans son trajet, elle donne un grand nombre de rameaux à l'aponévrôse moyenne et à la portion charnue antérieure de ce muscle. Quelques-uns de ces rameaux se portent au ligament suspensoire du foie, et à la partie inférieure du péricarde. Cette branche s'anastomôse avec l'externe, la diaphragmatique droite et la mammaire interne.

La branche externe est beaucoup plus grosse que l'interne : elle marche presque transversalement derrière l'aponévrôse moyenne du diaphragme, se ramifie dans toute la partie gauche de ce muscle, et s'anastomôse avec l'interne, les dernières inter-costales et les lombaires.

DE L'ARTÈRE COELIAQUE.

L'ARTÈRE cœliaque naît de la partie antérieure et gauche de l'aorte ventrale, au moment où cette artère passe entre les piliers du diaphragme, vis-à-vis l'union de la dernière vertèbre du dos avec la première des lombes. Elle descend en avant et à droite, et donne souvent la diaphragmatique gauche, et quelquefois la droite. Dans certains sujets, elle donne aussi les capsulaires et un rameau qui va au pancréas. Lorsqu'elle a parcouru environ un demi-pouce de chemin, elle se partage pour l'ordinaire

en trois branches qui sont la coronaire stomachique, l'hépatique et la splénique. Quelquefois la coronaire stomachique s'en sépare la
première, et alors le tronc cœliaque ne fait que
se bifurquer. Dans certains sujets, ce tronc
fournit d'abord la coronaire stomachique, et
se partage ensuite en trois branches qui sont
la splénique, et deux hépatiques, une droite
et l'autre gauche. Cette artère présente plusieurs autres variétés dans le détail desquelles
il seroit inutile d'entrer.

De l'Artère coronaire stomachique.

L'artère coronaire stomachique est la plus
petite des trois branches fournies par le tronc
de la cœliaque. Elle se porte en avant et à
gauche, et s'approche de l'orifice supérieur de
l'estomac. Là, elle se courbe de derrière en
devant et de gauche à droite, et marche ensuite
le long de la petite courbure de l'estomac, jusqu'auprès du pylore où elle s'anastomôse avec
la pylorique fournie par l'hépatique.

Lorsque la coronaire stomachique est arrivée
à l'orifice supérieur de l'estomac, elle donne
un rameau qui monte dans la poitrine avec
l'œsophage, se ramifie sur ce canal, et s'anastomôse avec les œsophagiennes fournies par
l'aorte pectorale. Ensuite elle donne plusieurs
rameaux qui entourent l'orifice cardiaque de
l'estomac en manière de couronne, sans former
cependant un cercle entier autour de cet orifice. De ces rameaux, les uns se ramifient sur la
partie la plus large de l'œsophage, et les autres
s'étendent vers la grosse extrémité de l'estomac
où ils s'anastomôsent avec les artères courtes
fournies par la splénique.

Dans son trajet, le long de la petite courbure
de l'estomac, l'artère coronaire stomachique
donne un grand nombre de rameaux qui se
répandent sur les deux faces de ce viscère. Ces
rameaux marchent flexueux entre la tunique
membraneuse et la tunique musculeuse de l'estomac, et s'anastomosent entr'eux et avec ceux
des artères gastro-épiploïques droite et gauche.

Dans beaucoup de sujets, l'artère coronaire
stomachique appartient autant au foie qu'à
l'estomac ; alors elle ne le cède presque en rien
pour la grosseur à l'artère hépatique ; et lorsqu'elle a parcouru un certain espace, elle se
divise en deux branches dont l'une se porte
en arrière et s'enfonce dans l'extrémité gauche
du sillon transversal du foie, et l'autre va à
l'estomac, et se distribue comme il a été dit
plus haut.

De l'Artère hépatique.

L'artère hépatique se porte à droite et en
avant, sous le lobe de *Spigellius*, et s'avance
jusqu'au pylore et au col de la vésicule du fiel,
en suivant la partie droite de la petite courbure
de l'estomac. Dans ce trajet, elle ne donne
qu'un petit nombre de ramifications qui vont
à l'épiploon gastro-hépatique et à la partie inférieure du foie ; mais lorsqu'elle est parvenue
à la partie droite du pylore, elle fournit un
rameau qu'on nomme artère pylorique. Cette
artère marche de droite à gauche le long de la
petite courbure de l'estomac, et s'anastomose,
comme il a été dit précédemment, avec la coronaire stomachique. Dans ce trajet, elle donne
des ramifications nombreuses qui se répandent

3.   8

sur le pylore et sur les deux faces de l'estomac,
et s'anastomôsent avec les rameaux de la gastro-épiploïque droite.

Après le rameau pylorique, l'artère hépatique donne une branche considérable appelée
artère gastro-épiploïque droite. Cette artère se
porte au-dessous du pylore, et fournit aussitôt
plusieurs rameaux considérables qui se distribuent au duodénum et au pancréas, et qui
communiquent avec les artères que ces parties
reçoivent de la mésentérique supérieure. Ensuite elle marche de bas en haut et de droite
à gauche, dans l'épaisseur du feuillet antérieur
du grand épiploon, à quelque distance de la
grande courbure de l'estomac, et s'anastomôse
vers le milieu de cette courbure avec la gastro-
épiploïque gauche. Dans son trajet, elle donne
un grand nombre de rameaux dont les uns
sortent de sa partie antérieure, et les autres
de sa partie postérieure. Les premiers descendent dans l'épaisseur du feuillet antérieur du
grand épiploon et s'y ramifient : quelques-uns
de leurs rejetons remontent dans le feuillet
postérieur de ce repli membraneux, jusqu'à
l'arc du colon où ils s'anastomôsent avec les
rameaux que ce feuillet reçoit de la colique
droite supérieure. Les seconds, plus nombreux
et plus gros, se répandent sur les deux faces
de l'estomac, et s'y anastomôsent avec les
rameaux des artères coronaire stomachique et
pylorique.

Lorsque l'artère hépatique a fourni la gastro-
épiploïque droite, elle monte en arrière et à
droite, devant la veine-porte ventrale, derrière
le conduit hépatique, et se divise bientôt en
deux branches, une gauche plus petite, et

l'autre droite plus considérable. La première se porte en arrière et à gauche, passe devant le tronc de la veine-porte hépatique, et s'enfonce dans l'extrémité gauche du sillon transversal du foie.

La seconde monte en arrière et à droite, cachée entre la veine-porte et les conduits biliaires, et se porte vers l'extrémité droite du sillon transversal du foie. Avant de s'enfoncer dans ce sillon, elle donne l'artère cystique, laquelle gagne le col de la vésicule du fiel ; et se divise bientôt en deux rameaux dont l'un s'enfonce entre le foie et la face supérieure de la vésicule, et l'autre se répand sur sa face inférieure. L'un et l'autre se distribuent aux tuniques de cette poche membraneuse : ils envoient aussi quelques ramifications au foie.

Lorsque les deux branches de l'artère hépatique sont arrivées dans le sillon transversal du foie, elles se divisent chacune en plusieurs rameaux qui pénètrent dans ce viscère, s'y ramifient et accompagnent par-tout la veine-porte hépatique.

De l'Artère splénique.

Dans les adultes, l'artère splénique est plus grosse que l'hépatique. Le contraire a lieu dans les enfans. Aussitôt que cette artère s'est séparée du tronc de la cœliaque, elle se courbe de droite à gauche et marche en formant des contours considérables, le long de la partie supérieure et postérieure du pancréas, logée dans un sillon que ce viscère présente. Elle donne à cet organe glanduleux plusieurs rameaux considérables

8..

qui s'anastomôsent avec ceux qu'il reçoit de la gastro-épiploïque droite et de la mésentérique supérieure.

Lorsque l'artère splénique est arrivée au-dessous de la grosse extrémité de l'estomac, elle donne quelques rameaux qui se portent à ce viscère sous le nom de vaisseaux courts, et qui communiquent avec ceux de la coronaire stomachique. Ensuite elle s'approche de la rate en formant quelques contours, et se divise en quatre, cinq ou six branches qui se plongent dans ce viscère. Avant cette division elle produit une branche qu'on nomme artère gastro-épiploïque gauche. Cette branche peut quelquefois être regardée comme le tronc de la splénique, et celles qui vont à la rate n'en sont que des rameaux subalternes. Elle donne d'abord quelques ramifications au pancréas ; ensuite elle monte de derrière en devant et de gauche à droite, et va gagner la grande courbure de l'estomac dont elle est assez éloignée. Elle marche de gauche à droite le long de cette courbure, logée entre les deux lames du feuillet antérieur du grand épiploon, comme la gastro-épiploïque droite avec laquelle elle s'anastomôse. Les rameaux que cette artère fournit peuvent être distingués en épiploïques et en gastriques. Les premiers sont très-petits et se ramifient dans la partie gauche du grand épiploon. Les seconds sont plus gros et plus nombreux : ils se répandent sur les deux faces de l'estomac, et s'anastomôsent avec ceux de la coronaire stomachique.

Les cinq ou six branches que la splénique envoie à la rate pénètrent dans ce viscère par autant de trous qui se remarquent le long de sa scissure, et se ramifient dans sa substance jusqu'à devenir capillaires.

De l'Artère mésentérique supérieure.

L'artère mésentérique supérieure naît de la partie antérieure et droite de l'aorte, très-peu au-dessous de la cœliaque. Elle descend un peu obliquement à gauche, derrière le pancréas, devant la portion transversale du duodénum, et va gagner le mésentère en passant derrière le mésocolon transverse. Dans ce trajet, elle donne de petites branches qui vont à la portion transversale du duodénum et au pancréas, et s'anastomôsent avec celles que l'hépatique, la splénique et quelquefois le tronc cœliaque envoient à ces parties.

Lorsque la mésentérique supérieure est parvenue au-dessous du mésocolon transverse, elle s'engage dans le mésentère, descend de gauche à droite entre les deux lames de ce repli membraneux, et décrit une courbure fort alongée, dont la concavité est tournée à droite et en arrière, et la convexité à gauche et en avant. Vers la fin de l'iléon, le tronc de cette artère est très-petit, et s'anastomôse avec la branche inférieure de la colique droite inférieure.

La concavité de la courbure de la mésentérique supérieure donne ordinairement trois branches considérables, appelées coliques droites, et distinguées en supérieure, en moyenne, et en inférieure.

L'artère colique droite supérieure naît de la partie droite et un peu antérieure de la mésentérique supérieure, au moment où cette artère pàsse derrière le mésocolon transverse. Elle se porte de derrière en avant, entre les deux lames de ce repli, dans l'endroit où son tiers droit s'unit à son tiers moyen, et se divise bientôt en deux branches, une droite et l'autre gauche. La première suit la partie droite de l'arc du colon, et s'anastomôse avec la branche supérieure de la colique droite moyenne. La seconde suit la partie gauche du même arc, et s'anastomôse avec la branche ascendante de la colique gauche supérieure, fournie par la mésentérique inférieure. Quelquefois il y a deux coliques droites supérieures, lesquelles se joignent par arcade et vont chacune de leur côté.

L'artère colique droite moyenne n'existe pas dans tous les sujets. Elle naît très-haut de la concavité de la courbure de la mésentérique supérieure : dans certains sujets, on la voit naître de la colique droite supérieure. Elle marche de dedans en dehors et un peu de bas en haut, et se porte vers la partie supérieure de la portion droite du colon. Non loin de cet intestin, elle se divise en deux branches, une supérieure, et une inférieure. La première monte vers l'extrémité droite de la portion transversale du colon, et s'anastomôse avec la branche droite de la colique droite supérieure. La seconde descend le long du côté interne de la portion droite du même intestin, et s'anastomôse avec la branche supérieure de la colique droite inférieure.

La colique droite inférieure naît un peu plus bas de la concavité de la courbure de la mésentérique supérieure. Elle descend obliquement de gauche à droite, derrière la portion du péri-

toine qui donne naissance à la lame droite du
mésentère , et après un trajet plus ou moins
long , elle se divise en deux branches , une supérieure et l'autre inférieure. La première se
courbe de bas en haut , et remonte pour s'anastomôser avec la branche inférieure de la colique
droite moyenne , et lorsque celle-ci n'existe
point , avec la branche droite de la colique
droite supérieure. La seconde descend vers le
cœcum et l'iléon , et s'anastomôse avec la fin de
la mésentérique supérieure.

La convexité des arcades formées par la
réunion des branches des artères coliques
droites , donne naissance à un grand nombre
de rameaux qui se divisent chacun en deux rameaux plus petits, lesquels s'anastomôsent avec
les rameaux voisins, pour former de secondes
arcades. De la convexité de ces arcades naît
un grand nombre de ramifications qui se dirigent vers le colon et le cœcum , et se ramifient dans leurs tuniques. Celles qui vont au
cœcum forment deux faisceaux, dont l'un s'enfonce dans la partie antérieure , et l'autre dans
la partie postérieure du pli qui se remarque à
l'union de cet intestin avec l'iléon. Parmi les
rameaux du faisceau postérieur , il y en a un
assez considérable qui pénètre dans l'espèce de
mésentère qui soutient l'appendice vermicu-
laire du cœcum , en parcourt toute la longueur , et distribue à cet appendice un grand
nombre de ramifications.

La convexité de la courbure de l'artère mésentérique supérieure donne naissance à des
branches dont le nombre varie depuis quinze
jusqu'à vingt plus ou moins. Ces branches
sont destinées pour les intestins jéjunum et

iléon, et pour le dernier tiers du duodénum.
Les premières sont très-courtes : la longueur et
la grosseur des autres augmentent jusqu'au milieu de l'arc que forme le tronc qui leur donne
naissance ; celles qui suivent deviennent de plus
en plus courtes jusqu'aux dernières.

Toutes ces artères descendent entre les deux
lames du mésentère, et chacune se divise bientôt en deux branches qui s'écartent en se recour-
bant, et s'unissent par arcade avec celles qui
sont voisines. De la convexité de ces arcades,
il naît d'autres branches plus petites qui se divisent bientôt en deux rameaux, lesquels s'unissent de même avec les rameaux les plus voisins
pour former de secondes arcades. D'autres rameaux, nés de la convexité de ces arcades, se
divisent et s'anastomôsent pour former de
même des arcades plus petites et plus nombreuses. Cela arrive une quatrième fois, et
même dans certains sujets une cinquième, jusqu'à ce que les dernières arcades deviennent
très-proches des intestins.

De cette manière, les branches et les rameaux
de la mésentérique supérieure forment dans le
mésentère une espèce de réseau dont les aréoles
ou mailles ont une grandeur et une figure différentes. Ces mailles sont parsemées de rameaux
très-fins qui vont d'une branche à l'autre, et
qui donnent en chemin des ramifications au
mésentère et aux glandes lymphatiques qu'il
renferme.

De la convexité des dernières arcades naît
un grand nombre de ramifications qui marchent
sur deux rangées, en ligne droite, et s'avancent vers le bord concave du jéjunum et de
l'iléon. Ces artères s'enfoncent dans le tissu

cellulaire qui unit la tunique membraneuse des intestins à la tunique musculeuse, et y donnent de petites branches qui ressemblent assez bien à des arbrisseaux, et qui se ramifient dans ces tuniques. Lorsqu'elles sont parvenues sur le bord convexe des intestins, les droites s'anastomôsent avec les gauches ; de sorte qu'elles forment des espèces d'anneaux qui embrassent le tube intestinal.

Cependant les petits troncs de ces artères s'enfoncent entre les fibres de la tunique musculeuse, et pénètrent dans la seconde couche celluleuse des intestins, où elles forment un réseau admirable, dont les ramifications se répandent sur la tunique interne et dans l'épaisseur des valvules conniventes.

Des Artères spermatiques.

Les artères spermatiques sont ordinairement au nombre de deux, une de chaque côté. On en trouve quelquefois deux à droite et deux à gauche. Elles sont très-déliées, et leur origine varie beaucoup. Le plus souvent elles sortent à angle très-aigu de la partie antérieure de l'aorte, entre les artères rénales et la mésentérique inférieure, environ un travers de doigt au-dessous des rénales. Elles naissent l'une près de l'autre ; mais tantôt c'est la droite qui est la plus élevée, tantôt c'est la gauche. Dans certains sujets, elles viennent des capsulaires ou des rénales.

Quoi qu'il en soit, les artères spermatiques descendent obliquement de dedans en dehors, au-devant des muscles psoas et des uretères, et derrière le péritoine. La droite passe au-devant de la veine cave : quelquefois cependant elle

passe derrière cette veine. Ces artères se joignent bientôt avec les veines spermatiques, et
passent à travers l'espèce de plexus qui est formé
par ces veines, et auquel on a donné le nom de
corps pampiniforme. Dans l'homme, elles sortent du bas-ventre par l'anneau inguinal, et vont
gagner les testicules.

Dans leur trajet, elles fournissent un grand
nombre de rameaux : ceux qui en partent pendant qu'elles sont encore renfermées dans le
bas-ventre, se distribuent au tissu cellulaire
graisseux qui environne le rein, à la capsule
atrabilaire, à la veine-cave, au foie, aux
glandes lymphatiques voisines, aux uretères
et au péritoine. Les rameaux qu'elles donnent
après avoir traversé l'anneau inguinal, se distribuent au crémaster, à la tunique vaginale
et au scrotum, et communiquent avec la honteuse externe et l'épigastrique.

Chaque artère spermatique étant arrivée auprès du testicule, se divise en deux faisceaux
de rameaux, dont l'un va à l'épididime, et
l'autre au testicule.

Le premier s'enfonce dans la tête de l'épididime, et se répand de-là dans le reste de ce
corps. Il envoie aussi quelques ramifications
à la tunique albuginée et à la substance du
testicule.

Le second gagne le bord supérieur du testicule, et fournit un grand nombre de ramifications qui, après avoir traversé la tunique albuginée, pénètrent dans cet organe, descendent
le long des cloisons membraneuses qui séparent
les conduits séminifères, et répandent sur ces
conduits un nombre prodigieux de ramifications
extrêmement fines.

Dans la femme, les artères spermatiques se portent aux ovaires, et envoient des ramifications aux trompes de *Fallope*, aux ligamens larges, et aux parties latérales de la matrice, où elles s'anastomôsent avec les autres artères de cet organe.

De l'Artère mésentérique inférieure.

L'artère mésentérique inférieure naît de la partie antérieure de l'aorte, un peu à gauche, entre les spermatiques et les iliaques primitives, plus près de ces dernières que des premières. Elle descend d'abord un peu à gauche, derrière la portion du péritoine qui va former la lame gauche du mésentère ; ensuite elle se courbe de gauche à droite, s'engage dans l'épaisseur du mésocolon iliaque, et descend derrière l'intesin rectum, qu'elle accompagne jusqu'auprès de son extrémité inférieure. De cette manière, la mésentérique inférieure forme une légère courbure dont la convexité est tournée à gauche, et la concavité à droite. La convexité de cette courbure fournit d'abord trois branches principales, qu'on peut appeler artères coliques gauches, et qui sont distinguées en supérieure, en moyenne et en inférieure.

L'artère colique gauche supérieure est la plus grosse ; elle naît vis-à-vis la division de l'aorte, ou un peu au-dessus. Cette artère descend obliquement en dehors, et se divise bientôt en deux branches, une supérieure plus grande, et l'autre inférieure plus petite. La première monte devant le rein, le long du côté interne de la portion gauche du colon, et s'avance vers la portion transversale de cet intestin, où elle s'anastomôse avec la branche gauche de la colique droite supérieure, fournie par la mésentérique supérieure. La seconde descend sur le côté interne de la portion lombaire gauche du colon, et s'anastomôse avec la branche supérieure de la colique gauche moyenne.

L'artère colique gauche moyenne naît quelquefois d'un tronc qui lui est commun avec la précédente : elle descend un peu obliquement en dehors, et se divise bientôt en deux branches, l'une supérieure et l'autre inférieure. La première monte sur la portion gauche du colon, et s'anastomôse par arcade avec la branche descendante de la colique gauche supérieure. La seconde descend vers le commencement de la portion iliaque de cet intestin, et s'anastomôse avec une branche de la colique gauche inférieure.

L'artère colique gauche inférieure naît tantôt de la mésentérique immédiatement, tantôt d'un tronc qui lui est commun avec la colique moyenne. Elle se porte vers la première courbure de la portion iliaque du colon, et se divise en deux branches dont l'une se dirige en haut en bas, et l'autre de bas en haut. La première s'anastomôse avec un des rameaux que l'artère mésentérique inférieure fournit un peu plus bas. La seconde forme une arcade avec la branche inférieure de la colique gauche moyenne.

Après avoir fourni les trois branches dont je viens de parler, l'artère mésentérique inférieure en donne d'autres plus petites qui vont à la portion iliaque du colon. Celles-ci marchent dans l'épaisseur du mésocolon iliaque, et se divisent chacune en deux rameaux qui s'anastomôsent par arcade avec les rameaux les plus voisins. Du reste, les ramifications qui vont à la portion lombaire gauche du colon, et à sa portion iliaque, sont disposées de la même manière que celles que les artères coliques droites fournissent à la portion lombaire droite, et à l'arc du même intestin.

Lorsque l'artère mésentérique inférieure est parvenue derrière l'intestin rectum, elle se divise en deux branches qui descendent sur la face postérieure de cet intestin, jusqu'auprès de son extrémité inférieure. Chacune de ces branches fournit plusieurs rameaux qui embrassent de derrière en devant la convexité du rectum, et s'anastomôsent sur sa partie antérieure, soit entr'elles, soit avec les rameaux que cet intestin reçoit de l'hypogastrique.

Des Artères capsulaires moyennes.

Les artères capsulaires moyennes sont au nombre de deux, une de chaque côté. Leur grosseur est peu considérable ; elles naissent des parties latérales de l'aorte, un peu au-dessus des artères rénales ; il n'est pas rare de voir naître une de ces artères, ou même toutes les deux, du tronc de la cœliaque. Elles marchent transversalement de dedans en dehors, et lorsqu'elles sont parvenues aux capsules atrabilaires, elles se divisent en plusieurs branches qui se répandent sur les faces antérieures et postérieures de ces parties, et se ramifient dans les interstices des lobes dont elles sont formées. Avant d'arriver aux capsules atrabilaires, ces artères donnent des ramifications aux piliers du diaphragme et au tissu cellulaire du voisinage. La droite en envoie quelques-unes au duodénum et au foie. La gauche en donne au colon et à la rate.

Des Artères rénales.

Les artères rénales sont ordinairement au nombre de deux, une à droite et l'autre à gauche; mais il n'est pas rare d'en trouver deux, trois, et même quatre de chaque côté. Elles naissent des parties latérales et antérieures de l'aorte, au-dessous des capsulaires moyennes et de la mésentérique supérieure. La rénale gauche naît communément plus en devant et un peu plus haut que la droite.

Ces artères se portent un peu obliquement de dedans en dehors, et de haut en bas, en formant avec l'aorte un angle un peu moins grand qu'un angle droit. La rénale droite passe derrière la veine-cave. Elles marchent ensuite l'une et l'autre derrière la veine rénale, et s'avancent vers la sinuosité des reins. Dans ce trajet, elles donnent des rameaux aux capsules atrabilaires, à la partie supérieure des uretères et aux graisses dont les reins sont entourés.

Lorsque les artères rénales sont arrivées près des reins, elles se divisent en deux, trois ou quatre branches qui s'enfoncent dans la sinuo-sité de ces organes, devant le bassinet et der-rière la veine rénale; quelquefois cependant une de ces branches est placée devant cette veine. Ces branches pénètrent bientôt dans l'épaisseur même du rein, et se divisent en un grand nom-bre de rameaux qui se distribuent aux deux substances dont cet organe est composé, et sur-tout à la corticale. Elles répandent des ramifi-

cations très-fines sur les calices ou entonnoirs
qui embrassent les mamelons , et dans le tissu
cellulaire graisseux dont ces calices sont entourés. Dans certains sujets , quelques-unes de
ces branches percent la substance corticale, et
sortent du rein pour se ramifier dans le tissu
graisseux qui l'environne.

Des Artères lombaires.

Les artères lombaires sont au nombre de quatre
de chaque côté.Elles naissent des parties latérales
et postérieures de l'aorte, sous des angles un
peu moins grands que les angles droits. Ces artères se portent en dehors sur le milieu du corps
des quatre premières vertèbres des lombes , jusqu'à la racine de leurs apophyses transverses ,
couvertes par le muscle grand psoas : les deux
premières sont couvertes aussi par les piliers du
diaphragme. Les premiers rameaux que ces artères donnent se distribuent au corps des vertèbres, au tissu cellulaire, aux glandes lombaires ,
au muscle psoas et au pilier du diaphragme.

Lorsque les artères lombaires sont arrivées à
la base des apophyses transverses des vertèbres
des lombes , elle jettent en arrière une branche
qui se porte aux muscles du dos. Cette branche
envoie d'abord dans le canal vertébral un rameau qui se distribue à la dure-mère , à la
partie inférieure de la moëlle de l'épine , et aux
nerfs qui en partent. Ensuite elle s'enfonce dans
l'épaisseur de la masse charnue commune au
sacro-lombaire et au long dorsal , et lui donne
des rameaux , ainsi qu'aux muscles transver-
saires épineux et aux tégumens. Ces branches
s'anastomôsent entr'elles.

Après que les artères lombaires ont fourni
la branche qui vient d'être décrite , elles se
portent derrière le muscle carré des lombes,
et lui donnent un grand nombre de rameaux ;
ensuite elles s'avancent entre les muscles larges
du bas-ventre , se distribuent à ces muscles et
aux tégumens communs , et s'anastomôsent
avec l'iliaque antérieure , l'épigastrique , la
mammaire interne et les inter-costales inférieures.

De l'Artère sacrée antérieure ou moyenne.

L'artère sacrée antérieure ou moyenne naît
de la partie postérieure de l'aorte , un peu au-
dessus de l'origine des iliaques primitives , quelquefois de l'une de ces dernières artères ; mais
le plus communément de la gauche. Dans certains sujets , elle vient de la dernière lombaire
droite ou gauche. Elle descend devant le corps
de la dernière vertèbre des lombes , passe devant l'articulation de cette vertèbre avec le
sacrum , et se continue ensuite le long de la
face antérieure de cet os jusqu'au coccix.

Lorsque l'artère sacrée antérieure est arrivée
à la partie moyenne du corps de la dernière
vertèbre des lombes , elle fournit de chaque
côté un rameau qui tient lieu de la dernière
lombaire. Ce rameau marche en travers sur le
corps de cette vertèbre , lui fournit des ramifications , et va s'anastomôser avec l'iléo-lombaire. La sacrée antérieure répand de côté et
d'autre sur la face antérieure du sacrum , un
grand nombre de rameaux qui marchent transversalement de dedans en dehors , en serpentant un peu , et s'anastomôsent avec les sacrées

latérales. Vers la partie supérieure du coccix, cette artère forme, par ses anastomôses avec les sacrées latérales, des espèces d'arcades d'où partent des ramifications qui vont à cet os, au tissu cellulaire et au muscle ischio-coccigien.

~~~~~~~~~~~~~~~~~~~~~~~~~~~~~~~~~~~~~~

DES ARTÈRES ILIAQUES COMMUNES
ou PRIMITIVES.

Quand l'artère aorte est arrivée à l'articulation du corps de la quatrième vertèbre des lombes avec la cinquième, elle se divise en deux branches qu'on nomme artères iliaques communes ou primitives. Ces artères descendent, en s'écartant l'une de l'autre, jusqu'à l'articulation du sacrum avec l'os des îles. Dans la femme, elles forment un angle plus grand, à cause de la largeur du bassin.

L'iliaque primitive droite passe d'abord devant l'origine de la veine iliaque primitive gauche, et se porte ensuite au devant de la veine iliaque droite. L'iliaque primitive gauche descend au côté externe et antérieur de la veine du même côté. Ces artères sont couvertes antérieurement par le péritoine et par les uretères qui croisent leur direction à angle aigu. Dans leur trajet, elles ne fournissent que quelques rameaux très-petits qui vont aux tuniques des veines iliaques, au péritoine, aux glandes lombaires et à l'uretère ; mais lorsqu'elles sont arrivées vis-à-vis l'union de l'os des îles avec le sacrum, elles se divisent en deux branches, une interne ou postérieure, et l'autre externe ou

3.   9

antérieure. La première est l'iliaque interne ou l'hypogastrique, et la seconde l'iliaque externe.

~~~~~~~~~~~~~~~~~~~~~~~~~~~~~~~~~~~~

DE L'ARTÈRE ILIAQUE INTERNE ou HYPOGASTRIQUE.

L'artère iliaque interne ou hypogastrique est un peu moins grosse que l'iliaque externe. Elle s'enfonce dans le petit bassin au-devant de l'union du sacrum avec l'os des îles, et se dirigeant un peu de derrière en devant, elle forme une légère courbure dont la convexité est tournée en arrière et en bas, et la concavité en avant et en haut. Le nombre des branches qu'elle fournit est incertain, parce qu'elles naissent tantôt séparément, et tantôt par des troncs communs. Lorsqu'elles naissent séparément, ces branches sont l'iléo-lombaire, la sacrée latérale, l'obturatrice, l'iliaque postérieure, l'ischiatique, la honteuse interne, l'hémorroïdale moyenne, l'ombilicale, les vésicales, et de plus dans la femme, l'utérine et la vaginale. Mais le plus souvent cette artère se divise en deux branches, l'une postérieure et l'autre antérieure. La première fournit l'iléolombaire, la sacrée latérale, l'obturatrice, et se continue ensuite sous le nom d'iliaque postérieure. La seconde donne l'hémorroïdale moyenne, l'ombilicale, les vésicales, l'utérine, la vaginale, et se divise ensuite en deux branches, dont l'une est l'ischiatique, et l'autre la honteuse interne.

Dans le fœtus, les deux branches qui résultent de la bifurcation de l'aorte, sont connues sous le nom d'artères ombilicales. Elles descendent obliquement de dedans en dehors, et lorsqu'elles sont parvenues à l'union du sacrum avec l'os des îles, elles donnent l'artère iliaque externe ; ensuite elles s'enfoncent dans l'excavation du bassin, descendent jusqu'au bas de la vessie, et fournissent les branches qui, dans la suite, doivent naître de l'hypogastrique ; après quoi elles se courbent de bas en haut, et remontent vers l'ombilic, en s'approchant l'une de l'autre, renfermées dans une duplicature du péritoine.

Lorsque les artères ombilicales sont parvenues à l'ombilic, elles passent à travers l'ouverture pratiquée au milieu de la ligne blanche, et se continuent, parallèles l'une à l'autre, en formant des contours plus ou moins considérables, le long du cordon ombilical, jusqu'au placenta dans lequel elles se perdent par un grand nombre de ramifications.

Après la naissance, le sang cesse de passer dans les artères ombilicales : ces artères se rétrécissent peu-à-peu, s'oblitèrent enfin, et dégénèrent en une espèce de cordon ligamenteux. Cependant leur calibre ne s'efface jamais assez, pour que le sang ne puisse parvenir jusques vers la partie supérieure de la vessie.

Après que les artères ombilicales sont fermées, tout le sang que l'artère aorte envoie dans les iliaques primitives se distribue aux extrémités inférieures, au bassin et aux parties qu'il renferme. Les artères iliaques externes, les hypogastriques et les branches qui en partent, se dilatent et acquièrent peu-à-peu le diamètre proportionnel qu'elles doivent avoir pendant toute la vie.

De l'Artère iléo-lombaire.

L'artère iléo-lombaire naît de la partie postérieure de l'hypogastrique ou de l'iliaque postérieure. Dans certains sujets, elle vient d'un tronc qui lui est commun avec la sacrée latérale. Elle se porte en arrière, en dehors et en haut, au devant de la branche antérieure de la dernière paire des nerfs lombaires, et derrière le muscle psoas auquel elle donne des ramifications. Après quelques lignes de chemin, elle se divise en deux branches, l'une ascendante, et l'autre transversale.

La première monte derrière le muscle psoas, donne des rameaux à ce muscle, à l'iliaque, au carré des lombes, à l'os des îles, au sacrum, et pénètre ensuite dans le canal vertébral, au-dessous de la cinquième ou de la quatrième vertèbre des lombes. Elle se distribue à la dure-mère qui tapisse ce canal, aux nerfs qui forment la queue de cheval; et s'anastomose avec celle du côté opposé, la dernière lombaire et la sacrée latérale.

La seconde se porte en dehors, cachée par le psoas auquel elle donne, et se divise bientôt en rameaux superficiels et en profonds. Les premiers passent entre le psoas et l'iliaque, se ramifient sur la face antérieure de ce dernier, et s'anastomosent avec l'iliaque antérieure : un d'eux suit la crête de l'os des îles, donne au carré des lombes, et se perd ensuite dans les muscles larges du bas-ventre. Les seconds s'enfoncent derrière le muscle iliaque, se ramifient dans son épaisseur et sur le périoste de la fosse iliaque. Il y en a un qui pénètre dans l'épaisseur de l'os des îles, par un trou qui se remarque près de l'articulation de cet os avec le sacrum.

On trouve quelquefois deux artères iléolombaires, dont l'une plus considérable, se distribue comme il vient d'être dit, et l'autre plus petite, se perd dans le muscle iliaque.

De l'Artère sacrée latérale.

L'artère sacrée latérale naît de l'hypogastrique ou de l'iliaque postérieure. Elle descend un peu obliquement de dehors en dedans, au-devant des nerfs sacrés et de l'attache du muscle pyramidal, sur la partie latérale antérieure du sacrum jusqu'à son extrémité inférieure, où elle s'anastomôse par arcade avec la sacrée moyenne. Dans ce trajet, elle fournit des rameaux qui peuvent être distingués en postérieurs ou externes, et en antérieurs ou internes.

Les premiers, plus considérables, sont ordinairement au nombre de quatre, comme les trous antérieurs de l'os sacrum ; quelquefois même on en voit deux pour le même trou. Ils pénètrent par ces trous dans le canal de cet os, et se divisent bientôt en deux autres, l'un antérieur, et l'autre postérieur. Le premier marche en travers sur la face postérieure du corps de la fausse vertèbre correspondante du sacrum, donne au ganglion des nerfs sacrés, à la membrane qui tapisse le canal du sacrum, et s'anastomôse avec celui du côté opposé. Le second, après avoir donné au ganglion auquel il correspond, à la membrane du canal et au tissu cellulaire qui entoure les nerfs sacrés, sort en arrière par le trou sacré pos-

térieur, se ramifie sur la face postérieure du
sacrum, et s'anastomôse avec les rameaux
voisins.

Les seconds rameaux de la sacrée latérale
donnent aux nerfs sacrés, aux glandes du
bassin, au muscle pyramidal, et se répandent
ensuite sur la face antérieure du sacrum, où ils
s'anastomôsent avec les rameaux de la sacrée
moyenne et avec ceux de l'iléo-lombaire.

On trouve souvent deux ou trois artères sacrées latérales; dont la supérieure plus grande
fournit aux deux premiers trous sacrés; et les
autres correspondent aux deux derniers. Du
reste, ces artères se distribuent comme il a été
dit plus haut.

De l'Artère obturatrice.

L'artère obturatrice naît tantôt de l'hypogastrique, tantôt de l'iliaque postérieure. Elle
vient quelquefois de l'épigastrique, et rarement
de l'iliaque externe. Cette artère marche un
peu flexueuse de derrière en devant, appuyée
sur le muscle obturateur interne, un peu plus
bas que le nerf obturateur, et s'avance jusqu'au
trou ovalaire. Dans ce trajet, elle donne quelques ramifications au muscle obturateur interne, au psoas, aux glandes qui sont répandues autour des vaisseaux iliaques externes,
à la vessie, et même quelquefois aux vésicules
séminales. Après quoi, elle sort du bassin par
la partie supérieure du trou ovalaire; mais
avant sa sortie, elle fournit un rameau qui
monte derrière le pubis, donne au périoste
de cet os, et à la partie inférieure des muscles

droits du bas-ventre, et s'anastomôse avec celui du côté opposé et avec l'épigastrique.

Aussitôt que l'artère obturatrice est parvenue hors du bassin sur le bord supérieur du muscle obturateur externe, elle se divise en deux rameaux dont l'un est externe ou postérieur, et l'autre interne ou antérieur.

Le premier marche le long du bord externe du trou ovalaire, donne aux deux muscles obturateurs, à l'articulation du fémur, et va se perdre dans le second et le premier adducteurs de la cuisse, dans le carré et dans les attaches du demi-membraneux et du biceps. Il donne aussi une petite artériole qui remonte le long du bord supérieur du trou ovalaire, entre le pubis et l'obturateur externe, et s'anastomôse par arcade avec une artériole semblable qui vient du rameau interne.

Le second rameau de l'obturatrice peut être regardé comme la continuation du tronc de cette artère. Il descend entre le premier et le second adducteurs, donne à ces muscles, au troisième adducteur, à l'obturateur externe, au pectiné, au droit interne, et même aux tégumens de la cuisse et des parties génitales. Une petite artériole née de ce rameau, parcourt le bord interne du trou ovalaire, et s'anastomôse, comme il a été dit plus haut, avec une artériole semblable que fournit le rameau externe. Les deux rameaux de l'obturatrice s'anastomôsent avec la circonflexe interne, la honteuse interne et l'ischiatique.

De l'Artère iliaque postérieure ou fessière.

L'artère iliaque postérieure ou fessière est

une des plus grosses branches de l'hypogastrique. Elle descend en arrière et sort du bassin
par la partie supérieure de l'échancrure sciatique ; au-dessus du muscle pyramidal, entre
la branche antérieure de la dernière paire des
nerfs lombaires et celle de la première paire
sacrée. Mais avant sa sortie, elle donne de
petits rameaux qui vont au pyramidal, au
rectum et au tissu cellulaire voisin : elle donne
aussi souvent l'iléo-lombaire, les sacrées latérales et l'obturatrice. Dans son passage, elle
fournit quelques rameaux qui vont au muscle
pyramidal, à l'os innominé et à l'articulation
de cet os avec le sacrum. Aussitôt que l'artère
iliaque postérieure est sortie du bassin, elle se
divise en deux branches, une superficielle et
l'autre profonde.

La première se partage sur-le-champ en
plusieurs rameaux dont les uns montent dans
l'épaisseur du grand fessier et dans celle du
grand ligament sacro-sciatique, et se distribuent à ces parties, au long dorsal et aux tégumens qui couvrent la face postérieure du
sacrum : les autres descendent entre le grand
et le moyen fessiers, se distribuent à ces muscles, au pyramidal, et communiquent avec la
sciatique.

La seconde monte de derrière en devant,
entre le moyen et le petit fessiers, et se divise
bientôt en deux branches, une supérieure, et
l'autre inférieure. La supérieure suit la direction du bord supérieur du petit fessier, se
distribue à ce muscle, au moyen fessier et à
l'os des îles : ces rameaux s'étendent jusqu'au
muscle du *fascia lata* et au couturier, et
s'anastomosent avec la circonflexe externe.

L'inférieur marche de derrière en devant et de haut en bas, entre le moyen et le petit fessiers qui en reçoivent un grand nombre de rameaux ; elle s'avance vers le grand trochanter, donne à l'attache des muscles pyramidal, moyen et petits fessiers, à la capsule de l'articulation du fémur, et s'anastomose avec l'ischiatique et la circonflexe interne.

De l'Artère ischiatique.

L'artère ischiatique naît de l'hypogastrique, après la fessière. Elle est moins grosse que cette dernière ; cependant on pourroit la regarder comme la continuation du tronc de l'hypogastrique, parce qu'elle est dans sa direction. Dans certains sujets, elle a un tronc commun avec la honteuse interne, ou plutôt elle donne naissance à cette dernière. L'ischiatique descend, profondément au-devant du muscle pyramidal, et sort du bassin entre le bord inférieur de ce muscle et le petit ligament sacro-sciatique, au-devant du nerf sciatique. Elle fournit dans le bassin quelques rameaux parmi lesquels il y en a quelquefois de considérables, tels que l'hémorroïdale moyenne et l'obturatrice. Les petits rameaux sont peu constans ; ils vont au rectum, à la vessie, à la matrice et au muscle releveur de l'anus.

Lorsque l'artère ischiatique est sortie du bassin, elle descend avec le nerf sciatique et donne aussitôt plusieurs rameaux assez considérables. Un d'eux se porte vers le coccix et se distribue au grand fessier, à l'ischio-coccigien, au releveur de l'anus, aux graisses qui avoisinent ce muscle et au périoste du coccix. Un

autre se répand sur le tiers inférieur du grand
fessier, se perd dans ce muscle et dans le tissu
graisseux qui avoisine la tubérosité de l'ischion.
Enfin, le reste de cette artère accompagne le
nerf sciatique, lui donne des ramifications,
et se consume dans les muscles voisins, tels
que le carré, le grand fessier, les jumeaux,
le biceps, le demi-tendineux, le demi-membraneux et le troisième adducteur. L'artère
ischiatique s'anastomose avec la circonflexe
interne, la fessière, la honteuse interne et les
perforantes.

De l'Artère honteuse interne.

L'artère honteuse interne est un peu moins
grosse que l'ischiatique, et vient presque toujours d'un tronc qui lui est commun avec cette
artère. Elle descend au-devant du plexus sciatique et du muscle pyramidal, et sort du bassin
entre le bord inférieur de ce muscle et l'ischio-
coccigien. Avant sa sortie, elle donne quelques
rameaux à la vessie, aux vésicules séminales,
à la prostate, au commencement de l'urètre,
à l'intestin rectum; et dans la femme, à la partie supérieure du vagin. Elle fournit aussi quelquefois l'hémorroïdale moyenne.

Aussitôt que la honteuse interne est sortie
du bassin, elle donne de petits rameaux qui
vont au pyramidal, au grand fessier, à l'obturateur interne, aux jumeaux et au périoste de
l'ischion : ces rameaux s'anastomosent avec
ceux de l'ischiatique et de la circonflexe interne.
Ensuite elle passe entre le grand et le petit
ligamens sacro-sciatiques, et va gagner l'espace compris entre la tubérosité de l'ischion

et l'anus. Elle marche de derrière en devant et de haut en bas, le long de cette tubérosité, couverte par la membrane qui est placée sur le muscle obturateur interne, et s'avance jusqu'au muscle transverse du périnée.

Dans ce trajet elle donne des rameaux qu'on peut distinguer en externes et en internes. Les premiers sont très-petits, et vont à l'obturateur interne, au périoste de la tubérosité de l'ischion, à l'attache du biceps, aux graisses voisines et aux tégumens : ils communiquent avec l'obturatrice et la circonflexe interne. Les seconds sont plus considérables, et se distribuent au muscle releveur de l'anus, aux tuniques de l'instestin rectum, et s'anastomosent avec la mésentérique inférieure et l'hémorroïdale moyenne.

Quand la honteuse interne est parvenue au muscle tranverse du périnée, elle se divise en deux branches, une inférieure ou superficielle plus petite, et l'autre supérieure ou profonde plus considérable.

La branche inférieure est appelée artère du périnée : elle marche de derrière en devant, entre la peau et le muscle transverse du périnée, dans le tissu graisseux qui remplit l'espace compris entre le muscle ischio-caverneux et le bulbo-caverneux, un peu plus près de la branche de l'ischion que du raphé, et s'avance jusqu'à l'origine du scrotum. Dans ce trajet, elle donne à la partie antérieure du sphincter de l'anus, à l'ischio-caverneux, au bulbo-caverneux et aux tégumens. Après quoi elle passe sous ce dernier muscle, s'enfonce dans la cloison qui sépare les testicules et se distribue au dartos, au scrotum, à la peau qui couvre l'enfoncement

qui sépare la cuisse d'avec le périnée et à celle
de la verge. Elle communique avec les rameaux
de la spermatique et avec ceux de la honteuse
externe.

La branche supérieure ou profonde est appelée artère de la verge. On peut la regarder
comme la continuation du tronc de la honteuse interne. Elle se porte de derrière en
devant et de bas en haut, au-dessus du muscle
transverse et de la racine du corps caverneux,
le long de la branche de l'ischion et de celle du
pubis jusqu'à la symphyse de ce dernier os.

Dans ce trajet, elle jette en dedans une branche assez considérable à laquelle on peut donner
le nom d'artère transverse du périnée. Cette
branche marche de dehors en dedans et de derrière en devant jusqu'au bulbe de l'urètre dans
lequel elle se répand par plusieurs rameaux. Un
d'eux pénètre dans le corps caverneux, et
s'anastomôse avec l'artère profonde de ce corps.
Cette artère est souvent accompagnée d'une
autre branche moins considérable qui se distribue aussi au bulbe de l'urètre et à la partie
spongieuse de ce canal. Dans ce même trajet,
l'artère de la verge donne aussi de petits rameaux à l'obturateur interne, à l'ischio-caverneux, à la prostate et aux glandes de *Cowper*.

Quand cette artère est arrivée au-devant de
la symphyse du pubis, elle se divise en deux
branches, dont l'une est l'artère dorsale de la
verge, et l'autre est l'artère profonde ou caverneuse.

La première marche un peu flexueuse, le
long de la face supérieure de la verge, en donnant des rameaux à la membrane du corps
caverneux, aux tégumens dont il est couvert

et au prépuce. Lorsqu'elle est parvenue à
l'extrémité du corps caverneux, elle s'enfonce
entre ce corps et le gland dans le tissu spongieux duquel elle se termine. Cette artère communique en divers endroits avec celle du côté
opposé.

La seconde ou l'artère caverneuse pénètre
dans le corps caverneux et se divise en deux
ou trois rameaux qui en parcourent toute la
longueur. Chacun de ces rameaux répand un
grand nombre de ramifications dans le tissu
spongieux de ce corps. Quelques-unes de ces
ramifications en percent la membrane et s'introduisent dans le tissu spongieux de l'urètre.

Dans la femme, la branche superficielle de la
honteuse interne ou l'artère du périnée, après
avoir donné des rameaux au sphincter de l'anus,
au transverse et au constricteur du vagin,
pénètre dans l'épaisseur de la grande lèvre et
s'y termine.

La branche profonde est l'artère du clitoris ;
elle monte le long de la partie interne de la
branche de l'ischion et de celle du pubis, donne
un rameau qui pénètre dans le plexus rétiforme
qui entoure l'orifice du vagin, et lorsqu'elle est
parvenue au-devant de la symphyse du pubis,
elle se divise en deux branches, dont l'une est
l'artère superficielle du clitoris, et l'autre son
artère profonde.

De l'Artère hémorroïdale moyenne.

L'artère hémorroïdale moyennme n'est pas
constante : on la trouve le plus ordinairement
dans les femmes que dans les hommes. Son
origine présente beaucoup de variétés : elle
naît tantôt du tronc de l'hypogastrique, tantôt

de la honteuse interne, et quelquefois de la sacrée latérale ou de l'ombilicale.

Dans l'homme, elle descend entre le rectum et le bas-fond de la vessie, et se divise en plusieurs rameaux qui se perdent dans les tuniques de cet intestin, et s'anastomôsent avec la mésentérique inférieure et les hémorroïdales externes. Elle envoie aussi quelques ramifications à la vessie, aux vésicules séminales, à la prostate et au commencement de l'urètre.

Dans la femme, elle descend entre le rectum et le vagin, et donne à l'un et à l'autre, ainsi qu'à la vessie et à l'urètre.

De l'Artère ombilicale.

Dans l'âge adulte, l'artère ombilicale forme une espèce de canal très-étroit dont les parois ont beaucoup d'épaisseur, et qui s'étend depuis la fin de l'hypogastrique jusque vers la partie supérieure de la vessie. Cette artère fournit trois, quatre ou cinq rameaux fort petits qui sont destinés pour ce viscère, et qu'on peut distinguer en inférieur, en moyen et en supérieur. Le premier se distribue à la partie de la vessie, voisine de l'insertion de l'urètre, à ce canal, à la prostate, au conduit déférent et au rectum; dans la femme, au vagin et même à la matrice. Le second se porte à la partie moyenne de la vessie, et le troisième à sa partie supérieure. Ils s'anastomôsent avec toutes les autres artères qui se distribuent à cette poche membraneuse.

Des Artères vésicales.

Le nombre et l'origine des artères vésicales

présentent beaucoup de variétés. Outre celles
qui viennent de l'hémorroïdale moyenne ,
de l'ombilicale , de la honteuse interne , de
l'ischiatique et de l'obturatrice , il y en a une
qui tire son origine de l'extrémité du tronc de
l'hypogastrique. Cette artère se porte à la partie
inférieure de la vessie qui en reçoit un grand
nombre de rameaux : elle donne aussi aux vésicules séminales, au canal déférent, à la prostate et au commencement de l'urètre. Ses dernières ramifications s'étendent jusqu'à l'intestin
rectum.

De l'Artère utérine.

L'artère utérine naît du tronc de l'hypogastrique ou de la honteuse interne. Bientôt après
son origine, elle donne quelques rameaux à la
vessie et à l'extrémité de l'urètre; ensuite elle
pénètre dans l'épaisseur du ligament large, et
va gagner les parties latérales inférieures de la
matrice. Quand elle y est parvenue , elle se
divise en un grand nombre de rameaux qui pénètrent dans le tissu de ce viscère. Ces rameaux
sont transverses , flexueux , et s'anastomôsent
avec ceux du côté opposé. Quelques-uns montent vers le bord supérieur du ligament large
vont à la trompe de *Fallope*, au ligament rond,
et s'anastomôsent avec la spermatique. L'utérine donne aussi ordinairement un rameau qui
va au vagin, et qui en parcourt toute la longueur. Quand l'artère propre du vagin est fort
considérable , ce rameau ne s'étend pas au-
delà du col de la vessie.

De l'Artère vaginale.

Outre les artères que le vagin reçoit de

l'hémorroïdale moyenne, des vésicales et de
l'utérine, on en voit souvent une qu'on nomme
vaginale. Elle naît de la honteuse interne, de
l'hémorroïdale moyenne ou de l'ombilicale,
se porte le long de la partie antérieure latérale
du vagin, et s'avance jusqu'à son orifice où elle
donne des rameaux qui vont aux parties génitales externes, et s'anastomosent avec les autres
artères de ces parties.

DE L'ARTÈRE ILIAQUE EXTERNE.

L'ARTÈRE iliaque externe s'étend depuis la fin
de l'iliaque primitive ou commune jusqu'à l'arcade crurale. Elle descend un peu obliquement
de dedans en dehors, le long de la partie antérieure interne du muscle psoas, accompagnée
par la veine iliaque externe, qui est placée à sa
partie interne et postérieure. Dans son trajet,
l'iliaque externe ne donne que quelques artérioles qui vont au psoas, au péritoine et aux
glandes voisines. Mais avant de passer derrière
l'arcade crurale, elle fournit deux branches
assez considérables, l'une interne et l'autre
externe. La première est l'artère épigastrique,
et la seconde l'iliaque antérieure.

De l'Artère épigasrique.

L'artère épigastrique est située dans la partie
inférieure de la paroi antérieure du bas-ventre.
Elle naît de la partie inférieure interne de
l'iliaque externe, au niveau de l'extrémité supérieure de l'anneau inguinal, un peu plus haut

que l'arcade crurale, au-dessous de l'endroit où le péritoine quitte la paroi antérieure du bas-ventre pour gagner la fosse iliaque. Cette artère descend d'abord un peu obliquement de dehors en dedans, derrière le cordon spermatique qui en cache l'origine; bientôt après elle se courbe de bas en haut, passe au côté interne de ce cordon, et monte obliquement de dehors en dedans vers le bord externe du muscle droit, entre le péritoine et l'aponévrose du muscle transverse. Lorsqu'elle est parvenue à deux pouces et demi environ au-dessus du pubis, elle s'enfonce derrière le muscle droit, et monte sur sa face postérieure jusqu'à l'ombilic, où elle se termine par plusieurs rameaux qui s'anastomôsent avec la mammaire interne.

Les premiers rameaux que l'artère épigastrique donne, se distribuent au péritoine et au cordon spermatique. Un d'eux accompagne le cordon, sort par l'anneau inguinal, se distribue au tissu cellulaire, au crémaster, à la tunique vaginale, à la peau, et s'anastomôse avec la spermatique. Dans la femme, ce rameau se porte au ligament rond, au mont de vénus et à la partie supérieure de la vulve.

Les autres rameaux de cette artère se distribuent au péritoine, aux muscles du bas-ventre, et sur-tout au droit. Ils communiquent avec la mammaire interne, les inter-costales inférieures, les lombaires et l'iliaque antérieure. L'artère épigastrique donne quelquefois l'obturatrice, et lors même qu'elle ne la fournit pas, elle communique avec cette artère par un petit rameau qui s'enfonce dans le bassin en passant au-dessus du pubis.

3. 19

De l'Artère iliaque antérieure.

L'artère iliaque antérieure est un peu moins grosse que l'épigastrique. Elle naît en dehors de la partie inférieure de l'artère iliaque externe, un peu plus bas que l'épigastrique. Elle marche obliquement de dedans en dehors, et un peu de bas en haut, devant le muscle iliaque, derrière l'arcade crurale, au-dessous du péritoine et se porte vers l'épine antérieure et supérieure de l'os des îles. Dans ce trajet, elle donne quelques rameaux aux muscles du bas-ventre, à l'iliaque et au péritoine.

Non loin de l'épine antérieure et supérieure de l'os des îles, cette artère se divise en deux branches, une ascendante plus petite, et l'autre transversale plus grande. La première monte entre le muscle transverse et l'oblique interne dans lesquels elle se consume. La seconde, qu'on peut regarder comme la suite du tronc de l'iliaque antérieur, suit pendant quelque temps la direction de la crête de l'os des îles ; après quoi elle l'abandonne pour monter un peu obliquement de devant en arrière, entre le transverse et l'oblique interne dans lesquels elle se perd, ainsi que dans l'oblique externe. Cette artère communique avec l'épigastrique, la mammaire interne, les intercostales inférieures, les lombaires et l'iléolombaire.

Après que l'artère iliaque externe a fourni l'épigastrique et l'iliaque antérieure, elle passe derrière le ligament de *Fallope*, et prend le nom d'artère crurale ou fémorale.

DE L'ARTÈRE CRURALE ou FÉMORALE.

L'ARTÈRE crurale ou fémorale est située à la partie antérieure et interne de la cuisse. Elle s'étend depuis le ligament de *Fallope* jusqu'à l'endroit où les deux tiers supérieurs du fémur s'unissent avec le tiers inférieur. Elle descend obliquement de dehors en dedans et de devant en arrière, suivant le trajet d'une ligne dont l'extrémité supérieure correspondroit au milieu de l'espace compris entre l'épine antérieure supérieure de l'os des îles et la symphyse du pubis, et l'extrémité inférieure au milieu de l'intervalle qui sépare en arrière les condyles du fémur.

Afin de mieux assigner les rapports de l'artère crurale avec les parties voisines, nous y considérerons quatre côtés, un antérieur, un postérieur, un externe et un interne.

Le côté antérieur n'est couvert que par la peau, l'aponévrose *fascia lata* et quelques glandes inguinales depuis l'arcade crurale jusqu'à quatre pouces environ au-dessous. Dans le reste de son étendue, il est couvert par la peau, l'aponévrose *fascia lata* et le muscle couturier; et de plus, inférieurement, par l'aponévrose qui va du vaste interne au troisième adducteur.

Le côté postérieur correspond supérieurement au corps du pubis et à la tête du fémur, dont il est séparé par le côté interne du tendon commun au psoas et à l'iliaque, et par le côté

externe du pectiné. Au-dessous de la tête du
fémur, il est appuyé immédiatement sur le muscle pectiné, et dans le reste de son étendue sur
le premier adducteur.

Le côté externe correspond d'abord au nerf
crural et au muscle iliaque, ensuite au couturier, puis au vaste interne, et enfin à la partie
interne du fémur dont il est séparé par ce dernier muscle.

Le côté interne correspond supérieurement à
la veine crurale et au muscle pectiné ; ensuite il
est placé entre le couturier et le premier adducteur, et inférieurement il est couvert par le premier de ces muscles.

L'artère crurale donne un grand nombre de
branches et de rameaux qui vont aux glandes
de l'aine, aux muscles de la cuisse et aux tégumens. Parmi ces branches, il y en a que leur
grosseur ou leur distribution rend remarquables
et qui méritent une description particulière ;
telles sont une petite artère qui va aux tégumens
de l'abdomen, les artères honteuses externes,
la profonde, et les deux circonflexes, l'une
externe et l'autre interne.

De l'Artère qui se porte aux tégumens du bas-ventre.

L'artère qui va aux tégumens du bas-ventre
est d'un calibre fort médiocre. Elle naît de la
partie antérieure externe de l'artère crurale,
immédiatement au-dessous du ligament de
Fallope, quelquefois on la voit sortir de la
profonde. Elle monte un peu obliquement de
dedans en dehors, entre l'aponévrose de l'oblique externe et les tégumens, jusqu'au niveau

de l'anneau ombilical. Les premiers rameaux de
cette artère vont aux graisses et aux glandes de
l'aine. Les suivans se distribuent dans la peau
de l'abdomen. Ils communiquent avec ceux de
l'épigastrique, de la mammaire interne et des
inter-costales inférieures.

Des Artères honteuses externes.

Les artères honteuses externes sont ordinairement au nombre de deux, et peuvent être distinguées en superficielle ou supérieure, et en
profonde ou inférieure.

La première honteuse externe naît de la partie
antérieure interne de l'artère crurale, non loin
du ligament de *Fallope*. Elle marche de dehors
en dedans, entre les tégumens communs et l'aponévrose *fascia lata*, et se porte vers les parties
génitales : avant d'y arriver, elle se divise en
deux rameaux, un supérieur et l'autre inférieur. Le premier monte vers le pubis et la partie
inférieure de l'abdomen, et se perd dans les tégumens. Le second se porte au scrotum et aux
tégumens de la verge jusqu'au voisinage du prépuce. Dans la femme, le premier rameau donne
des ramifications à la partie supérieure de la
vulve, et le second descend dans l'épaisseur de
la grande lèvre.

La seconde artère honteuse externe naît un
peu plus bas que la première du tronc de la
crurale, et quelquefois de la profonde. Elle
descend d'abord un peu derrière l'aponévrose
fascia lata, ensuite elle marche transversalement de dehors en dedans, traverse cette aponévrose, et va gagner, dans l'homme, le scrotum, et dans la femme la grande lèvre de la

vulve. Quelquefois cette artère passe derrière
la veine saphène interne pour aller à sa destination. Il n'est pas rare de trouver une troisième
honteuse externe qui vient aussi de la crurale
ou de la profonde, et se répand sur les mêmes
parties. Les artères honteuses externes s'anastomôsent avec l'épigastrique, la spermatique et
la honteuse interne.

De l'Artère profonde.

L'artère profonde ne le cède presque en rien
pour la grosseur au tronc de la crurale. Elle naît
de la partie postérieure et un peu externe de
cette artère, vis-à-vis le milieu de l'espace compris entre le pubis et le petit trochanter, quelquefois plus haut, mais rarement plus bas. Cette
artère descend derrière la crurale, entre les muscles adducteurs et vaste interne, et devient d'autant plus profonde qu'elle approche davantage
de la partie inférieure de la cuisse. Elle fournit
un grand nombre de branches qui vont aux
muscles de la partie interne et antérieure de la
cuisse, tels que les adducteurs, le droit interne
et le triceps crural, ainsi qu'aux tégumens et
au périoste du fémur. Elle en donne aussi en
arrière trois ou quatre plus grosses que l'on appelle artères perforantes de la cuisse, et que l'on
distingue en première, seconde et troisième, en
comptant de haut en bas.

La première perforante sort de la partie postérieure de la profonde, au-dessous du petit
trochanter. Elle se porte en arrière, passe à
travers le second et le troisième adducteurs qui
en reçoivent des rameaux, et gagne la partie
postérieure du fémur. Lorsqu'elle y est arrivée,

elle se divise en deux gros rameaux, dont l'un monte dans l'épaisseur du grand fessier, et l'autre se perd dans la longue portion du biceps et dans le vaste externe : le nerf sciatique en reçoit quelques ramifications. Cette artère s'anastomôse avec la circonflexe interne et la sciatique.

La seconde perforante naît à quelque distance au-dessous de la première. Elle traverse aussi le second et le troisième adducteurs, pour gagner la partie postérieure de la cuisse. Ses rameaux peuvent être distingués en supérieurs et en inférieurs. Les premiers remontent vers le grand trochanter, et se distribuent au grand fessier, au vaste externe et au muscle du *fascia lata*.

Les seconds vont au nerf sciatique, au biceps, au demi-nerveux, au demi-membraneux, au vaste externe et aux tégumens. Parmi ces rameaux, il y en a un qui pénètre dans le fémur par le conduit nutricier qui se remarque sur le trajet de la ligne âpre, à environ trois travers de doigt au-dessous du grand trochanter.

La troisième perforante est d'une grosseur moins considérable que les précédentes. Elle naît plus bas de la partie postérieure du tronc de la profonde, et passe à travers les attaches du troisième adducteur pour se rendre derrière le fémur. Ses rameaux se distribuent au nerf sciatique, aux muscles demi-membraneux, demi-nerveux, biceps et vaste externe, au périoste de la partie postérieure et inférieure du fémur et aux tégumens.

On trouve quelquefois une quatrième perforante, laquelle perce aussi le troisième adducteur, et se porte de même au nerf sciatique, aux muscles voisins et aux tégumens.

Lorsque la profonde a donné la dernière perforante, elle perce le troisième adducteur un peu au-dessus du passage de la crurale à travers ce muscle ; et se porte à la courte portion du biceps, au vaste externe, aux tégumens et au périoste du fémur. Elle envoie dans cet os un rameau qui forme la seconde artère nutricière : cette artère vient assez souvent de la troisième ou de la quatrième perforante, et quelquefois même de la crurale.

De l'Artère circonflexe externe.

L'artère circonflexe externe naît de la partie externe de la profonde, tantôt plus haut et tantôt plus bas : on la voit rarement naître de la crurale. Elle se porte presque transversalement en dehors, derrière le couturier et le droit antérieur, et se divise bientôt en plusieurs branches qui vont aux muscles du voisinage et aux tégumens. Parmi ces branches, il y en a deux plus considérables que les autres, et qu'on peut distinguer en transversale et en descendante.

La première se contourne sur la partie supérieure et antérieure du fémur, au-dessous de son col, et va gagner la partie externe et postérieure de cet os. Elle fournit un grand nombre de rameaux qui vont au triceps crural, à l'iliaque, au droit antérieur, au muscle du *fascia lata*, aux moyen et petit fessiers, au périoste du fémur, et à son articulation avec l'os innominé. Ces rameaux communiquent avec ceux de l'iliaque postérieure et de la circonflexe interne.

La seconde branche, ou la branche descen-

dante de la circonflexe externe , descend en effet
le long de la partie antérieure de la cuisse ,
entre le droit antérieur et le triceps crural , et
se divise en plusieurs rameaux qui se distribuent
à ces muscles. Plusieurs de ces rameaux s'étendent jusqu'à la rotule, et s'anastomôsent avec
d'autres rameaux de la crurale et avec les
articulaires supérieures interne et externe ,
fournies par la poplitée.

De l'Artère circonflexe interne.

L'artère circonflexe interne est plus grosse
que l'externe ; elle naît de la partie postérieure
interne de la profonde. Cette artère s'enfonce
de devant en arrière et un peu de haut en bas ,
entre le pectiné et le tendon du psoas , et se
contourne sur la partie interne du col du
fémur, pour gagner la partie postérieure de cet
os. Dans ce trajet, elle donne plusieurs rameaux
qui se distribuent à l'iliaque , au pectiné , à
l'obturateur externe , aux autres muscles du
voisinage , au périoste de la partie supérieure
interne du fémur , à l'articulation de cet os
avec l'os innominé et aux parties génitales
externes. Ces rameaux s'anastomôsent avec
l'obturatrice.

Lorsque l'artère circonflexe interne est arrivée derrière le col du fémur , elle se divise en
deux branches , une supérieure ou ascendante
plus petite , et l'autre inférieure ou transversale
plus grande.

La première monte entre le muscle carré et
l'obturateur externe , et s'enfonce dans la cavité
digitale du grand trochanter. Ses rameaux se
distribuent au carré , à l'obturateur externe ,

aux jumeaux, à l'obturateur interne, au pyramidal ; aux moyen et petit fessiers, au périoste
du fémur et à l'articulation de cet os avec l'os
innominé : ils communiquent avec l'iliaque postérieure et la circonflexe externe.

La seconde branche de la circonflexe interne
passe entre le muscle carré et le troisième
adducteur qui en reçoivent des rameaux, et
se porte au nerf sciatique, au muscle grand
fessier, au demi-membraneux, au demi-tendineux et au triceps. Elle communique avec la
sciatique et la première perforante.

Lorsque l'artère crurale est arrivée au-dessous du tiers moyen du fémur, elle s'enfonce
derrière l'aponévrose que le vaste interne envoie au tendon du troisième adducteur, et passant à travers l'ouverture dont le bord externe
de ce dernier muscle est percé, elle va gagner
la partie inférieure et postérieure de la cuisse où
elle prend le nom d'artère poplitée.

DE L'ARTÈRE POPLITÉE.

L'ARTÈRE poplitée est située à la partie infé-
ricure et postérieure de la cuisse, dans le creux
du jarret, et à la partie supérieure et postérieure
de la jambe. Elle s'étend depuis la partie inférieure des trois-quarts supérieurs de la cuisse,
jusqu'à la partie inférieure du quart supérieur
de la jambe. Sa direction est un peu oblique de
haut en bas et de dedans en dehors.

Le côté postérieur de l'artère poplitée est
couvert supérieurement par le muscle demi-
membraneux ; dans le creux du jarret, il n'est
couvert que par la peau, l'aponévrose *fascia*

lata, et une assez grande quantité de tissu cellulaire graisseux; dans le reste de son étendue, il est couvert par les muscles jumeaux, par le plantaire grêle et par le soléaire.

Le côté antérieur de cette artère est appuyé supérieurement contre la partie inférieure et postérieure du fémur : vers le milieu de sa longueur, il appuie sur la partie postérieure de l'articulation du genou; plus bas, sur la partie postérieure du tibia et sur le muscle poplité; et plus bas encore, sur le muscle jambier postérieur.

Le côté externe de la poplitée correspond au muscle biceps, au condyle externe du fémur et au jumeau externe. Son côté interne correspond au demi-membraneux, au condyle interne du fémur et au jumeau interne.

L'artère poplitée est accompagnée de la veine du même nom et du nerf sciatique. La veine est collée au côté externe de l'artère; le tronc du nerf est plus en arrière et un peu plus en dehors; mais il se divise bientôt en deux branches dont l'interne descend directement derrière l'artère, s'en rapproche inférieurement et se place à son côté interne.

L'artère poplitée donne un grand nombre de branches qui vont au nerf sciatique, aux graisses, aux muscles et à toutes les parties du voisinage; mais elles ne méritent pas d'être décrites en particulier, excepté celles qui vont gagner l'articulation du genou, et que l'on appelle artères articulaires. On distingue ces artères en supérieures et en inférieures.

Des Artères articulaires supérieures.

Les artères articulaires supérieures sont au nombre de trois, une interne, une externe et une moyenne.

L'artère articulaire supérieure interne est rarement unique ; on en trouve presque toujours deux ou trois. Lorsqu'il n'y en a qu'une, elle naît du côté interne de la poplitée, tantôt immédiatement an-dessus du condyle interne du fémur, tantôt de la partie supérieure de cette artère, ou même de la crurale au moment où elle traverse le troisième adducteur.

Dans le premier cas, elle marche de dehors en dedans, passe sous le tendon du troisième adducteur, et se contourne de derrière en devant sur la partie interne du fémur, immédiatement au-dessus du condyle interne de cet os. Cette artère donne d'abord quelques ramifications qui se répandent sur la partie postérieure et inférieure du fémur ; mais lorsqu'elle est parvenue sous le tendon du troisième adducteur, elle se divise en deux branches, une supérieure et l'autre inférieure. La première marche transversalement de dedans en dehors, sur la partie antérieure et inférieure du fémur, derrière le muscle triceps crural, et se distribue à ce muscle, au périoste du fémur, au tissu cellulaire graisseux voisin, et à la capsule de l'articulation du genou : elle communique avec l'articulaire supérieure externe et avec la circonflexe externe. La seconde descend un peu obliquement de dedans en dehors, entre la capsule de l'articulation du genou et l'aponévrose qui couvre cette articulation, et gagne le bord interne de la rotule : elle marche le long de ce bord, et s'anastomôse avec l'articulaire inférieure interne. Les rameaux qu'elle fournit se distribuent à la capsule et au ligament latéral interne du genou, aux aponévroses et aux tendons voisins, à la rotule et aux tégumens communs. Ils communiquent avec ceux de l'articulaire inférieure interne.

Dans le second cas, c'est-à-dire, lorsque l'artère articulaire supérieure et interne naît de la partie supérieure de la poplitée ou de la fin de la crurale, elle descend sur le tendon du troisième adducteur, et donne d'abord plusieurs rameaux qui vont au vaste interne et aux tégumens : un d'eux accompagne le nerf saphène interne jusqu'au-dessous du genou ; ensuite cette artère se divise en deux branches, une profonde et l'autre superficielle. La première s'enfonce derrière le triceps crural, donne à ce muscle, au périoste du fémur, à la capsule de l'articulation du genou, et s'anastomôse avec la circonflexe externe et l'articulaire supérieure externe. La seconde descend sur le côté interne de l'articulation du genou, donne à la capsule et au ligament latéral interne de cette articulation, à la rotule, au tissu cellulaire et aux tégumens, et s'anastomôse avec l'articulaire inférieure interne.

Lorsqu'il y a deux artères articulaires supérieures internes, l'une d'elles naît de la poplitée immédiatement au-dessus du condyle interne du fémur, et l'autre de la partie supérieure de cette artère ou de la fin de la crurale. La grosseur de ces artères n'est pas la même ; la première est ordinairement la plus petite : du reste, elles se distribuent comme il a été dit plus haut.

On trouve quelquefois une troisième artère articulaire supérieure interne, laquelle naît du tronc de la poplitée, entre les deux précédentes, et se distribue principalement dans le muscle triceps crural : elle communique avec la circonflexe externe.

L'artère articulaire supérieure et externe naît en dehors de la poplitée, immédiatement au-dessus du condyle externe du fémur. Elle marche transversalement de dedans en dehors, passe sous la partie inférieure du muscle biceps, et se contourne de derrière en devant sur la partie externe du fémur, au-dessus de son condyle externe. Après avoir donné quelques ramifications au périoste de cet os et au muscle biceps, elle se divise en deux rameaux, un supérieur et l'autre inférieur. Le premier s'enfonce sous le muscle triceps crural, marche transversalement de dehors en dedans sur la partie inférieure du fémur, et fournit un grand nombre de ramifications qui se distribuent au périoste de cet os, à la capsule de l'articulation du genou et au muscle triceps crural. Il communique avec la circonflexe externe, et avec l'articulaire supérieure interne.

Le second rameau de l'articulaire supérieure et externe descend obliquement de dehors en dedans, entre la capsule qui entoure l'articulation du genou et l'aponévrose *fascia lata*, et s'avance jusqu'au bord externe de la rotule où il s'anastomose avec l'articulaire inférieure et externe. Ce rameau fournit un grand nombre de ramifications qui vont à la capsule articulaire, au ligament latéral externe, à la rotule et aux tégumens communs. Ces ramifications s'anastomosent avec celles de l'articulaire inférieure et externe, et avec celle de l'articulaire supérieure interne.

L'artère articulaire supérieure moyenne est

beaucoup moins considérable que les précédentes. Elle naît tantôt du tronc de la poplitée,
tantôt de l'articulaire supérieure interne ou de
l'externe. Elle donne d'abord quelques rameaux
au périoste de la partie postérieure et inférieure
du fémur, au tissu cellulaire voisin et à la partie postérieure de la capsule de l'articulation
du genou ; ensuite elle s'enfonce entre les ligamens croisés de cette articulation, et distribue
des rameaux à ces ligamens, aux condyles du
fémur et à toutes les parties intérieures de l'articulation.

Des Artères articulaires inférieures.

Les artères articulaires inférieures sont au
nombre de deux, l'une interne et l'autre externe.

L'articulaire inférieure et interne est plus
grosse que l'externe. Elle naît de la partie
interne de la poplitée, vis-à-vis la partie inférieure du condyle interne du fémur, tantôt
séparément, tantôt par un tronc qui lui est
commun avec l'articulaire inférieure et externe.
Cette artère descend obliquement de dehors en
dedans sous le jumeau interne, le long du bord
supérieur du muscle poplité, couverte par
l'aponévrose que ce muscle reçoit du tendon
du demi-membraneux ; ensuite elle se contourne de derrière en devant sur la partie supérieure et interne du tibia, immédiatement au-
dessous de la tubérosité interne de cet os,
couverte par le ligament latéral interne de l'articulation du genou et par les tendons des
muscles couturier, droit interne et demi-tendineux. Après quoi elle se courbe de bas en
haut et remonte le long du bord interne du
ligament de la rotule, jusqu'à la partie infé-

rieure de cet os , où elle s'anastomôse avec
une branche de l'artère articulaire supérieure
et interne.

Les premiers rameaux que l'artère articulaire inférieure et interne fournit , s'enfoncent
dans l'articulation du genou , et se distribuent
à la capsule , aux ligamens croisés , au tissu
cellulaire qui les environne et aux condyles
du fémur ; ceux qui suivent se portent au
muscle poplité , au tendon du demi-membraneux et au périoste du tibia. Lorsque cette
artère est arrivée sur la partie inférieure ,
antérieure et interne du genou ; elle produit
un grand nombre de rameaux qui se distribuent au périoste du fémur et du tibia , au
ligament de la rotule , au tendon du triceps
crural , au tissu cellulaire graisseux qui se
trouve derrière ce ligament , à la capsule articulaire du genou , à la rotule et aux tégumens.
Ces rameaux s'anastomôsent avec ceux de l'articulaire supérieure et interne , avec ceux de
l'articulaire inférieure et externe , et avec ceux
de la tibiale antérieure.

L'articulaire inférieure et externe naît en
dehors de la poplitée , au-dessous du condyle
externe du fémur. Elle marche de dedans en
dehors , couverte par le jumeau externe et le
plantaire grêle qui en reçoivent des rameaux ,
ainsi que le soléaire , le poplité et l'extrémité
supérieure du long péronier latéral ; elle passe
ensuite sous le tendon du biceps et le ligament
latéral externe de l'articulation , se contourne
sur le bord convexe du ligament semi-lunaire
externe , et s'avance jusqu'à la partie inférieure
de la rotule. Dans ce trajet , elle donne à ce
ligament , à la capsule et au périoste de la

partie supérieure du tibia. Lorsqu'elle est arrivée près de la rotule, elle se divise en deux rameaux, l'un profond et l'autre superficiel. Le premier donne d'abord quelque ramifications qui descendent vers le tibia, et s'anastomôsent avec le rameau récurrent de la tibiale antérieure; ensuite il s'enfonce derrière le ligament de la rotule, se ramifie dans le paquet graisseux qui est situé derrière ce ligament, et s'anastomôse avec l'articulaire inférieure interne. Le second remonte le long du bord externe de la rotule, donne à cet os, à la capsule articulaire, aux tégumens, et s'anastomôse avec l'articulaire supérieure externe.

Lorsque l'artère poplitée est arrivée vis-à-vis la partie supérieure de l'intervalle qui sépare les deux os de la jambe, entre la partie moyenne du bord externe du muscle poplité et le péroné, elle jette antérieurement une branche considérable qu'on nomme artère tibiale antérieure. Elle descend ensuite l'espace d'un pouce plus ou moins, et donne en chemin quelques rameaux qui vont au soléaire, au poplité, au jambier postérieur, aux graisses voisines, et au périoste du tibia. Parmi ces rameaux, on remarque ordinairement l'artère nutricière du tibia, la plus grosse de toutes les artères de la même espèce. Cette artère descend sur la face postérieure de cet os dans une gouttière qu'on y remarque, et s'enfonce dans son canal médullaire par le conduit nutricier, auquel cette gouttière aboutit. Enfin, la poplitée se divise en deux branches, qui sont la péronière et la tibiale postérieure.

3. 11

De l'Artère tibiale antérieure.

L'artère tibiale antérieure est située à la partie antérieure de la jambe. Elle s'étend depuis l'extrémité supérieure du péroné jusqu'à la partie inférieure de la jambe. Cette artère descend un peu obliquement de dehors en dedans et de derrière en devant, dans le trajet d'une ligne qui s'étendroit de la partie interne de l'extrémité supérieure du péroné, au milieu de l'articulation du pied avec la jambe.

Aussitôt que la tibiale antérieure s'est séparée de la poplitée, elle donne quelques rameaux qui vont au jambier postérieur, au long fléchisseur commun des orteils et à la partie postérieure de l'articulation du genou; après quoi elle traverse l'extrémité supérieure du jambier postérieur et le ligament inter-osseux, et paroît au-devant de ce ligament, entre le grand péronier et le jambier antérieur.

Le côté postérieur de la tibiale antérieure est appuyé dans ses quatre cinquièmes supérieurs sur le ligament inter-osseux, et dans son cinquième inférieur sur le tibia. Son côté antérieur est couvert par le muscle jambier antérieur, par l'extenseur propre du gros orteil, et par l'extenseur commun des orteils. Ce côté est très-loin de la peau supérieurement; ils s'en rapproche inférieurement et n'en est séparé que par le tendon de l'extenseur propre du gros orteil.

Le côté externe de cette artère correspond supérieurement au péroné et au muscle grand péronier, ensuite à l'extenseur commun des orteils, puis à l'extenseur propre du gros orteil. Son côté interne est placé dans toute

sa longueur contre le muscle jambier antérieur.

Après avoir traversé le ligament inter-osseux
et quelquefois même en le traversant, l'artère
tibiale antérieure donne une branche plus ou
moins considérable, laquelle monte dans l'é-
paisseur de l'extrémité supérieure du jambier
antérieur, lui donne des ramifications, et se
divise en plusieurs rameaux qui se répandent
sur la partie antérieure et inférieure du genou,
se distribuent à toutes les parties voisines, et
s'anastomôsent avec les articulaires inférieures,
externe et interne.

Dans le reste de son trajet, la tibiale antérieure donne un grand nombre de petits rameaux
qui se distribuent aux muscles jambier antérieur,
extenseur propre du gros orteil, extenseur commun des orteils, péronier antérieur et péroniers
latéraux, au périoste du tibia et du péroné, et
aux tégumens communs. Ces rameaux s'anastomôsent en dedans avec ceux de la tibiale postérieure, et en dehors avec ceux de la péronière.

Vers la partie inférieure de la jambe, la tibiale
antérieure fournit deux rameaux plus considérables, l'un interne et l'autre externe. Le premier passe derrière le tendon du jambier antérieur et va gagner la molléole interne; il donne
des ramifications au périoste du tibia, et s'é-
tend sur la partie interne de l'articulation du
pied et sur la partie voisine du tarse : il communique avec la tibiale postérieure. Le second
se porte sur la malléole externe, en passant
derrière les tendons des muscles extenseur commun des orteils et péronier antérieur. Ses rameaux ne se distribuent pas seulement au périoste
du péroné, ils descendent sur l'articulation du

11..

pied, donnent à la capsule qui l'environne, et s'étendent jusque sur la partie voisine du tarse : ils communiquent avec les péronières, la pédieuse et la plantaire externe.

Lorsque l'artère tibiale antérieure est arrivée au-devant de l'extrémité inférieure du tibia, elle se détourne un peu en dehors, passe sous le ligament annulaire du pied avec les tendons des muscles extenseur propre du gros orteil, et extenseur commun des orteils, et change de nom pour prendre celui de pédieuse.

De l'Artère pédieuse.

L'artère pédieuse est située sur la face supérieure du pied. Elle s'étend depuis la fin de la tibiale antérieure jusqu'à l'extrémité postérieure du premier os du métatarse. Cette artère est légèrement flexueuse, et marche un peu obliquement de dehors en dedans et de derrière en devant sur les os du tarse. Elle est couverte postérieurement par la peau, par les tendons du muscle extenseur commun des orteils et par le pédieux, et antérieurement par la peau seulement.

Les branches que l'artère pédieuse fournit peuvent être distinguées en internes et en externes.

Les premières sont très-nombreuses et très-petites. Elles se répandent sur le bord interne du pied, et se distribuent aux articulations des os du tarse, aux tendons de l'extenseur propre du gros orteil et du jambier antérieur, à l'adducteur et au court fléchisseur du gros orteil, et aux tégumens communs. Elles communiquent avec la plantaire interne.

Les secondes sont plus nombreuses et plus

considérables, et se répandent sur la face supérieure du pied. Parmi ces branches on distingue
l'artère du tarse et celle du métatarse.

L'artère du tarse est constante et assez considérable. Elle naît fort en arrière du côté externe
de la pédieuse. Aussitôt elle se porte en dehors
et un peu en avant, sous le muscle pédieux,
et s'avance jusqu'au bord externe du pied où
elle s'anastomôse avec quelques rameaux de la
plantaire externe. Dans son trajet, cette artère
donne un grand nombre de rameaux qui se distribuent au périoste des os du tarse, aux articulations de ces os entr'eux et avec ceux du
métatarse, au muscle pédieux et aux tégumens.
Ces rameaux s'anastomôsent avec l'artère de la
malléole externe, avec l'artère du métatarse et
avec la plantaire externe.

L'artère du métatarse est moins considérable
que celle du tarse. Elle naît plus avant du côté
externe de l'artère pédieuse, et se porte de
derrière en devant et de dedans en dehors
sous le muscle pédieux, en formant une courbure dont la convexité est tournée en avant,
et la concavité en arrière. Les rameaux qui
naissent de la concavité de cette courbure
se distribuent au périoste des os du tarse,
aux articulations de ces os et au muscle pédieux. Ils communiquent avec ceux de l'artère
du tarse.

Les rameaux qui naissent de la convexité
de la même courbure se répandent sur la partie
supérieure et antérieure du tarse, et sur le
métatarse. Parmi ces rameaux il y en a trois plus
considérables, lesquels peuvent être appelés les
artères inter-osseuses. Ces rameaux marchent
de derrière en devant, et lorsqu'ils sont par-

venus entre les extrémités postérieures des os
du métatarse, ils communiquent avec les artères perforantes postérieures fournies par la
plantaire externe ; ensuite ils marchent entre
ces os au-dessus des muscles inter-osseux dorsaux qui en reçoivent des ramifications, ainsi
que les tégumens communs. Lorsqu'ils sont arrivés à l'extrémité antérieure de ces os, ils
communiquent avec les perforantes antérieures;
ensuite ils se divisent chacun en deux petits rameaux, l'un interne et l'autre externe. Le premier se porte sur la partie supérieure et externe
de l'orteil qui est en dedans, et le second sur
la partie supérieure et interne de l'orteil qui est
en dehors. Ces rameaux se perdent dans les
tégumens, dans les tendons des muscles extenseurs des orteils et dans le périoste des
phalanges.

Lorsque l'artère pédieuse est arrivée à l'extrémité postérieure du premier os du métatarse,
elle fournit une branche assez considérable, laquelle marche le long du côté externe du premier
os du métatarse, et lui donne des rameaux,
ainsi qu'au premier inter-osseux dorsal. Arrivée
à l'extrémité antérieure de cet os, elle se divise
en deux rameaux, dont l'un se répand sur le
côté externe de la face supérieure du gros orteil,
et l'autre sur le côté interne de la face supérieure du second orteil. Ces rameaux se distribuent aux tégumens, aux tendons des extenseurs et au périoste des phalanges.

Après avoir donné cette branche, le tronc
de la pédieuse se plonge entre le premier et le
second os du métatarse, traverse l'extrémité
postérieure du premier inter-osseux dorsal,
et gagne la plante du pied où il se divise en

deux branches, dont l'une se distribue aux deux côtés du gros orteil et au côté interne du second, et l'autre s'anastomôse avec l'artère plantaire externe, et concourt à la formation de l'arcade plantaire.

La première de ces branches marche de derrière en devant entre le côté externe du premier os du métatarse et le muscle abducteur du gros orteil auquel elle donne des rameaux, ainsi qu'au court fléchisseur de cet orteil. Lorsqu'elle est arrivée près de l'extrémité antérieure du premier os du métatarse, elle donne une branche qui perce la portion interne du court fléchisseur du gros orteil, pour se rendre au côté interne de cet orteil ; ensuite elle sort entre les deux portions du même muscle, et se divise en deux branches dont l'une va au côté externe du gros orteil, et l'autre au côté interne du second orteil.

De l'Artère péronière.

L'artère péronière est située très-profondément à la partie postérieure de la jambe. Elle s'étend depuis la fin de la poplitée jusqu'auprès de la malléole externe. Cette artère est moins grosse que la tibiale postérieure. Elle descend un peu obliquement de dedans en dehors, le long du bord et de la face interne du péroné. Son côté postérieur est couvert par le muscle soléaire et par le long fléchisseur propre du gros orteil. Son côté antérieur est appuyé supérieurement sur le jambier postérieur, et inférieurement sur le ligament inter-osseux.

L'artère péronière fournit un grand nombre de rameaux aux muscles postérieurs de la jambe et au péroné. Parmi ces rameaux, les premiers sont les plus considérables ; ils se distribuent au soléaire et au jumeau externe. Ceux qui viennent ensuite sont plus petits ; ils vont au long fléchisseur commun des orteils, au long fléchisseur propre du gros orteil, au jambier postérieur, au périoste du péroné, et même au dedans de cet os dont ils forment les artères nutricières. Il y en a qui sortent entre cet os et le muscle soléaire, pour aller aux péroniers latéraux et aux tégumens.

Arrivée au bas de la jambe, la péronière fournit de son côté interne un rameau dont la grosseur varie beaucoup, et qui marche transversalement de dehors en dedans sur la face postérieure du tibia, pour aller s'anastomoser avec la tibiale postérieure ; ensuite elle se divise en deux branches dont l'une est la péronière postérieure, et l'autre la péronière antérieure.

L'artère péronière postérieure descend derrière la partie inférieure du péroné, passe sur l'articulation de cet os avec le tibia, et se porte sur le côté externe du calcanéum. Dans ce trajet, elle fournit plusieurs rameaux qui se distribuent au muscle long fléchisseur propre du gros orteil, aux péroniers latéraux, à l'articulation du pied avec la jambe, au tissu cellulaire voisin, au périoste du tibia, du péroné et du calcanéum, et au tendon d'Achille ; ils communiquent avec ceux de la tibiale postérieure. Lorsque cette artère est arrivée au côté externe du calcanéum, elle se partage en plusieurs rameaux qui se répandent sur la partie externe supérieure et postérieure du pied, et se distribuent au périoste du calcanéum, au muscle

abducteur du petit orteil, au pédieux, aux
articulations voisines et aux tégumens. Ces
rameaux s'anastomôsent avec ceux de la plantaire externe, de l'artère du tarse, de celle
de la malléole externe et de la péronière
antérieure.

L'artère péronière antérieure n'existe pas
toujours : elle donne d'abord quelques rameaux
qui vont à la partie postérieure du péroné ;
ensuite elle traverse le ligament inter-osseux,
et se porte au-devant de la partie inférieure
de ce ligament. Elle descend un peu obliquement de dedans en dehors le long du côté
externe du tendon du péronier antérieur, et
se porte sur la partie supérieure et externe du
pied. Les premiers rameaux que cette artère
donne après qu'elle a traversé le ligament inter-osseux, vont au périoste du tibia sur lequel
ils s'anastomôsent avec quelques rameaux de
la tibiale antérieure. Ceux qui viennent ensuite, vont aux tégumens, aux articulations
et aux tendons voisins. Enfin, les rameaux
qu'elle répand sur la face supérieure du pied,
vont au muscle pédieux, à l'abducteur du petit
orteil et aux tégumens; ils communiquent avec
ceux de la pédieuse, de la plantaire externe et
de la péronière postérieure.

De l'Artère tibiale postérieure.

L'artère tibiale postérieure est située à la
partie postérieure interne de la jambe. Elle
s'étend depuis la fin de la poplitée jusque sous
la voûte du calcanéum. Cette artère est un
peu flexueuse et oblique de haut en bas et de
dehors en dedans. Une ligne qui s'étendrait

depuis le milieu du jarret jusqu'au côté interne du calcanéum, derrière la malléole interne, en indiqueroit assez bien le trajet.

La tibiale postérieure est très-profonde dans ses deux tiers supérieurs où elle est couverte par les muscles jumeaux et soléaire. Dans son tiers inférieur, elle est placée le long du bord interne du tendon d'Achille. Ce tendon la couvre d'abord un peu ; mais bientôt elle se dégage de dessous lui, et n'est plus couverte que par l'aponévrose de la jambe et par les tégumens communs. Le côté antérieur de cette artère est appuyé d'abord sur le muscle jambier postérieur, et correspond à l'intervalle qui sépare le péroné du tibia ; ensuite il appuie contre le long fléchisseur commun des orteils et correspond à la face postérieure du dernier de ces os. L'artère tibiale postérieure est accompagnée par la branche interne du nerf sciatique, laquelle est placée à son côté externe.

Le nombre des rameaux que la tibiale antérieure fournit est incertain ; ils vont aux muscles jumeaux, soléaire, poplité, jambier postérieur, long fléchisseur commun des arteils et long fléchisseur propre du gros orteil, aux graisses, aux tégumens et au périoste du tibia. Parmi ces rameaux, on distingue l'artère nutricière du tibia, laquelle vient souvent de la poplitée, comme il a été dit précédemment.

Lorsque la tibiale postérieure est arrivée sous la voûte du calcanéum, elle fournit des rameaux assez considérables qui se distribuent au périoste de cet os, au muscle adducteur du gros orteil, au court fléchisseur commun des orteils, au tissu cellulaire et aux tégumens, et d'autres moins considérables qui remontent sur le bord

interne du pied , et qui s'anastomôsent avec
ceux de la tibiale antérieure. Ensuite elle se
divise en deux branches qu'on appelle artères
plantaires, et qu'on distingue en interne et en
externe.

De l'Artère plantaire interne.

L'artère plantaire interne est beaucoup plus
petite que l'externe. Elle marche de derrière en
devant, le long de la partie interne de la plante
du pied , couverte par le muscle adducteur du
gros orteil auquel elle donne des rameaux ,
ainsi qu'au court fléchisseur commun des
orteils , au tissu cellulaire et aux tégumens
communs. Elle en fournit d'autres assez considérables qui s'enfoncent profondément dans
l'épaisseur du pied , et qui vont au périoste de
la partie inférieure des os dont il est formé et
aux articulations de ces os.

Lorsque l'artère plantaire interne est arrivée
vers le milieu de la longueur du pied , elle fournit
une branche qui , après avoir donné quelques
rameaux au muscle adducteur du pouce , à
son court fléchisseur et au court fléchisseur
commun des orteils, perce l'aponévrose plantaire , et se perd dans les tégumens communs
par un grand nombre de ramifications. Ensuite
la plantaire interne donne plusieurs rameaux
au muscle court fléchisseur du gros orteil , et
d'autres qui se portent sur le bord interne du
pied , et qui s'anastomôsent avec ceux de la
pédieuse. Enfin , elle se termine en s'anastomôsant avec la collatérale interne ou la collatérale externe du gros orteil.

De l'Artère plantaire externe.

L'Artère plantaire externe est beaucoup plus grosse que l'interne, et véritablement la continuation de la tibiale postérieure. Elle se porte de derrière en devant et de dedans en dehors, entre le court fléchisseur des orteils et l'accessoire du long fléchisseur auxquels elle donne des rameaux, ainsi qu'à l'adducteur du gros orteil, à l'abducteur du petit et aux tégumens communs. Elle marche ensuite dans l'intervalle du court fléchisseur commun des orteils et de l'abducteur du petit, et leur donne des rameaux: elle en fournit d'autres qui vont au périoste de la partie inférieure des os du tarse, aux articulations de ces os et aux muscles voisins.

Lorsque la plantaire externe est arrivée près de l'extrémité postérieure du cinquième os du métatarse, elle s'enfonce entre le muscle abducteur du gros orteil, les inter-osseux et les extrémités postérieures des os du métatarse, et se courbant de dehors en dedans et de derrière en devant, elle s'approche de l'extrémité postérieure du premier os du métatarse, où elle s'anastomôse avec la pédieuse. De cette manière, la plantaire externe et la pédieuse forment une arcade que l'on nomme plantaire. La convexité de cette arcade est tournée en avant et en dehors, et sa concavité en arrière et en dedans.

Les branches que l'arcade plantaire fournit peuvent être distinguées en supérieures, inférieures, postérieures et antérieures.

Les supérieures sont au nombre de trois; on les nomme artères perforantes postérieures.

Elles donnent d'abord des rameaux aux muscles inter-osseux et au périoste des os du métatarse ; ensuite elles s'enfoncent de bas en haut entre les extrémités postérieures de ces os, traversent l'extrémité postérieure des muscles inter-osseux dorsaux, et vont s'anastomôser sur le dos du pied avec les rameaux inter-osseux de l'artère du métatarse.

Les branches inférieures et les postérieures sont très-petites, et se distribuent aux muscles inter-osseux, aux lombricaux, au tissu cellulaire, au périoste des os du métatarse, et aux articulations de ces os avec ceux du tarse.

Les branches antérieures de l'arcade plantaire sont fort grosses ; leur nombre est de quatre. La première se porte de derrière en devant, et un peu de dedans en dehors, au-dessous du muscle court fléchisseur du petit orteil, lui donne des rameaux, ainsi qu'au quatrième lombrical, et va gagner le côté externe de cet orteil dont elle forme l'artère collatérale externe.

La seconde branche marche de derrière en devant, vis-à-vis l'intervalle du quatrième et du cinquième os du métatarse, au-dessous des muscles inter-osseux qui en reçoivent des rameaux, ainsi que le troisième lombrical.

La troisième marche au-dessous de l'intervalle du quatrième et du troisième os du métatarse, en donnant des rameaux aux muscles inter-osseux et au second lombrical.

La quatrième se porte de derrière en devant vis-à-vis l'intervalle du troisième et du second os du métatarse, et donne des rameaux aux muscles inter-osseux et au premier lombrical.

Lorsque ces trois dernières artères sont arrivées près de l'extrémité antérieure des os du
métatarse, elles passent au-dessus du muscle
transversal des orteils, et fournissent chacune
supérieurement deux petits rameaux qu'on appelle artères perforantes antérieures. Ces rameaux montent entre les os du métatarse, et les
muscles inter-osseux, et vont s'anastomôser
avec les artères inter-osseuses nées de l'artère
du métatarse. Ensuite les branches antérieures
de l'arcade plantaire sortent de dessous le muscle transversal, se placent entre les têtes des os
du métatarse, et se divisent chacune en deux
rameaux, l'un externe et l'autre interne. Le
premier se porte au côté interne de l'orteil qui
est en dehors, et le second au côté externe de
l'orteil qui est en dedans. De cette manière,
chaque orteil reçoit deux artères qu'on appelle
collatérales. Ces artères marchent de derrière
en devant, le long des parties latérales et inférieures des orteils, jusqu'à leurs extrémités, où
elles s'anastomôsent par arcade. Les nombreux
rameaux qu'elles fournissent se distribuent aux
tendons des muscles fléchisseurs, à leur gaîne,
au périoste des phalanges, au tissu cellulaire
et aux tégumens.

DES VEINES EN GÉNÉRAL.

Les veines sont des conduits qui ramènent au
cœur le sang qui a été porté dans toutes les
parties du corps par les artères.

On considère dans les veines en général leur
conformation externe, leur structure et leurs
usages.

DE LA CONFORMATION EXTERNE
DES VEINES.

La conformation externe des veines comprend
leur situation, leur grandeur, leur figure, leur
direction, leur origine, leurs divisions, leurs
anastomôses et leurs terminaisons.

De la situation des Veines.

On trouve des veines par-tout où il y a des
artères : elles sont même plus nombreuses que
ces dernières, et pour l'ordinaire on rencontre
plusieurs veines pour une seule artère.

La situation des veines en général peut être
considérée par rapport aux plans qu'on distingue dans le corps humain, par rapport aux parties voisines de l'endroit que les veines occupent, et par rapport aux artères. Quand on la
considère par rapport aux plans, on dit qu'une
veine est située à la partie antérieure, postérieure, etc., suivant qu'elle est plus près du
plan antérieur, postérieur, etc.

Par rapport aux parties voisines, on dit qu'une veine est située au-dessus, au-dessous, etc. de telles parties molles ou dures. En considérant la situation des veines par rapport aux artères, on observe que les unes sont situées à côté des artères, et leur sont unies par du tissu cellulaire, pendant que les autres en sont plus ou moins éloignées et ne suivent point leur trajet; telles sont les veines du cerveau, et celles qui sont extérieures et situées au-dessous des tégumens.

De la grandeur des Veines.

Les veines sont plus grandes que les artères auxquelles elles correspondent; mais leur grosseur varie beaucoup suivant les sujets. En général, on ne peut pas juger de cette grosseur par celles que plusieurs veines acquièrent dans les préparations anatomiques, parce que leurs parois étant peu épaisses et fort extensibles, elles se laissent aisément pénétrer par les injections, et prennent des dimensions qui surpassent beaucoup celles qui leur sont ordinaires.

La grosseur des veines augmente à mesure qu'elles reçoivent des rameaux et qu'elles s'approchent du cœur; ainsi chaque branche de veine prise en particulier est plus petite que le tronc dans lequel elle se termine; mais la somme des orifices de toutes les branches qui se réunissent pour former un tronc, donne un orifice beaucoup plus grand que celui de ce même tronc. Il suit delà que le système des veines forme un cône, dont le sommet est au cœur et la base dans les plus petites veines de toutes les parties du corps.

De la figure des Veines.

La figure des veines est cylindrique, c'est-à-dire, que leur capacité reste la même tant qu'elles ne reçoivent point de rameaux. Les veines considérées en particulier, ne sont donc point, comme on l'a cru, des cônes dont la base est au cœur et le sommet à un endroit plus ou moins éloigné de cet organe ; mais bien des cylindres dont les plus petits se réunissent pour en former de plus grands. La figure cylindrique des veines est interrompue dans beaucoup d'endroits par des dilatations plus ou moins considérables, comme on l'observe à la veine-cave inférieure immédiatement au-dessous du diaphragme, au golfe de la jugulaire interne, etc.

De la direction des Veines.

La direction des veines est différente, suivant le rapport de leur axe à celui du corps.

Lorsque l'axe d'une veine est parallèle à celui du corps, on dit que sa direction est verticale ; lorsqu'il est perpendiculaire à l'axe du corps, elle est horizontale ; et lorsqu'il est incliné sur cet axe, sa direction est oblique. Quelle que soit la direction des veines par rapport à l'axe du corps, on observe qu'elles marchent en ligne directe, ou que si elles forment quelques inflexions, elles sont peu considérables.

De l'origine, de la réunion, des anastomoses, et des terminaisons des veines.

Les veines naissent des extrémités des artères : dans certaines parties, comme le corps caverneux de la verge, du clitoris, etc. Il y à un tissu spongieux interposé entre les dernières extrémités des artères et.le commencement des veines, et celles-ci naissent des cellules de ce tissu.

Les plus petites ramifications des veines se réunissent pour former des rameaux ; ceux-ci se réunissent pour former des branches ; et les branches se réunissent pour former des troncs dont la grosseur augmente à mesure qu'ils s'avancent vers le cœur. Cette réunion se fait toujours sous un angle moins grand qu'un angle droit ; mais la grandeur de cet angle varie suivant les différentes veines.

On observe entre les veines des communications ou anastomôses très-fréquentes, à la faveur desquelles le sang peut passer des unes dans les autres. Outre les anastomôses des petites veines qui correspondent à celles des artères, on en remarque d'autres entre les grosses veines compagnes des artères et les veines superficielles ; telle est, par exemple, l'anastomôse de la veine jugulaire interne avec l'externe, celle des veines profondes de l'avant-bras avec les veines basilique et céphalique, etc.

La réunion des veines des poumons produit quatre grosses veines qu'on nomme pulmonaires, et qui s'ouvrent dans l'oreillette gauche du cœur.

Les veines des parois de la poitrine, celles des extrémités supérieures, du cou et de la tête, se réunissent pour former la veine-cave supérieure, laquelle s'ouvre dans l'oreillette droite du cœur.

Les veines des extrémités inférieures, celles du bassin et du bas-ventre se réunissent pour former la veine-cave inférieure qui s'ouvre aussi dans la même oreillette.

DE LA STRUCTURE DES VEINES.

Les parois des veines sont beaucoup moins épaisses que celles des artères ; aussi s'affaissent-elles quand elles sont coupées en travers et abandonnées à elles-mêmes. Les parois des grandes veines sont plus épaisses que celles des petites ; mais si l'on considère cette épaisseur dans ses rapports avec le calibre des veines, on observe qu'elle est d'autant plus considérable, que les veines sont plus petites.

Ces parois sont d'un blanc grisâtre. La couleur bleuâtre des veines cutanées chez les personnes qui ont la peau fine et blanche, est composée de la couleur de cette membrane et de celle du sang qui paroît à travers les tuniques minces et transparentes des veines.

Les parois des veines sont composées de plusieurs tuniques qu'on distingue assez bien sur les gros troncs.

La première, qui ne se rencontre point partout, est une tunique membraneuse qu'elles empruntent des membranes du voisinage, comme de la plèvre dans la poitrine, et du péritoine dans le bas-ventre.

La seconde est celluleuse : elle est très-mince et parsemée de beaucoup de petits vaisseaux artériels et veineux, et sans doute aussi de lymphatiques et de nerfs qui s'y distribuent, et qui entretiennent la circulation et la vie dans les parois des veines.

La troisième tunique des veines est la plus épaisse et la plus dense : elle est composée de tissu cellulaire dont les fibres et les lames sont très-serrées les unes contre les autres. Quelques-unes de ces fibres, dont la couleur est rougeâtre et la direction longitudinale, ont été regardées comme des fibres musculaires. Dans les grosses veines de certains animaux, comme le bœuf, ces fibres sont rassemblées en bandes ou en paquets ; la même chose s'observe quelquefois aussi, quoique moins clairement, dans les veines du corps humain.

La quatrième tunique des veines est celle qui est intérieure : sa surface est lisse, polie et couverte d'une espèce de mucosité. Cette tunique tient si fortement à celle qu'on a regardée comme musculeuse, qu'il est impossible de l'en détacher. On ne voit aucune espèce de fibres dans sa texture. Elle est plus mince et plus flexible que la tunique interne des artères, et prête davantage sans se rompre.

On trouve au-dedans des veines des replis membraneux qu'on nomme valvules. La figure des valvules est semi-lunaire. Leur bord concave est libre et tourné du côté du cœur. Leur bord convexe est adhérent aux parois des veines. Les extrémités ou cornes qui résultent de la réunion de ces bords, sont plus ou moins longues, suivant que le bord libre est plus ou moins concave. Les valvules sont formées par un repli de la membrane interne des veines. Quoique très - minces, elles résistent à une grande force. Leurs usages sont évidens : elles facilitent le cours du sang vers le cœur, en empêchant qu'il ne retourne vers les extrémités.

Toutes les veines n'ont pas de valvules : il n'y en a point dans les veines pulmonaires, ni dans la veine porte, ni dans la veine cave supérieure, ni dans la jugulaire interne, ni dans les veines du cerveau. On n'en voit point non plus dans le tronc de la veine cave inférieure jusqu'aux iliaques.

Les valvules sont plus fréquentes à proportion que les veines s'éloignent du cœur : les veines des extrémités en contiennent plus que les autres. Cependant les petites veines qui ont moins d'une ligne de diamètre en sont entièrement dépourvues.

La place que les valvules occupent est différente suivant les veines : dans les grandes veines, on trouve des valvules en des endroits où il n'y a nulle embouchure de rameaux latéraux ; elles sont cependant moins nombreuses dans les troncs où il aboutit peu de branches ; il y en a peu, par exemple, dans la saphène. C'est ordinairement vers les rameaux que les valvules sont placées ; mais souvent leurs bords ne peuvent pas atteindre jusqu'aux orifices de ces rameaux ; ces orifices sont placés tantôt au-dessus , tantôt aux côtés des cornes des valvules. Il y a, ordinairement des valvules à l'embouchure des ramifications ; les cornes de ces valvules sont quelquefois saillantes dans le tronc où les rameaux aboutissent. Mais en général lorsqu'il y a des valvules aux embouchures des ramifications , les cornes sont attachées au bord de ces orifices, et le reste de la valvule est dans le rameau ; c'est ce qu'on voit même quelquefois à l'embouchure des grandes veines, par exemple, à l'insertion de la saphène ; mais très-souvent les valvules sont dans l'inté-

rieur des ramifications à quelque distance de
l'orifice.

Communément les valvules sont doubles, plus
rarement solitaires, encore plus rarement triples
et jamais quadruples. Quand il y en a deux, l'une
n'est pas toujours égale à l'autre, et leur position est telle, que les deux cornes de l'une sont
adossées aux cornes de l'autre. Or, dans cette situation, les deux bords flottans peuvent se toucher, et la veine peut être exactement fermée.

DES USAGES DES VEINES.

Les veines ramènent au cœur le sang que cet
organe a distribué à toutes les parties du corps
par le moyen des artères.

Le sang passe des dernières ramifications des
artères dans les radicules des veines, de ces radicules dans les ramifications, des ramifications
dans les branches, et des branches dans les
troncs, qui le versent enfin dans les oreillettes
du cœur.

Le mouvement progressif du sang veineux,
c'est-à-dire le mouvement qui le porte vers le
cœur est d'abord très-lent; mais sa vîtesse augmente à mesure que ce liquide passe des petites
veines dans les grandes. La cause de cette augmentation se trouve dans la disposition même
des veines; car, comme la somme des rameaux
forme une aire plus grande que l'aire des troncs,
le sang qui coule dans les veines marche d'un
espace plus large vers un espace plus étroit; il
doit donc, conformément aux loix de l'hydrauli-

que, avoir plus de vîtesse dans les veines caves et dans les grosses branches où les plus petites se réunissent. La vîtesse du sang n'est donc pas plus uniforme dans les veines que dans les artères.

L'action combinée du cœur et des artères est la principale cause qui fait passer le sang dans les veines, et qui le détermine vers le cœur : à cette cause générale, il faut ajouter des causes auxiliaires, comme le mouvement des artères voisines, l'action des muscles et des autres parties organiques, et enfin les valvules dont les veines sont garnies et qui empêchent que ce fluide ne change de direction et qu'il ne retourne vers le lieu d'où il vient.

Les obstacles que le sang veineux rencontre dans ses routes étant de nature à être surmontés aisément par les causes qui le déterminent vers le cœur, la pression de ce fluide contre les parois des veines est très-peu considérable ; aussi ces vaisseaux ne sont-ils pas agités par des pulsations alternatives comme les vaisseaux artériels. Celles qu'on observe dans les veines caves et dans les grosses branches qui s'y dégorgent, dépendent de la facilité ou de la difficulté avec laquelle le sang passe des veines caves dans l'oreillette droite pendant les deux temps de la respiration, et de la compression que le rapprochement des parois de la poitrine exerce sur elles.

DES VEINES EN PARTICULIER.

Il y a deux manières de faire l'exposition des veines ; on peut commencer par décrire leurs ramifications et leurs rameaux, avant de parler de leurs branches et de leurs troncs. On peut aussi commencer par leurs gros troncs et finir par leurs ramifications. La première de ces manières sembleroit mériter la préférence, parce qu'elle est conforme au cours du sang.; mais elle est extrêmement embarrassante. C'est pourquoi il vaut mieux adopter la dernière, et suivre les veines depuis le cœur jusqu'aux parties d'où elles tirent leur origine.

Le sang ne sort du cœur que par deux artères; mais il y est ramené par plusieurs veines, qui sont les veines pulmonaires, les veines propres du cœur et les veines caves, distinguées en supérieure et en inférieure. On doit ajouter à ces veines la veine porte, et dans le fœtus, la veine ombilicale qui, sans aboutir au cœur immédiatement, méritent cependant une description particulière, ne pouvant être rapportées à aucune autre veine.

DES VEINES PULMONAIRES.

Les veines pulmonaires sont au nombre de quatre, deux de chaque côté, distinguées en supérieure et en inférieure. Elles naissent de la partie postérieure et supérieure de l'oreillette gauche du cœur. Le calibre de ces veines est en général moins grand que celui des deux artères pulmonaires.

Les veines pulmonaires droites sont plus longues et situées un peu plus bas que les gauches. Elles sont cachées en grande partie par l'oreillette droite et par la réunion des deux veines caves, et l'on ne peut les mettre à découvert qu'en détachant celles-ci de droite à gauche. La supérieure est plus grosse et située un peu plus en avant que l'inférieure ; elle monte un peu obliquement à droite, et couvre une partie de l'artère correspondante. L'inférieure descend un peu au-devant des branches inférieures de l'artère pulmonaire droite.

Les veines pulmonaires gauches s'aperçoivent beaucoup plus aisément au-dedans du péricarde que les droites. La supérieure est plus grosse et située un peu plus en avant que l'inférieure. Elle marche un peu obliquement de droite à gauche et de bas en haut, au-devant de l'artère pulmonaire dont elle couvre une partie. L'inférieure plus petite est située plus en arrière, descend un peu de droite à gauche.

Lorsque les veines pulmonaires de chaque côté sont arrivées au poumon correspondant, elles se divisent en un nombre indéterminé de branches qui pénètrent dans ce viscère et envoient des ramifications à toutes ses parties.

DES VEINES DU COEUR.

LA principale veine du cœur est appelée coronaire, parce qu'elle se contourne sur la base de cet organe. Elle naît de la partie inférieure et postérieure de l'oreillette droite, derrière la veine cave inférieure, très-près de la cloison qui sépare les oreillettes. Cette veine marche d'abord de droite à gauche et de devant en arrière ; ensuite elle se contourne sur le bord obtus du cœur, et s'avance jusqu'à la partie postérieure du sillon qui règne sur la face supérieure de cet organe. Dans tout ce trajet, elle est logée dans le sillon qui sépare l'oreillette gauche du ventricule du même côté, et couverte de beaucoup de graisse. Lorsque cette veine est arrivée à l'extrémité postérieure du sillon qui se remarque sur la face supérieure du cœur, elle s'enfonce dans ce sillon avec la branche antérieure de l'artère coronaire gauche, et le parcourt jusqu'à la pointe de cet organe où elle s'anastomôse avec une des branches qu'elle envoie sur sa face inférieure.

Immédiatement après son origine, la veine coronaire fournit deux ou trois grosses branches qui se répandent sur la face inférieure du cœur, et étendent leurs rameaux jusqu'au bord obtus de cet organe, et jusqu'à sa face supérieure. Parmi ces branches, il y en a une qu'on nomme la veine moyenne ou postérieure du cœur. Cette veine a souvent son orifice dans l'oreillette même. Elle marche avec l'artère coronaire droite, le long de la face inférieure du cœur, logée dans le sillon qu'on y remarque. Arrivée à la pointe de cet organe, elle s'anastomôse avec l'extrémité de la veine coronaire. Dans son trajet, elle fournit un grand nombre de rameaux qui se répandent sur la face inférieure du cœur, et d'autres qui pénètrent dans l'épaisseur de la cloison des ventricules.

Dans son trajet, la veine coronaire donne des rameaux à l'oreillette gauche, et d'autres beaucoup plus nombreux et plus considérables qui se répandent sur la face supérieure du cœur, et se distribuent aux ventricules.

Outre la veine coronaire et les branches qu'elle fournit, le cœur en a d'autres qui ont été nommées par *Vieussens* veines innominées, et par *Haller* veines antérieures. Leur nombre est de deux ou trois, et leur grosseur varie suivant les sujets. Elles naissent de la partie antérieure de l'oreillette droite, et se répandent sur la face supérieure du cœur et sur son bord tranchant.

Enfin, il y a d'autres veines plus petites qui s'ouvrent dans l'oreillette droite, et dont les ramifications sont répandues dans la substance du cœur.

DE LA VEINE CAVE SUPÉRIEURE.

La veine cave supérieure s'étend depuis l'oreillette droite du cœur jusqu'au niveau du cartilage de la première côte droite. Elle naît de la partie supérieure de l'oreillette droite, derrière le prolongement qui termine cette oreillette supérieurement et antérieurement. Elle est d'abord renfermée dans le péricarde, et située au côté droit de l'aorte et un peu plus antérieurement. Mais lorsqu'elle a parcouru un espace d'environ deux pouces, elle sort de ce sac membraneux, et continue de monter encore environ un pouce, jusque derrière le cartilage de la première côte, un peu plus haut que la crosse de l'aorte, où elle se divise en deux grosses veines qu'on nomme sous-clavières. Dans tout ce trajet, sa direction est un peu oblique de gauche à droite et de devant en arrière.

La veine cave supérieure ne fournit aucune
branche pendant qu'elle est renfermée dans
le péricarde; mais aussitôt qu'elle en est sortie,
elle donne en arrière une grosse branche qu'on
appelle veine azygos. Après quoi elle fournit
de la partie antérieure de sa bifurcation, la
mammaire interne droite, et d'autres petites
veines qui sont connues sous les noms de veines
thymique, médiastine, péricardine et de compagne du nerf diaphragmatique.

De la Veine azygos.

La veine azygos a été ainsi nommée, parce
qu'elle n'a point de pareille. Elle naît de la
partie postérieure de la veine cave immédiatement au-dessus du péricarde. Aussitôt après
sa naissance, elle se courbe de devant en
arrière et un peu de gauche à droite, et forme
une espèce d'arcade au-dessus de l'artère pulmonaire droite et de la bronche du même côté.
Elle descend ensuite sur la partie antérieure
droite du corps des vertèbres du dos, à côté
de l'aorte, au-devant des artères inter-costales
droites, et se porte un peu en avant et à
gauche. Arrivée à la partie inférieure de la
poitrine, l'azygos se porte de cette cavité dans
celle du bas-ventre, en passant tantôt entre
les piliers du diaphragme avec l'aorte et le
canal thorachique, et tantôt entre le pilier
droit de ce muscle et la portion qui s'attache
à l'apophyse transversale de la première vertèbre des lombes. Enfin, cette veine se termine pour l'ordinaire en s'ouvrant dans la
veine cave inférieure. Cependant quelquefois
elle s'anastomose avec la première, la seconde

ou la troisième lombaire, et d'autres fois avec
la rénale. Elle est quelquefois aussi grosse à
sa dernière extrémité qu'à sa sortie de la veine
cave.

L'azygos fournit d'abord de la convexité de
sa courbure la veine bronchiale droite. Cette
veine, après avoir donné quelques rameaux à
l'œsophage, pénètre dans le poumon avec la
bronche dont elle suit les distributions. L'azygos fournit aussi au même endroit de petites
veines qui vont à la trachée-artère, à l'œsophage, à la partie supérieure du péricarde,
aux glandes bronchiales et aux tuniques de
l'aorte et de la pulmonaire.

.. Lorsque l'azygos est arrivée au-devant des
vertèbres, elle donne quelquefois la veine
inter-costale supérieure droite, laquelle fournit au quatrième espace inter-costal, au troisième, au second, et quelquefois même au
premier.

En descendant le long de la partie antérieure
de la colonne vertébrale, l'azygos fournit antérieurement plusieurs rameaux qui vont à la
partie postérieure du médiastin, à l'œsophage
et à l'aorte. Parmi ces rameaux, il y en a deux
ou trois plus inférieurs que les autres, lesquels
s'étendent jusqu'à la partie moyenne du diaphragme et à la partie inférieure de l'œsophage.
Quelquefois elle donne une seconde bronchiale
droite. Dans ce trajet, l'azygos donne aussi les
veines inter-costales inférieures droites et quelquefois même les gauches. Cependant les dernières naissent souvent d'une grosse branche
qui sort de l'azygos, et qu'on nomme demi-
azygos.

La demi-azigos naît plus haut ou plus bas,

suivant que l'inter-costale supérieure gauche
fournit à un plus grand nombre d'espaces inter-
costaux , ou que quelques inter - costales
moyennes naissent du tronc même de l'azygos.
En général , son origine répond à la sixième ou
à la septième côte. Elle passe derrière l'aorte , se
courbe en bas , et descend sur la partie antérieure gauche de la colonne vertébrale parallèlement au tronc qui lui a donné naissance ,
et semblable à lui , si ce n'est qu'elle est plus
petite. Dans quelques sujets , on trouve deux
demi-azygos. Cette veine , outre les inter-costales inférieures gauches , donne un grand
nombre de ramifications à l'œsophage , au
médiastin et à la partie moyenne du dia-·
phragme. Elle communique en divers endroits
avec l'azygos par de petits rameaux transverses.
Enfin , lorsqu'elle est arrivée à la partie inférieure de la poitrine , elle pénètre dans le bas-
ventre , tantôt seule , tantôt avec l'aorte , et se
termine en s'anastomôsant avec l'artère rénale
gauche , ou avec la première lombaire , et
quelquefois même aussi avec la veine cave
inférieure.

Les veines inter - costales qui naissent à
droite de l'azygos et à gauche de cette veine
ou de la demi-azygos , suivent la marche et la
distribution des artères du même nom. Les
rameaux qu'elles envoient dans le canal vertébral par les trous de conjugaison , communiquent avec les sinus demi - circulaires de la
moëlle de l'épine. Ces veines communiquent
aussi plus ou moins entr'elles vers l'extrémité
postérieure des côtés par des rameaux perpendiculaires.

DES VEINES SOUS-CLAVIÈRES.

LES veines sous-clavières résultent de la bifurcation de la veine-cave supérieure. Elles s'étendent depuis la fin de cette veine jusqu'à la
première côte de chaque côté, au-devant de
l'extrémité inférieure du scalène antérieur.
Leur longueur et leur direction sont différentes
relativement à la situation de la veine-cave.
Celle du côté droit est beaucoup plus courte :
elle monte un peu obliquement de dedans en
dehors et de devant en arrière. Celle du côté
gauche est beaucoup plus longue : sa direction
et presque transversale. Elle passe un peu au-
dessus de la crosse de l'aorte, et au-devant de
l'artère sous-clavière droite, de la carotide et
de la sous-clavière gauches.

La sous-clavière droite fournit la thyroïdienne inférieure, l'inter-costale supérieure, la
vertébrale et les jugulaires, distinguées en
externe et en interne.

La sous-clavière gauche donne naissance aux
mêmes veines; en outre elle fournit la mammaire interne et quelquefois de petites veines
pectorales internes, semblables à celles que
nous avons dit plus haut naître du tronc de la
veine-cave supérieure, et qui sont connues
sous les noms de veines thymique, médiastine,
péricardine et compagne du nerf diaphragmatique.

Des Veines mammaires internes.

. La mammaire interne droite naît de la partie
antérieure de la veine-cave supérieure, un peu

au-dessous de l'angle de sa bifurcation. La mammaire interne gauche sort de la sous-clavière de son côté par un tronc qui lui est commun avec l'inter-costale supérieure. Chacune de ces veines descend avec l'artère de son côté, derrière les cartilages des côtes, jusqu'à la partie inférieure de la poitrine où elle se divise en deux branches, dont l'une est externe et l'autre interne. La première se détourne en dehors, et continue de descendre derrière les cartilages des côtes inférieures. La seconde se porte derrière le muscle droit du bas-ventre, jusqu'à l'ombilic où elle s'anastomôse avec l'épigastrique..

Ces veines donnent en général les mêmes rameaux que les artères mammaires internes, au thymus, au péricarde, au diaphragme, aux intervalles des vraies côtes et aux muscles abdominaux. Elles s'anastomôsent avec les thorachiques, les inter-costales et les épigastriques. Les rameaux de la droite communiquent avec ceux de la gauche derrière le sternum.

Des Veines thyroïdiennes inférieures.

- L'origine des veines thyroïdiennes inférieures est différente : celle du côté droite naît de la partie supérieure de la bifurcation de la veine cave, au-dessus de la mammaire interne, et quelquefois de la sous-clavière droite. Celle du côté gauche naît de la sous-clavière de son côté. Il y a des sujets où elles naissent des jugulaires internes. Ces veines montent audevant de la trachée-artère en s'écartant un peu l'une de l'autre jusqu'à la partie inférieure de la glande thyroïde. Leurs rameaux se distribuent à cette glande, au larynx, à la trachée-artère, aux glandes bronchiales, au thymus, et aux muscles sterno-hyoïdiens et thryoïdiens. Ces rameaux se réunissent en formant des espèces d'arcades ; ils s'anastomôsent avec ceux des veines thyroïdiennes supérieures et moyennes.

Des Veines inter-costales supérieures.

La veine inter-costale supérieure droite manque quelquefois, au lieu que la gauche existe toujours.

La première naît de la partie postérieure de la sous-clavière. Elle descend en dehors et se porte au premier espace intercostal, souvent au second, et rarement au troisième. En quelque endroit qu'elle se termine, elle s'anastomôse avec un rameau ascendant de l'azygos. Du reste, les rameaux que cette veine fournit aux intervalles pour lesquels elle est destinée, se distribuent de la même manière que ceux des autres veines inter-costales.

La veine inter-costale supérieure gauche est beaucoup plus grosse que la droite, et fournit un plus grand nombre de rameaux. Elle naît de la sous-clavière gauche très-près de la mammaire interne, et quelquefois par un tronc qui lui est commun avec cette veine. Delà, elle descend en dehors, derrière l'aorte et la pulmonaire, et gagne la colonne vertébrale. Lorsqu'elle est parvenue à la troisième vertèbre du dos, elle donne des rameaux à l'aorte et une branche assez considérable qui monte au premier espace inter-costal, au second et quelquefois au troisième. Ensuite elle descend plus ou moins bas, et donne aux espaces intercostaux

3. 13

suivans, jusqu'au septième et quelquefois même jusqu'au huitième.

Cette veine produit aussi la bronchiale gauche, laquelle, après avoir donné des rameaux à l'aorte, à l'œsophage et aux glandes bronchiques, pénètre dans le poumon avec la bronche dont elle accompagne les ramifications.

En outre, la veine inter-costale supérieure gauche donne des rameaux à la plèvre, au médiastin, au péricarde, à la trachée-artère, à l'œsophage et au diaphragme. Dans certains sujets, elle fournit la thymique gauche et la compagne du nerf diaphragmatique du même côté.

De la Veine vertébrale.

La veine vertébrale naît de la sous-clavière plus en dehors que la veine jugulaire interne, ou de l'inter-costale supérieure. Elle monte entre le muscle grand droit antérieur de la tête et le scalène antérieur, et après avoir donné quelques rameaux à la partie inférieure du cou, elle se divise en deux branches, une externe et l'autre interne.

La première monte le long du cou sur les apophyses transverses des vertèbres jusqu'à l'occiput, et se distribue aux muscles voisins et aux tégumens. Elle communique avec la branche interne par des rameaux transverses qui pénètrent dans les intervalles des apophyses transverses des vertèbres du cou, et qui sont en aussi grand nombre que ces intervalles. Elle fournit assez souvent le rameau qui passe par le trou mastoïdien pour s'ouvrir dans le sinus latéral de la dure-mère.

La branche interne ou profonde donne d'abord

un rameau qui accompagne l'artère cervicale postérieure, et qui vient quelquefois de la sous-clavière ou de l'axillaire. Ensuite elle monte dans l'espèce de canal formé par la suite des trous pratiqués à la base des apophyses transverses des vertèbres du cou. Elle est renfermée dans ce canal avec l'artère vertébrale; quelquefois cependant elle a un conduit particulier. Dans chaque intervalle des vertèbres, elle fournit deux rameaux dont l'un se porte en arrière, et se distribue aux muscles du cou, et l'autre s'enfonce dans le canal vertébral et communique avec les sinus vertébraux.

Lorsque cette branche est arrivée au voisinage du grand trou occipital, elle se détourne en dehors, au-dessus de la première vertèbre et de l'artère vertébrale, et se termine dans les muscles voisins. Dans cet endroit, elle fournit un rameau qui passe par le trou condyloïdien postérieur de l'occipital, et va s'ouvrir dans le sinus latéral. Ce rameau n'existe guère que dans les sujets où le trou mastoïdien est bouché.

De la Veine jugulaire externe.

La veine jugulaire externe est beaucoup moins grosse que l'interne. Elle naît de la partie supérieure de la sous-clavière plus en dehors que la jugulaire interne, tantôt par une et tantôt par deux racines qui ne tardent pas à se réunir. Cette veine monte un peu obliquement de derrière en devant sur la partie latérale antérieure du cou, entre le muscle peaucier et le sterno-cléido-mastoïdien. Elle fournit d'abord quelques branches assez considérables, qui se distribuent aux muscles du cou et à ceux de

13.

l'épaule. Après ces branches, la jugulaire externe ne donne plus le long du cou que quelques rameaux sous-cutanés peu considérables.
Dans certains sujets, elle fournit de sa partie
inférieure une branche qui passe au-dessus ou
au-dessous de la clavicule, et va s'anastomôser
avec la veine céphalique.

Lorsque la jugulaire externe est arrivée au-
dessous de la glande parotide, elle s'enfonce
dans son épaisseur et communique bientôt avec
la jugulaire interne par une branche assez grosse,
mais fort courte. Quelquefois, au lieu d'une
seule branche, on en voit plusieurs qui, après
quelques lignes de chemin, se réunissent en
faisant des aréoles ou mailles, et représentent
cette grosse et courte branche.

Quoi qu'il en soit, cette communication
donne naissance à une veine qui accompagne
l'artère carotide externe, et qui, après avoir
donné la veine auriculaire postérieure et quelquefois l'occipitale, se divise en deux branches,
dont l'une est la maxillaire interne, et l'autre
la temporale.

On trouve souvent une seconde veine jugulaire externe, laquelle naît de la sous-clavière,
et quelquefois de la veine jugulaire interne.
Cette veine monte sur la partie latérale du cou,
plus antérieurement que la précédente, et se
termine vers l'angle de la mâchoire, en commu-
niquant avec la labiale et avec les autres veines
voisines.

DE LA VEINE JUGULAIRE INTERNE.

LA veine jugulaire interne est d'un calibre très-considérable : il faut pourtant observer qu'elle n'est pas aussi grosse que les injections anatomiques la font paroître. La jugulaire droite semble être la continuation du tronc de la veine-cave supérieure. La gauche naît du milieu de la sous-clavière du même côté.

Chacune des jugulaires internes monte le long de la partie antérieure du cou, au côté externe de la carotide primitive, couverte par les muscles sterno-mastoïdien, sterno-hyoïdien, sterno-thyroïdien, omoplat-hyoïdien et peaucier. En chemin, elle donne quelques rameaux cutanés qui forment une espèce de réseau, et d'autres petites veines qui vont à la glande thyroïde, et qu'on nomme thyroïdiennes moyennes.

Lorsque la veine jugulaire interne est arrivée au niveau de la partie supérieure du larynx, elle fournit la thyroïdienne supérieure ; un peu plus haut, elle donne le tronc commun de la linguale et de la pharyngienne, ensuite la labiale, puis une branche assez considérable qui monte en dehors, et va s'anastomoser avec la jugulaire externe. Après quoi la jugulaire interne monte avec l'artère carotide interne, couverte par l'apophyse styloïde du temporal et les muscles qui s'y attachent, et va gagner le trou déchiré postérieur de la base du crâne où elle communique avec le sinus latéral de la dure-mère.

Dans certains sujets, lorsque la vaine jugulaire interne est arrivée vis-à-vis la partie supérieure du larynx, elle se divise en deux troncs, dont l'un est placé plus en dehors, et l'autre plus en dedans.

Le premier, plus considérable, se courbe d'abord un peu en dedans ; ensuite il devient plus droit et monte jusqu'au trou déchiré postérieur.

Le second, plus petit, fournit la veine thyroïdienne supérieure, le tronc commun de la linguale et de la pharyngienne, et la labiale ; après quoi il s'unit avec la jugulaire externe, et concourt à la formation de la veine qui accompagne l'artère carotide externe.

De la Veine thyroïdienne supérieure.

La veine thyroïdienne supérieure naît de la jugulaire interne, vis-à-vis le bord supérieur du cartilage thyroïde, tantôt par une, et tantôt par deux racines distinctes qui ne tardent pas à se réunir. Elle descend en dedans et en devant avec l'artère du même nom, passe au-devant du muscle sterno-thyroïdien, et s'avance jusqu'à la partie moyenne de la glande thyroïde, où elle s'anastomose par arcade avec celle du côté opposé.

La veine thyroïdienne supérieure donne souvent à la langue une branche considérable qu'on appelle veine ranine. Cette veine accompagne le nerf de la neuvième paire, et donne des rameaux à tous les muscles de la langue. La thyroïdienne supérieure donne aussi quelquefois la labiale, ou bien elle communique avec cette veine par une branche fort grosse. Ensuite elle fournit

des rameaux au larynx, au pharynx, à l'œsophage et aux muscles du voisinage ; mais cette
veine se distribue principalement à la glande
thyroïde. Elle communique avec celle du côté
opposé, et avec les veines thyroïdiennes moyenne
et inférieure.

De la Veine linguale.

La veine linguale est tantôt fort grosse, et
tantôt fort petite. Elle naît de la veine jugulaire
interne par un tronc qui lui est commun avec
la pharyngienne. Dans certains sujets elle vient
de la ranine, ou de quelque autre tronc veineux
voisin. Cette veine accompagne l'artère du même
nom, donne de nombreux rameaux aux muscles de la langue, et concourt à la formation
du réseau veineux qui se remarque sur la face
supérieure de cet organe, entre l'épiglotte et le
trou de *Morgagni*.

De la Veine pharyngienne.

La veine pharyngienne naît du tronc de la
jugulaire interne en commun avec la linguale.
On la voit naître quelquefois de la thyroïdienne
supérieure, ou de la labiale. Elle se porte sur la
face postérieure du pharynx, où elle fournit un
grand nombre de branches qui s'anastomôsent
avec celles du côté opposé, et forment une
espèce de réseau.

De la Veine labiale ou faciale.

La veine labiale ou faciale naît du tronc de
la jugulaire interne, au-dessus de la linguale.

Dans certains sujets, elle est formée par le concours de deux branches dont l'une vient de la jugulaire interne et l'autre de l'externe. Il est beaucoup plus rare de la voir naître entièrement de la veine jugulaire externe. La veine labiale accompagne l'artère du même nom, mais elle est beaucoup moins flexueuse qu'elle.

Avant de monter sur l'arc de la mâchoire inférieure, elle donne plusieurs branches parmi lesquelles on distingue la veine palatine inférieure et la submentale.

La veine palatine inférieure accompagne l'artère du même nom : elle donne d'abord quelques rameaux au ptérigoïdien interne, au périoste de la mâchoire, et au muscle styloglosse ; ensuite elle va gagner les amygdales, le pharynx et le voile du palais, et se perd dans ces parties.

La veine submentale vient quelquefois de la thyroïdienne supérieure ou de la linguale : elle se porte de derrière en devant entre le corps de la mâchoire et le ventre antérieur du digastrique, et donne à ces parties, ainsi qu'au milohyoïdien, au peaucier et à la glande maxillaire. Elle donne aussi une branche assez considérable qui accompagne le conduit de *Warthon*, et se distribue à la langue et à la glande sublinguale.

En montant le long de la face, la veine labiale donne des rameaux qui accompagnent ceux de l'artère du même nom, et se distribuent aux muscles, aux graisses et aux tégumens de toutes les parties du visage. Lorsqu'elle est arrivée sur le côté de la racine du nez, elle prend le nom de veine angulaire. Dans cet

endroit, elle donne des rameaux aux paupières
et s'anastomôse avec quelques branches de la
veine ophtalmique : elle s'anastomôse aussi
avec celle du côté opposé. Après quoi elle
monte sur le front où elle prend le nom de
veine frontale ou préparate, et s'y partage en
plusieurs branches qui s'étendent jusqu'au sommet de la tête, et communiquent avec les
veines temporales et avec les occipitales.

De la Veine occipitale.

La veine occipitale naît tantôt de la jugulaire
externe, tantôt de l'interne, et rarement de la
vertébrale. Elle accompagne l'artère du même
nom, et répand ses rameaux entre les muscles
de la partie supérieure et postérieure du cou,
et dans les tégumens de la partie postérieure de
la tête. Elle communique avec les veines temporale et frontale.

De la Veine maxillaire interne.

La veine maxillaire interne naît de la jugulaire externe, ou plutôt du tronc veineux qui
accompagne l'artère carotide externe, et qui
est formé par l'anastomôse de la veine jugulaire interne avec l'externe. Elle accompagne
l'artère du même nom et donne des branches
qui suivent les ramifications de cette artère,
à l'exception de l'artère méningée moyenne de
la dure-mère qui n'a point de veine semblable.
En outre, la veine maxillaire interne donne
plusieurs rameaux qui concourent avec d'autres nés de la labiale et de la pharyngienne,
à former un plexus veineux dans lequel se

dégorgent les petites veines qui sortent du
crâne par quelques-uns des trous dont la base
de cette boîte osseuse est percée.

De la Veine temporale.

Lorsque le tronc veineux qui accompagne
l'artère carotide externe a fourni la veine
maxillaire interne, il prend le nom de veine
temporale. Cette veine monte devant l'oreille
avec l'artère temporale, et fournit comme elle
la veine transversale de la face, la veine temporale moyenne, et des rameaux moins considérables qui se distribuent à l'oreille, au
conduit auditif externe et à l'articulation de la
mâchoire inférieure. Après quoi elle s'avance
sur la tempe et se divise en deux branches,
dont l'une est antérieure et l'autre postérieure.
Ces deux branches répandent un grand nombre
de rameaux sur les parties latérales et supérieures de la tête, et s'anastomôsent en avant
avec la frontale, en arrière, avec l'occipitale,
et sur le sommet de la tête, avec celle du côté
opposé.

Suite de la Veine jugulaire interne.

Lorsque la veine jugulaire interne est arrivée
au trou déchiré postérieur, elle se dilate et
forme une espèce d'ampoule que l'on nomme
le golfe de la jugulaire interne. Cette ampoule
est ordinairement plus grande du côté droit
que du côté gauche : elle est logée dans un
enfoncement qui appartient au temporal et à
l'occipital, et qu'on nomme fosse jugulaire.
C'est dans cette ampoule que se rend, en

passant par le trou déchiré postérieur, le sinus latéral de la dure-mère, et par son intermède, tous les autres sinus de cette membrane, les veines du cerveau et celles de l'œil.

Les veines du cerveau naissent des différens sinus de la dure-mère, mais principalement des sinus latéraux, du sinus longitudinal supérieur et du sinus droit. Ces veines suivent les anfractuosités du cerveau, et occupent particulièrement la face supérieure de cet organe. Leurs ramifications rampent par-tout dans l'épaisseur de la pie-mère, et ce n'est qu'après s'être divisées et subdivisées jusqu'à devenir capillaires, qu'elles pénètrent dans la substance même du cerveau.

Outre les veines qui rampent sur la surface du cerveau, il y en a deux et quelquefois seulement une qui naissent de l'extrémité antérieure du sinus droit, et qu'on appelle grandes veines de *Galien*. Ces veines pénètrent dans les ventricules latéraux, marchent dans l'épaisseur de la membrane qui unit les plexus choroïdes, et distribuent leurs ramifications à ces plexus et à toutes les parties qui se trouvent dans les ventricules latéraux.

Les veines de l'œil procèdent d'un tronc veineux qu'on nomme veine ophtalmique. Cette veine naît de la partie antérieure du sinus caverneux, et rarement du sinus pétreux supérieur. Elle entre dans l'orbite par la partie la plus large de la fente sphénoïdale, et accompagne l'artère du même nom.

Les branches que la veine ophtalmique fournit, sont, la centrale du nerf optique, la lacrymale, la sus-orbitaire, les ciliaires, les musculaires, les ethmoïdales antérieure et postérieure, et les palpébrales. Après avoir donné ces branches, le tronc de la veine ophtalmique sort de l'orbite et s'anastomôse par deux ou trois rameaux avec la veine labiale.

DE LA VEINE AXILLAIRE.

LORSQUE la veine sous-clavière est sortie de la poitrine, et qu'elle est parvenue au-devant de l'extrémité inférieure du muscle scalène antérieur, elle prend le nom de veine axillaire. Cette veine se glisse entre la clavicule et la première côte, et va gagner l'aisselle en accompagnant l'artère du même nom.

La veine axillaire donne les veines thorachique, l'acromiale, la scapulaire commune et les circonflexes. Ces veines accompagnent les artères du même nom et se distribuent de la même manière qu'elles. En outre, la veine axillaire donne deux branches considérables qui répandent leurs rameaux au-dessous des tégumens du bras, de l'avant-bras, et de la main, et que l'on connoît sous le nom de veine céphalique et de veine basilique.

De la Veine céphalique.

La veine céphalique se sépare de l'axillaire au niveau de la tête de l'humérus. Elle marche de derrière en devant et de haut en bas, et gagne bientôt l'intervalle qui sépare le deltoïde du grand pectoral. Dans cet endroit, elle communique avec une branche qui naît du commencement de l'axillaire ou de la veine jugulaire externe, et passe tantôt au-dessous, et tantôt au-dessus de la clavicule. Ensuite la céphalique continue de descendre entre le grand pectoral et le deltoïde, puis le long du bord externe du biceps jusqu'auprès du pli du bras. Dans ce trajet, elle donne un assez grand nombre de rameaux qui se répandent sous les tégumens communs, et communiquent avec ceux de la basilique.

Lorsque la céphalique est arrivée un peu au-dessus du pli du bras, elle fournit deux branches, dont l'une est la médiane céphalique, et l'autre la radiale superficielle.

La médiane céphalique varie beaucoup pour la grosseur suivant les sujets. Elle descend obliquement de dehors en dedans vers le milieu du pli du bras à côté du tendon du biceps, et s'unit bientôt avec une branche semblable fournie par la basilique.

La radiale superficielle est beaucoup moins grosse que la médiane céphalique. Elle descend le long de la partie antérieure externe de l'avant-bras jusqu'au voisinage du poignet. En chemin, elle fournit un grand nombre de rameaux qui s'anastomôsent entr'eux et avec d'autres rameaux de la médiane moyenne et de la basilique.

Après avoir fourni ces deux branches, la veine céphalique descend le long de la partie externe de l'avant-bras, et répand de côté et d'autre plusieurs rameaux qui s'anastomôsent avec les veines voisines. Arrivée à la partie inférieure de l'avant-bras, elle gagne la partie postérieure externe de la main, et se porte dans l'intervalle du premier et du second os du métacarpe, où elle prend le nom de céphalique du pouce. Elle répand sur le dos de la

main un grand nombre de rameaux qui s'anastomôsent avec ceux de la cubitale, et concourent à la formation du réseau veineux dont cette
partie est couverte.

De la Veine basilique.

La veine basilique est plus grosse que la
céphalique, et paroît être la continuation du
tronc même de l'axillaire. Elle descend le long
de la partie interne du bras jusqu'au voisinage
de la tubérosité interne de l'humérus. Dans ce
trajet, elle donne plusieurs rameaux sous-
cutanés qui s'anastomôsent avec ceux de la
céphalique.

Lorsque la veine basilique est arrivée vers
la tubérosité interne de l'humérus, elle se
partage en trois branches, dont l'une est la
médiane basilique, et les deux autres les cubitales superficielles, distinguées en externe et
en interne.

La médiane basilique descend obliquement
de dedans en dehors, au-devant de l'aponévrôse et du tendon du biceps et de l'artère
brachiale dont elle croise la direction à angle
très-aigu, et s'unit bientôt avec la veine médiane céphalique. De cette union il résulte
deux branches, une profonde et l'autre superficielle. La première s'enfonce avec le tendon
du biceps derrière le rond pronateur, et s'anastomôse avec les veines radiales et cubitales. La
seconde est appelée veine médiane moyenne;
elle descend le long de la face antérieure de
l'avant-bras, entre les tégumens et l'aponévrôse
jusqu'au voisinage du poignet. En chemin, elle
jette de côté et d'autre plusieurs rameaux qui

communiquent avec ceux de la céphalique et de la cubitale.

La veine cubitale externe est ordinairement assez petite. Elle descend sur la partie interne et antérieure de l'avant-bras, et ne s'étend pas au-delà de sa partie inférieure.

La cubitale interne, plus considérable, peut être regardée comme la suite de la basilique. Elle descend le long de la partie interne de l'avant-bras, gagne insensiblement sa face postérieure, et après avoir répandu plusieurs rameaux sur cette face, elle s'avance jusque sur la partie interne du dos de la main où elle prend le nom de salvatelle. Elle répand sur le dos de la main un grand nombre de rameaux qui forment avec ceux de la céphalique une espèce de réseau, d'où partent des ramifications qui descendent sur la face postérieure des doigts.

Il est à remarquer que la distribution des veines superficielles de l'avant-bras varie beaucoup, et qu'on trouve à peine deux sujets sur lesquels elle soit exactement la même.

Des Veines brachiales.

Lorsque la veine axillaire est arrivée vis-à-vis le tendon du grand pectoral, elle se divise en deux branches qui prennent le nom de veines brachiales. Ces veines descendent avec l'artère du même nom, l'embrassent d'espace en espace par de petits rameaux de communication qu'elles s'envoient réciproquement, et donnent des branches qui correspondent à celles qui sont fournies par cette artère. Lorsqu'elles sont parvenues à la partie inférieure du bras, elles se divisent chacune en deux branches, qui accompagnent par-tout les artères

radiale et cubitale, et se distribuent aux mêmes
parties et de la même manière que ces artères,
excepté qu'elles fournissent un plus grand
nombre de rameaux.

DE LA VEINE CAVE INFÉRIEURE.

LA veine cave inférieure s'étend depuis l'oreillette droite jusqu'à l'union de la quatrième
vertèbre des lombes avec la cinquième. Cette
veine est plus grosse que la veine cave supérieure. Elle commence à l'extrémité inférieure
de l'oreillette droite ; delà elle descend un peu
obliquement de gauche à droite et de derrière
en devant, et après deux ou trois lignes de
chemin, elle sort du péricarde, et traverse
aussitôt la partie aponévrotique du diaphragme
à laquelle ce sac membraneux est fortement
collé.

Arrivée au-dessous du diaphragme, la veine
cave inférieure passe dans une échancrure du
bord postérieur du foie, entre le grand lobe
et le lobe de *Spigellius*, qui l'embrassent en
avant et à droite, pendant qu'à gauche et en
arrière elle est pour ainsi dire à nu. Dans certains sujets, elle est environnée de tous côtés
par la substance du foie. Dans cet endroit, elle
forme une légère courbure, dont la convexité
est à droite, et la concavité à gauche, et son
calibre est un peu moins grand qu'au-dessous
du foie.

Après que la veine cave inférieure a traversé
le bord postérieur du foie, elle descend de
devant en arrière et de droite à gauche, se
place au côté droit de l'artère aorte, et marche

avec elle sur la partie antérieure droite des vertèbres des lombes jusqu'à l'union de la quatrième avec la cinquième, où elle se divise en deux grosses branches qu'on nomme les veines iliaques primitives.

Les branches que la veine cave inférieure fournit, sont les veines diaphragmatiques inférieures, les veines hépatiques, la veine capsulaire droite, les veines rénales ; la veine spermatique droite, les veines lombaires et la veine sacrée moyenne ; en outre, elle fournit quelques petits rameaux qui vont aux parties voisines, telles que l'aorte, les graisses, les glandes lombaires et la partie postérieure du péritoine.

Des Veines diaphragmatiques inférieures.

Les veines diaphragmatiques inférieures sont au nombre de deux : elles naissent de la veine cave inférieure, tantôt au-dessous et tantôt au-dessus du diaphragme : quelquefois elles tirent leur origine des grosses veines hépatiques. Ces veines accompagnent les artères du même nom, et se distribuent comme elles aux capsules atrabilaires, au tissu cellulaire du péritoine et sur-tout au diaphragme. Elles envoient au-dedans de la poitrine quelques rameaux qui se répandent sur l'œsophage, le péricarde et le médiastin. Elles s'anastomosent avec les veines que le diaphragme reçoit des mammaires internes, des inter-costales inférieures et de l'azygos.

Des Veines hépatiques.

Le nombre des veines hépatiques n'est pas

3.   14

constant : quelquefois il s'en trouve trois ou
quatre. Elles naissent de la partie antérieure de
la veine cave ventrale, au moment où elle
passe dans l'échancrure du bord postérieur
du foie. Celle qui est à droite est la plus grosse
de toutes : elle s'enfonce dans le lobe droit
du foie, descend obliquement de gauche à
droite et de devant en arrière, et ne tarde
pas à se diviser en plusieurs grosses branches
qui se partagent elles-mêmes en d'autres branches plus petites, et dont les ramifications se
répandent de tous côtés dans la substance du
foie. La veine hépatique gauche pénètre obliquement de haut en bas et de derrière en devant
dans le lobe gauche du foie, et produit un
grand nombre de branches et de rameaux.
Quand il y a une troisième veine hépatique,
elle pénètre dans la partie moyenne du foie,
ou dans le lobe de *Spigellius*. Outre les grandes
veines hépatiques dont je viens de parler, on
en trouve d'autres petites au nombre de six ou
sept, lesquelles s'introduisent de côté et d'autre dans la substance du foie.

Des Veines capsulaires.

Les veines capsulaires sont au nombre de
deux, une droite et l'autre gauche. La droite
naît presque toujours de la veine-cave inférieure ; quelquefois cependant on la voit naître
de la rénale. La gauche naît de la rénale de son
côté. Ces veines se portent en dehors, s'enfoncent dans le sillon de la face antérieure
des capsules, et fournissent un grand nombre
de ramifications qui se perdent dans la substance de ces organes : elles envoient aussi

quelques rameaux à la partie inférieure du diaphragme et au tissu cellulaire du voisinage.

Des Veines rénales ou émulgentes.

Les veines rénales sont au nombre de deux, une à droite et l'autre à gauche ; elles naissent à angle presque droit des parties latérales de la veine-cave. La droite est un peu moins grosse et moins longue que la gauche : elle descend un peu obliquement au-devant de l'artère rénale, s'avance vers la sinuosité du rein droit, et donne en chemin quelques rameaux qui vont à la capsule atrabilaire et aux graisses voisines. La veine rénale gauche est plus grosse et plus longue : elle marche transversalement au-devant de l'aorte et de l'artère rénale de son côté, et donne en chemin la veine spermatique, la capsulaire et quelques veines adipeuses.

Avant de s'introduire au-dedans des reins, les veines rénales se divisent en plusieurs branches. Ces branches répondent au milieu de la sinuosité de ces organes, et sont situées les unes devant et les autres derrière les artères rénales : elles produisent un grand nombre de ramifications qui accompagnent par-tout celles de ces artères.

Des Veines spermatiques.

Les veines spermatiques sont au nombre de deux, une de chaque côté. L'origine de ces veines présente beaucoup de variétés : la droite naît de la partie antérieure de la veine cave inférieure au-dessous de la rénale, tantôt par

une, et tantôt par deux racines qui se réunissent
bientôt pour ne former qu'un seul tronc ; dans
certains sujets, elle est formée de la réunion
de deux branches, dont l'une vient de la veine-
cave, et l'autre de la veine rénale de son côté.

La gauche naît de la veine rénale de son
côté, par une ou deux racines : il est rare de
la voir naître du tronc même de la veine cave
inférieure.

Quelle que soit l'origine des veines spermatiques, elles descendent obliquement de dedans
en dehors, derrière le péritoine ; et lorsqu'elles
sont arrivées au-devant du muscle psoas,
vers la partie inférieure des reins, elles se
divisent en plusieurs rameaux qui s'entre-croi-
sent et forment une espèce de plexus qu'on
a appelé corps pampiniforme. Ce plexus est
traversé par l'artère spermatique. En descendant, les veines spermatiques donnent des
ramifications aux capsules atrabilaires, à la
substance adipeuse qui environne les reins, aux
uretères et au tissu cellulaire du péritoine.
Quelques-unes de ces ramifications pénètrent
dans le mésentère où elles s'anastomosent avec
les rameaux de la veine mésentérique, ce qui
établit une communication entre la veine cave
et la veine porte.

Dans l'homme, l'espèce de plexus formé par
les rameaux de la veine spermatique, sort du
ventre à travers l'anneau inguinal, devient
plus épais en s'approchant du testicule, et se
divise en deux parties, dont l'une pénètre dans
cet organe et l'autre va à l'épididyme.

Dans la femme, les veines spermatiques vont
aux ovaires, aux trompes de *Fallope*, aux
ligamens larges et à la matrice.

Des Veines lombaires.

Les veines lombaires sont ordinairement au nombre de quatre de chaque côté. Elles naissent des parties latérales et postérieures de la veine cave inférieure, tantôt séparément, tantôt par des troncs communs. On voit quelquefois une ou plusieurs de ces veines naître de l'une des iliaques. Quoi qu'il en soit, les veines lombaires marchent transversalement de dedans en dehors avec les artères du même nom, s'enfoncent entre le corps des vertèbres et le muscle psoas qui en reçoivent quelques ramifications, et vont ensuite se distribuer aux muscles des lombes et à ceux de l'abdomen. Elles envoient dans le canal vertébral des rameaux qui communiquent avec les sinus vertébraux. Ces veines s'anastomôsent avec les veines inter-costales inférieures, l'épigastrique et l'iliaque antérieure. Elles communiquent entre elles par des branches plus ou moins longitudinales, et celles d'un côté s'anastomôsent devant la colonne vertébrale, avec celles du côte opposé, par des branches transversales.

De la Veine sacrée moyenne.

La veine sacrée moyenne naît ordinairement de la partie postérieure de la bifurcation de la veine cave inférieure. Cependant il n'est pas rare de la voir sortir de l'une des iliaques primitives, et particulièrement de la gauche; elle descend sur la face antérieure de l'os sacrum, et se distribue de la même manière et aux mêmes parties que l'artère dont elle porte le nom.

DES VEINES ILIAQUES PRIMITIVES.

Lorsque la veine cave inférieure est arrivée
à l'union du corps de la quatrième vertèbre
des lombes avec la cinquième, elle se divise
en deux branches qu'on nomme les veines
iliaques primitives ou communes. Ces veines
descendent en s'écartant l'une de l'autre. La
gauche passe derrière l'artère iliaque primitive droite dont elle croise la direction, et
se place au côté interne et postérieur de
l'artère iliaque primitive gauche. La droite
passe derrière l'artère iliaque primitive de son
côté, et se place à sa partie interne et postérieure. Quand elles sont arrivées vis-à-vis
l'union du sacrum avec l'os des îles, elles se
divisent en deux branches qui sont l'iliaque
interne ou l'hypogastrique, et l'iliaque externe.
Cette division se trouve à un travers de doigt
environ au-dessous de celle des artères iliaques
primitives.

DE LA VEINE ILIAQUE INTERNE • OU HYPOGASTRIQUE.

La veine iliaque interne ou hypogastrique
s'enfonce dans le bassin, derrière l'artère du
même nom, et fournit les branches suivantes :
la veine sacrée latérale, l'iléo lombaire, l'obturatrice, la fessière ou iliaque postérieure, la
honteuse interne, l'ischiatique, l'hémorroïdale moyenne, les vésicales ; et dans la femme,

les utérines et les vaginales. Ces veines se distribuent de la même manière que les artères dont elles portent le nom ; mais elles en diffèrent en ce qu'elles sont plus grosses et qu'elles fournissent un plus grand nombre de rameaux.

Les veines vésicales forment de chaque côté un plexus remarquable sur les parties latérale, postérieure et inférieure de la vessie, et sur les vésicules séminales. De ces plexus réunis au-dessus et au-devant de la glande prostate, partent plusieurs branches qui passent sous la symphyse du pubis, et se réunissent aux veines honteuses pour former une espèce de plexus d'où sortent les veines de la verge. Parmi ces veines, il y en a une plus considérable que les autres, laquelle règne sur la face supérieure de la verge, dans le sillon qui résulte de l'union des corps caverneux. Cette veine, après avoir donné plusieurs branches à la peau de cette partie, s'enfonce dans le gland et s'y perd par un grand nombre de ramifications. Elle est quelquefois double et même triple : elle s'anastomose avec celles que la verge reçoit de la crurale ou de la veine saphène. Les autres veines de la verge s'enfoncent dans le corps caverneux, et s'y perdent par un grand nombre de rameaux, qui communiquent dans plusieurs endroits avec ceux de la veine superficielle.

DE LA VEINE ILIAQUE EXTERNE.

La veine iliaque externe descend obliquement de dedans en dehors, avec l'artère du même nom au côté interne de laquelle elle est

située. Dans son trajet, elle ne fournit ordinairement aucune branche ; mais avant de
sortir par dessous le ligament de *Fallope*, elle
donne en dehors la veine iliaque antérieure,
et en dedans la veine épigastrique.

De la Veine iliaque antérieure.

La veine iliaque antérieure naît de la partie
externe et inférieure de l'iliaque externe, et remontant en dehors, elle s'approche de l'épine
antérieure et supérieure de l'os des îles. Dans
ce trajet, elle donne quelques rameaux au
muscle iliaque et au péritoine ; après quoi elle
se divise en deux branches qui accompagnent
celles de l'artère du même nom, et se perdent
dans les muscles larges du bas-ventre.

De la Veine épigastrique.

La veine épigastrique naît de la partie interne
et inférieure de l'iliaque externe. Elle descend
en dedans, et après avoir donné quelques
rameaux qui accompagnent le cordon des
vaisseaux spermatiques, et d'autres qui se joignent à l'obturatrice, elle se courbe de bas en
haut, et remonte avec l'artère du même nom
vers le bord externe du muscle droit. Elle s'enfonce derrière ce muscle, et continue de monter sur sa face postérieure jusqu'au niveau
de l'ombilic, où elle s'anastomose avec la
mammaire interne. Les rameaux de cette veine
se portent aux muscles du bas-ventre et au péritoine ; ils communiquent avec ceux de la
mammaire interne, des inter-costales inférieures
et des lombaires.

DE LA VEINE CRURALE.

LORSQUE la veine iliaque externe est sortie de dessous le ligament de *Fallope*, elle prend le nom de veine crurale ou fémorale. Cette veine descénd le long de la partie antérieure et interne de la cuisse avec l'artère du même nom, située d'abord à son côté interne, et bientôt après à sa partie postérieure. Après avoir donné quelques rameaux aux graisses et aux glandes de l'aine, ainsi qu'aux parties de la génération, la veine crurale fournit la grande saphène ou saphène interne; ensuite elle donne les veines circonflexes externe et interne, et la veine profonde de laquelle partent les perforantes. Ces veines diffèrent des artères du même nom, en ce qu'elles sont plus grosses et qu'elles fournissent un plus grand nombre de rameaux. Du reste, leur distribution est si ressemblante à celle de ces mêmes artères, qu'il suffit de les indiquer.

De la grande Veine saphène ou saphène interne.

La grande veine saphène naît de la partie antérieure interne de la crurale, à un pouce environ du ligament de *Fallope*. Elle perce aussitôt l'aponévrose *fascia lata*, et donne quelques petits rameaux aux glandes de l'ainé et aux tégumens, et d'autres plus considérables qui vont aux parties externes de la génération, sous le nom de veines honteuses externes. Ensuite elle descend le long de la partie antérieure interne de la cuisse, au-dessous des tégumens, et au-devant du muscle couturier dont elle suit la direction. En chemin, elle donne plusieurs branches qui se répandent au-dessous des tégumens des parties antérieure, interne et postérieure de la cuisse.

Lorsque la grande veine saphène est arrivée à la partie inférieure de la cuisse, elle passe sur la partie interne et postérieure du condyle interne du fémur, et gagne la partie supérieure du tibia. Elle descend ensuite le long de la partie interne et antérieure de la jambe, et donne un nombre considérable de branches qui se répandent sous les tégumens, et s'anastomôsent avec celles de la saphène externe. Arrivée à la partie inférieure de la jambe, la grande saphène passe au-devant de la malléole interne, et se porte sur le pied. Elle marche le long de la partie interne de la face supérieure du pied ; et lorsqu'elle est arrivée à l'extrémité postérieure du premier os du métatarse, elle se courbe de dedans en dehors, et s'anastomôse avec la petite saphène, pour former une arcade dont la convexité, qui est tournée en avant, fournit un grand nombre de rameaux qui se répandent sous les tégumens de la face supérieure des orteils. La saphène interne jette sur le dos du pied un grand nombre de branches qui s'anastomôsent entr'elles et avec celles de la petite veine saphène.

DE LA VEINE POPLITÉE.

Lorsque la veine crurale a traversé le bord externe du muscle troisième adducteur de la cuisse, elle prend le nom de veine poplitée. Cette veine descend dans le creux du jarret, placée d'abord derrière l'artère poplitée et ensuite à son côté externe. Elle fournit des veines analogues aux ramifications de cette artère, et qui se distribuent aux mêmes parties et de la même manière qu'elles; en outre, elle produit une branche cutanée à laquelle on donne le nom de petite saphène ou de saphène externe.

Lorsque la veine poplitée est arrivée vers le milieu du bord externe du muscle poplité, elle donne la veine tibiale antérieure. Ensuite elle descend l'espace d'environ un pouce, et se divise en deux branches qui sont la veine péronière et la tibiale postérieure. Ces veines ne tardent pas à se diviser chacune en deux branches qui accompagnent les artères du même nom, et se distribuent de la même manière qu'elles.

De la petite Veine saphène ou saphène externe.

La petite veine saphène ou saphène externe naît plus ou moins haut de la partie postérieure de la poplitée. Elle descend entre les tégumens de la partie postérieure externe de la jambe et le muscle jumeau externe. En chemin, elle jette un assez grand nombre de branches qui se répandent sous les tégumens, et s'anastomosent avec celles de la grande saphène. Lorsqu'elle est arrivée à la partie inférieure de la jambe, elle passe au-devant de la malléole externe pour se rendre sur le pied dont elle suit le bord externe. Vers l'extrémité postérieure des os du métatarse, elle se courbe de dehors en dedans pour former l'arcade dont il a été parlé à l'occasion de la grande saphène. La petite saphène jette sur le dos du pied plusieurs rameaux qui s'anastomosent avec ceux de la grande saphène, et contribuent à la formation du réseau veineux dont cette partie est couverte.

DE LA VEINE PORTE.

LA veine porte est une grande veine particulière dont les branches se répandent, d'un côté dans la substance du foie, et de l'autre sur l'estomac, les intestins et les autres viscères qui servent à la digestion. La partie de la veine porte qui se ramifie dans le foie, est connue sous le nom de veine porte hépathique. Celle qui est hors du foie et qui se répand sur les viscères qui servent à la digestion, s'appelle veine porte ventrale.

De la Veine porte hépatique.

Le tronc de la veine porte hépatique est aussi appelé sinus de cette veine. Il est couché horizontalement dans le sillon transversal du foie, et continu avec le tronc de la veine porte ventrale dont il semble être la bifurcation. Ces deux troncs veineux ne sont point perpendiculaires l'un à l'autre ; ils forment un angle obtus à droite, et aigu à gauche. La partie du sinus de la veine porte hépatique, qui est à la droite du tronc de la veine porte ventrale, est fort grosse, mais elle a peu de longueur. Celle qui est à la gauche du même tronc est beaucoup plus longue, et occupe la plus grande partie du sillon transversal, où elle est couverte par l'artère hépatique et par les conduits biliaires : elle se rétrécit à mesure qu'elle s'éloigne de son origine et qu'elle approche de l'extrémité gauche du sillon transversal, endroit où la branche droite de la veine ombilicale venoit autrefois se rendre.

La partie droite du sinus de la veine porte hépatique fournit plusieurs branches : ordinairement ces branches sont au nombre de trois principales, une antérieure, une postérieure et une droite. La partie gauche du même sinus fournit un nombre de branches qui est indéterminé et qui varie dans les différens sujets.

La veine porte hépatique se distribue dans le foie à la manière des artères : les grosses branches qu'elle produit se divisent en plusieurs autres, qui chacune fournissent des rameaux, et ensuite des ramifications qui vont toujours en décroissant.

De la Veine porte ventrale.

Le tronc de la veine porte ventrale s'étend depuis le sinus de la veine porte hépatique jusque derrière le pancréas. Il est renfermé dans le faisceau des vaisseaux qui appartiennent au foie, et situé à la partie postérieure de ce faisceau. Sa direction est oblique de haut en bas, de derrière en devant et de droite à gauche. Sa grosseur est considérable ; cependant elle est beaucoup moindre que celle de la veine cave inférieure.

Dans son trajet, le tronc de la veine porte ventrale donne plusieurs rameaux qui sont pour l'ordinaire les veines cystiques, la veine pylorique, la veine coronaire stomachique, la veine duodénale, et une petite veine hépatique particulière qui se perd dans l'épaisseur du lobe de *Spigellius*, auquel elle distribue le sang qu'elle reçoit du tronc de la veine porte ventrale, ce qui la fait différer essentiellement des autres branches que cette veine fournit, lesquelles versent dans son tronc le sang dont elles sont remplies.

Les veines cystiques sont au nombre de deux; elles prennent naissance de la partie droite du tronc de la veine porte ventrale, très-près de l'union de ce tronc avec celui de la veine porte hépatique : quelquefois elles naissent séparément; mais le plus souvent elles ont un petit tronc commun qui se divise presqu'aussitôt : dans certains sujets, une de ces veines naît de la partie droite du sinus de la veine porte hépatique. Quoi qu'il en soit, ces veines accompagnent les artères du même nom, et se distribuent comme elles dans les tuniques de la vésicule du fiel.

La veine pylorique naît de la partie supérieure du tronc de la veine porte ventrale, un peu plus en devant que la veine cystique. Elle se porte vers le pylore, marche de droite à gauche le long de la petite courbure de l'estomac, et s'anastomôse avec l'extrémité de la veine coronaire stomachique. Les rameaux de la veine pylorique se distribuent au pylore, aux deux faces de l'estomac, et au commencement du duodénum. Ils s'anastomôsent avec ceux de la gastro-épiploïde droite et de la duodénale.

La veine coronaire stomachique naît du côté gauche du tronc de la veine porte ventrale, près du pancréas; quelquefois elle vient du tronc de la splénique. Elle marche de droite à gauche sur le bord supérieur du pancréas, et s'avance jusqu'à l'orifice cardiaque ou œsophagien de l'estomac. Lorsqu'elle y est parvenue, elle donne deux gros rameaux qui envi-

ronnent cet orifice, l'un en avant, l'autre en
arrière, et qui se répandent sur la partie inférieure de l'œsophage, sur les deux faces de
l'estomac et même sur sa grosse extrémité où
ils s'anastomôsent avec les vaisseaux courts.
Ensuite la coronaire stomachique se contourne
de gauche à droite et marche le long de la
petite courbure de l'estomac, jusques vers le
pylore où elle s'anastomôse avec la pylorique.
Les rameaux nombreux qu'elle fournit se répandent sur les deux faces de l'estomac et s'y
anastomôsent avec les gastro-épiploïques droite
et gauche.

La veine duodénale naît de la partie droite
du tronc de la veine porte ventrale, non loin
de la veine coronaire stomachique. Elle passe
derrière le canal cholédoque qui en reçoit
quelques rejetons, et se divise en plusieurs
rameaux qui se distribuent au commencement
du duodénum et à la partie droite du pancréas.

Lorsque le tronc de la veine porte ventrale
est parvenu derrière le pancréas, il se divise
en deux branches dont l'une est la mésentérique supérieure, et l'autre la splénique.

De la Veine mésentérique supérieure.

La veine mésentérique supérieure ou grande
veine mésaraïque est beaucoup plus grosse que
la splénique, et paroît être la continuation
du tronc même de la veine porte ventrale.
Elle passe derrière le pancréas, au-devant de
la portion transversale du duodénum, et descend dans le mésentère, collée à l'artère mésentérique supérieure dont elle suit la direction
et les distributions. Elle donne de son côté droit

quatre grosses branches qui sont la gastro-
épiploïque droite et les trois coliques droites,
distinguées en supérieure, en moyenne et en
inférieure, et de son côté gauche un assez
grand nombre de branches qui vont aux intestins grêles.

La veine gastro-épiploïque droite naît de la
mésentérique supérieure, immédiatement au-
dessous du pancréas, quelquefois séparément,
mais le plus souvent par un tronc qui lui est
commun avec la colique droite supérieure.
Elle donne d'abord des rameaux au pancréas
et au duodénum ; ensuite elle se porte vers le
pylore, s'engage entre les deux lames du feuillet
antérieur du grand épiploon, et marche sur la
grande courbure de l'estomac, jusqu'à la partie moyenne de ce viscère où elle s'anastomôse
avec la gastro-épiploïque gauche. Dans son
trajet, elle fournit un grand nombre de rameaux dont les uns se répandent sur les deux
faces de l'estomac, et les autres se ramifient
dans le grand épiploon.

La colique droite supérieure naît très-haut
du tronc de la grande mésentérique. Elle s'engage aussitôt dans l'épaisseur du mésocolon
transverse, et ne tarde pas à se diviser en deux
branches, une gauche et l'autre droite. La première se courbe de droite à gauche, marche le
long du bord postérieur de la portion transversale du colon jusqu'à son extrémité gauche,
où elle s'anastomôse avec la branche ascendante de la colique gauche supérieure. La seconde se porte vers l'extrémité droite de la
portion transversale du colon, et s'anastomôse
avec la branche ascendante de la colique droite
moyenne.

La veine colique droite moyenne naît du côté droit du tronc de la mésentérique supérieure, tantôt séparément, et tantôt en commun avec la colique droite supérieure. Elle se porte vers la partie droite de l'intestin colon, et après avoir parcouru environ deux pouces de chemin, elle se divise en deux branches, dont l'une descend pour s'anastomoser avec la branche ascendante de la colique droite inférieure, et l'autre remonte pour s'unir avec la branche droite de la colique droite supérieure.

La colique droite inférieure est plus grosse que la précédente, et naît un peu plus bas qu'elle. Elle descend obliquement de dedans en dehors, et se porte vers l'union du cœcum avec le colon. Avant d'y arriver, elle se divise en deux branches principales, une supérieure et l'autre inférieure. La première remonte le long de la portion droite du colon, pour s'anastomoser avec la branche inférieure de la colique droite moyenne. La seconde descend vers la fin de l'iléon, et va s'ouvrir dans l'extrémité du tronc de la grande mésentérique.

Les arcades formées par les anastomoses des veines coliques droites donnent naissance à un grand nombre de rameaux qui se portent à la portion transversale du colon, à la portion droite de cet intestin, au cœcum, à son appendice, et même à la fin de l'iléon.

Le côté gauche du tronc de la grande mésentérique donne naissance à un assez grand nombre de branches qui vont aux intestins grêles. Les deux supérieures sont fort grosses et séparées par un grand intervalle. Elles se partagent en plusieurs autres branches qui se portent principalement au duodénum et au commencement

3.

de l'iléon. Les quatre ou cinq suivantes sont moins grosses et plus rapprochées. Les autres, dont on ne peut pas déterminer le nombre, deviennent de plus en plus petites. Ces veines accompagnent les branches de l'artère mésentérique supérieure, et forment comme elles des arcades, dont les dernières, c'est-à-dire celles qui sont les plus proches des intestins, produisent deux rangées de petites veines qui embrassent le conduit intestinal et se ramifient dans ses tuniques.

De la Veine splénique.

La veine splénique est moins grosse que la mésentérique supérieure. Elle marche transversalement de droite à gauche, le long de la face postérieure du pancréas, logée avec l'artère du même nom dans un sillon qui se remarque sur cette face. Sa marche est un peu flexueuse. La première branche que la splénique fournit est celle qu'on nomme la veine mésentérique inférieure, ou la petite veine mésaraïque, ou bien encore la veine hémorroïdale interne. Ensuite elle donne presque toujours une branche peu considérable, laquelle peut être nommée veine coronaire stomachique gauche. Cette branche monte vers l'orifice cardiaque de l'estomac, où elle se divise en deux rameaux, dont l'un se porte à l'extrémité inférieure de l'œsophage qu'il embrasse, et l'autre marche le long de la petite courbure de l'estomac, et s'ouvre dans la coronaire droite.

Après cela la veine splénique donne un nombre considérable de petites branches qui se distribuent au pancréas. Lorsqu'elle est arrivée à

l'extrémité gauche de ce corps glanduleux, elle
fournit une branche assez considérable, qui
porte le nom de veine gastro-épiploïque gauche. Cette veine s'engage entre les deux lames
de l'épiploon gastro-colique, gagne la grande
courbure de l'estomac, et la parcourt de gauche
à droite jusqu'à la partie moyenne de ce viscère,
où elle s'anastomôse avec l'extrémité de la gastro-épiploïque droite. Dans son trajet, elle
donne des branches qu'on peut distinguer en
gastriques et en épiploïques. Les premières, plus
grosses et plus nombreuses, se répandent sur
les deux faces de l'estomac et s'y anastomôsent
avec la coronaire. Les secondes se ramifient
dans l'épiploon gastro-colique, et s'anastomôsent avec les autres veines de ce repli membraneux.

Après avoir fourni la gastro-épiploïque gauche, la veine splénique donne plusieurs petites
branches qui vont à la grosse extrémité de l'estomac, sous le nom de vaisseaux courts. Ensuite
elle gagne la scissure de la rate, et se divise en
plusieurs rameaux qui pénètrent dans la substance de ce viscère avec les branches de l'artère
splénique.

De la Veine mésentérique inférieure ou petite mésaraïque.

La mésentérique inférieure naît ordinairement du commencement de la splénique, et
quelquefois de l'angle de la bifurcation du tronc
de la veine-porte ventrale. Elle descend entre
l'aorte et la portion gauche du colon, derrière
la portion du péritoine qui va former la lame
gauche du mésentère, ensuite entre les deux

lames du mésocolon iliaque, puis derrière l'intestin rectum jusqu'à l'anus.

Immédiatement après sa naissance, la veine mésentérique inférieure donne quelques rameaux au pancréas et à la portion transversale du duodénum : ensuite elle donne de son côté gauche trois branches qui sont les coliques gauches, et qu'on peut distinguer en supérieure, en moyenne et en inférieure.

La colique gauche supérieure se porte vers l'union de l'arc du colon avec la portion lombaire gauche de cet intestin, et après deux ou trois pouces de chemin, elle se divise en deux branches, dont l'une remonte vers la partie gauche de l'arc du colon pour s'anastomôser avec la branche gauche de la colique droite supérieure fournie par la mésentérique supérieure, et l'autre se porte presque horizontalement à la partie gauche du colon, et s'anastomôse avec la branche ascendante de la colique gauche moyenne.

La veine colique gauche moyenne vient quelquefois d'un tronc qui lui est commun avec la colique gauche supérieure. Elle se porte vers la portion gauche du colon ; mais avant d'y arriver, elle se divise en deux branches, une ascendante et l'autre descendante. La première remonte pour s'anastomôser avec la colique gauche supérieure, et la seconde descend pour s'unir avec la colique gauche inférieure.

La veine colique gauche inférieure se dirige vers le commencement de l'S du colon, et se divise en deux branches, dont l'une remonte pour s'anastomôser avec la colique gauche moyenne, et l'autre descend pour s'unir avec

une des branches que la mésentérique inférieure
fournit un peu plus bas. Les arcades formées
par les veines coliques gauches donnent naissance à un grand nombre de rameaux qui vont
à l'extrémité gauche de la portion transversale
du colon, à sa partie gauche et au commencement de sa portion iliaque.

Après la colique gauche inférieure, la mésentérique inférieure fournit plusieurs branches
considérables qui sont destinées pour l'S du
colon et pour la partie supérieure du rectum.
Toutes ces veines s'anastomôsent entr'elles, et
forment des aréoles ou mailles comme les artères
qu'elles accompagnent. Enfin, la mésentérique
inférieure répand sur l'intestin rectum un grand
nombre de rameaux qui l'embrassent de côté et
d'autre, et l'accompagnent jusqu'à son extrémité
inférieure.

La veine-porte ventrale fait véritablement les
fonctions de veine, c'est-à-dire, qu'elle reprend
le sang qui a été distribué aux viscères qui servent à la digestion, et le verse dans la veine
porte hépatique, laquelle le distribue dans le
foie à la manière des artères, ou, ce qui revient
au même, en le faisant passer du tronc dans les
branches, des branches dans les rameaux, et
de ceux-ci dans les ramifications.

DE LA VEINE OMBILICALE.

LA vaine ombilicale est particulière au fœtus.
Cette veine a ses racines dans le placenta. Les
veines de ce corps spongieux forment sur sa
face interne un réseau assez serré, dont les

branches se dirigent toutes vers l'insertion du cordon ombilical, et se réunissent pour donner naissance au tronc de la veine ombilicale. Ce tronc parcourt avec les artères ombilicales toute la longueur du cordon ombilical. Ces trois vaisseaux sont unis ensemble par le moyen d'un tissu cellulaire dont les cellules sont remplies d'une mucosité claire, gélatineuse et coagulable. La veine ombilicale se contourne en spirale, mais en général elle est moins tortueuse que les artères ; c'est ce qui fait qu'elle est plus courte qu'elles.

Lorsque cette veine est arrivée à l'ombilic du fœtus, elle pénètre dans le ventre par l'anneau ombilical. Quand elle y est entrée, elle monte de gauche à droite enfermée dans l'épaisseur du ligament suspensoire du foie. Arrivée au bord antérieur de ce viscère, elle s'enfonce dans la partie antérieure du sillon horizontal, et le parcourt en montant de gauche à droite et de devant en arrière. Sa grosseur augmente un peu à mesure qu'elle se porte en arrière.

Depuis le placenta jusqu'au foie, la veine ombilicale ne donne aucune branche ; mais lorsqu'elle est arrivée dans le sillon horizontal, elle jette à droite et à gauche un grand nombre de branches qui se perdent dans la substance de ce viscère. Celles qui vont à gauche sont plus grosses, plus nombreuses, et s'éloignent moins de la direction du tronc qui les produit. Quelques rameaux s'élèvent de la partie supérieure de ce tronc, mais ils vont moins loin.

Lorsque la veine ombilicale est arrivée à la réunion du sillon transversal avec l'horizontal, elle forme une espèce de tête arrondie

de laquelle sortent deux branches considérables qu'on peut distinguer en postérieure et en
droite.

La postérieure est connue sous le nom de
canal veineux : elle naît un peu plus haut que
la branche droite. Sa direction est à-peu-près
la même que celle du tronc ombilical, c'est-
à-dire, qu'elle marche de devant en arrière,
et un peu de gauche à droite et de bas en haut,
le long de la partie postérieure du sillon horizontal. Elle se dilate un peu, et s'ouvre dans
la veine cave inférieure. Le canal veineux
s'insère quelquefois immédiatement dans la
veine cave, quelquefois il s'insère dans celle
des veines hépatiques qui est la plus à gauche,
et forme, par sa réunion avec cette veine, un
tronc très-gros et très-court qui s'ouvre dans
la veine cave immédiatement au-dessous du
diaphragme.

La branche droite de l'extrémité arrondie
du tronc ombilical sort de cette extrémité un
peu plus bas et plus antérieurement que le
canal veineux. Elle est plus grosse que ce canal
et fait un angle aigu avec lui, de sorte qu'entre
l'orifice de cette branche et celui du canal veineux, l'on aperçoit une espèce d'éperon qui
avance beaucoup dans la cavité du tronc de
l'ombilicale. Cette branche marche de gauche
à droite, et forme une légère courbure dont
la convexité, qui est tournée en arrière, fournit
une petite branche qui se partage aussitôt en
deux rameaux, lesquels se plongent dans le
lobe de *Spigellius*.

Après un trajet d'environ quatre lignes, la
branche droite de l'ombilicale s'unit au tronc
de la veine porte dont la direction est de bas

en haut, et de gauche à droite. Cette branche,
fortifiée presque de moitié par le tronc de la
veine porte, forme un canal court dont la capacité est double de la sienne. Ce canal, qu'on
appelle veine du lobe droit du foie, ou confluent
de la veine ombilicale et de la veine porte, après
un trajet de deux ou trois lignes, se divise en
deux et quelquefois en trois branches principales. Ces branches marchent suivant la direction du tronc qui les a produites, c'est-à-dire,
de gauche à droite. Elles se divisent aussitôt en
plusieurs petits troncs; ceux-ci en plusieurs
branches qui se subdivisent en une multitude
étonnante de rameaux. Ces rameaux occupent
à-peu-près les deux tiers du lobe droit du foie ou
la moitié de la substance totale de ce viscère.
Ils marchent tous de gauche à droite, conformément à la direction des troncs auxquels ils
doivent leur origine.

La veine ombilicale a pour usage de porter au
fœtus le sang du placenta. Après la naissance,
cette veine devenue inutile, et comprimée par
l'action du diaphragme et des muscles abdominaux, se rétrécit, s'oblitère et se convertit en
une espèce de ligament. Cette oblitération arrive
plus tôt ou plus tard : on a trouvé la veine om-
cilicale ouverte à l'âge de dix-huit, vingt,
trente et trente-cinq ans, et l'on a vu des hé-
morragies dangereuses qui étoient fournies par
cette veine, soit qu'elle eût été blessée, ou
qu'elle se fût ouverte spontanément. La distribution de la veine ombilicale et son oblitération
après la naissance, rendent aisément raison des
phénomènes du développement et de l'accrois-
sement du foie, comme nous le dirons en parlant de ce viscère.

DES VAISSEAUX LYMPHATIQUES, OU ABSORBANS EN GÉNÉRAL.

LES vaisseaux lymphatiques ou absorbans, sont des conduits minces et transparens qui contiennent une liqueur claire que l'on nomme lymphe.

On considère dans les vaisseaux lymphatiques en général leur conformation externe, leur structure et leurs usages.

DE LA CONFORMATION EXTERNE DES VAISSEAUX LYMPHATIQUES.

LA conformation externe des vaisseaux lymphatiques comprend leur situation, leur grandeur, leur figure, leur direction, leur origine, leur réunion, leurs anastomôses et leur terminaison.

De la situation des Vaisseaux lymphatiques.

Les vaisseaux lymphatiques sont répandus dans toutes les parties du corps ; mais leur situation varie suivant leur rapport avec l'habitude extérieure du corps et les plans qu'on y distingue. En considérant la situation des vaisseaux lymphatiques par rapport aux plans, on dit qu'ils sont situés à la partie antérieure, postérieure, etc., d'un membre ou d'un viscère, selon qu'ils sont plus près du plan antérieur, postérieur, etc. En considérant la situation de

ces vaisseaux par rapport à l'habitude extérieure du corps, on dit qu'ils sont situés super-
ficiellement ou profondément, ou plutôt on les
distingue en superficiels et en profonds, suivant qu'ils rampent sous la peau, ou qu'ils
marchent dans l'interstice des muscles. Cette
distinction des vaisseaux lymphatiques en superficiels et en profonds n'est pas bornée à
ceux des membres ; elle s'étend aussi à ceux
des viscères et des organes. Les vaisseaux lymphatiques superficiels des extrémités du corps
accompagnent les veines cutanées, et sont singulièrement plus nombreux qu'elles ; il y a
souvent quatorze ou quinze troncs qui accompagnent une veine cutanée. Les lymphatiques
profonds accompagnent les artères, et leur
nombre est au moins double, chaque artère
étant communément accompagnée de deux
veines et deux vaisseaux lymphatiques.

De la grandeur des Vaisseaux lymphatiques.

Les vaisseaux lymphatiques sont beaucoup
plus petits que les artères et les veines ; mais
leur calibre varie beaucoup suivant les différens
sujets : en général, ils sont plus amples dans
les sujets hydropiques et dans ceux dont les
glandes lymphatiques sont engorgées que chez
les autres. Dans le système artériel, il y a une
proportion gardée entre le tronc et les branches
qui en partent, et chacune de ces dernières est
toujours plus petite que le tronc ; en sorte que
les branches en général diminuent graduellement de volume en se divisant de nouveau à
mesure qu'elles s'éloignent du tronc primitif.
On trouve encore une pareille disposition dans

le système veineux, quoiqu'elle ne soit pas si régulière dans toute son étendue. Mais dans le système lymphatique, la disproportion entre le tronc et les branches, relativement au volume, est singulièrement remarquable. On voit quelquefois des vaisseaux lymphatiques qui partent d'une glande de l'aine, être aussi volumineux que le canal thorachique vers le milieu de sa longueur. La même chose s'observe dans beaucoup d'autres endroits.

De la figure des Vaisseaux lymphatiques.

Les vaisseaux lymphatiques sont en général cylindriques ; c'est-à-dire, que leur diamètre reste le même, tant qu'ils ne reçoivent point de rameaux ; mais cette figure est interrompue dans beaucoup d'endroits par des dilatations plus ou moins considérables. Lorsque les vaisseaux lymphatiques sont distendus par l'injection, ils paroissent noueux ou comme articulés en différens endroits, à cause des valvules qui se rencontrent dans leur intérieur.

De la direction des Vaisseaux lymphatiques.

La direction des vaisseaux lymphatiques est différente suivant qu'ils sont parallèles, perpendiculaires ou inclinés à l'axe du corps. Lorsqu'ils sont parallèles à l'axe du corps, leur direction est verticale ; s'ils sont perpendiculaires à cet axe, leur direction est horizontale ; et lorsqu'ils sont inclinés sur le même axe, leur direction est oblique. Mais quelle que soit la direction des vaisseaux lymphatiques par rapport à l'axe du corps, on observe qu'ils sont presque tous flexueux, et qu'ils forment des contours plus ou moins considérables.

De l'origine, de la réunion, des anastomôses et de la terminaison des Vaisseaux lymphatiques.

Les vaisseaux lymphatiques ont plusieurs sources ; ils naissent par des radicules excessivement déliées et qu'on ne peut apercevoir à l'œil nu : 1.º de la surface extérieure du corps ; 2.º de la surface interne des fosses nasales, de la bouche, du pharynx, du larynx, de la trachée-artère, des bronches, de l'œsophage, de l'estomac, du conduit intestinal, de la vessie, de l'urètre, de la matrice, du vagin, de la vésicule du fiel et de tous les conduits excréteurs en général ; 3.º de la surface des cavités internes du corps, tels que la poitrine, le bas-ventre, etc. , et de celle des viscères contenus dans ces cavités ; 4.º des parois des cellules du tissu cellulaire répandu dans toutes les parties du corps. Il est vraisemblable que les vaisseaux lymphatiques naissent aussi de la surface interne des vaisseaux sanguins ; mais cette origine n'est point encore bien avérée.

Les radicules par lesquelles les vaisseaux lymphatiques naissent des divers endroits que nous venons d'indiquer, se réunissent pour former des rameaux qui, par leurs replis et leurs anastomôses multipliés, composent un réseau très-délié. Ce réseau forme en grande partie le tissu des membranes qui tapissent les cavités internes du corps, et celui de la membrane interne des viscères creux.

Du réseau formé par les radicules des vaisseaux lymphatiques, sortent des rameaux qui

se réunissent à l'instar des veines, pour former
des branches, lesquelles se réunissent à leur
tour pour former des troncs qui parcourent
souvent un trajet fort long sans recevoir
aucune branche apparente.

Lorsque les troncs des vaisseaux lymphatiques, après un trajet plus ou moins long et tortueux, approchent des glandes dans lesquelles
ils doivent pénétrer, ils se partagent en un
grand nombre de rameaux qui, après de nou-
velles divisions et subdivisions, embrassent
ces glandes, pénètrent dans leur intérieur et
échappent à la vue. Quelques-uns de ces rameaux ne s'y rendent point, mais se portent à
d'autres glandes plus éloignées : cependant les
vaisseaux lymphatiques passent toujours à
travers quelque glande avant de s'ouvrir dans
les principaux troncs du systême lymphatique ;
il est même ordinaire à presque tous d'en traverser plusieurs.

Les vaisseaux lymphatiques qui entrent dans
les glandes par le côté le plus éloigné du canal
thorachique, sont appelés déférens. Il sort du
côté opposé des mêmes glandes d'autres vaisseaux moins nombreux qu'on appelle efférens.
Les vaisseaux efférens s'élèvent des glandes de
la même manière que les vaisseaux déférens y
entrent ; c'est-à-dire, par des racines extrêmement fines et radiées ; mais les vaisseaux efférens sont en général plus gros que les vaisseaux
déférens ; quelquefois on en trouve qui sont plus
gros que le canal thorachique lui-même. Ils se
terminent communément bientôt à d'autres
glandes à l'égard desquelles ils doivent être
regardés comme des vaisseaux déférens.

Quoique les vaisseaux déférens correspondent aux vaisseaux efférens, ils n'en sont pas moins des vaisseaux parfaitement distincts, et les glandes sont liées et enchaînées, pour ainsi dire, les unes aux autres par différens vaisseaux.

Les branches des vaisseaux lymphatiques ont entr'elles de fréquentes anastomoses ou communications, en sorte que si les valvules n'empêchoient pas le mouvement rétrograde, en poussant l'injection par une des branches, on pourroit injecter la plus grande partie de leur système. Ces anastomoses ont lieu, non-seulement entre les petites branches, mais encore entre les grands troncs, et même entre les glandes. Delà la raison pourquoi on peut remplir par un seul lymphatique sur le dos du pied, un grand nombre de vaisseaux de ce genre sur la jambe et la cuisse, ainsi qu'un grand nombre de glandes qui se trouvent à l'aine, sur le bord du bassin, sur les vertèbres des lombes, et même le canal thorachique. L'intention de la nature, en formant ces anastomoses, est évidemment de conserver libres nombre de routes par lesquelles la lymphe et le chyle pourroient être charriés dans la masse du sang, quand même plusieurs vaisseaux lymphatiques et le canal thorachique lui-même seroient oblitérés.

Tous les vaisseaux lymphatiques du corps se réunissent dans deux troncs principaux, dont l'un est le canal thorachique, et l'autre le tronc commun des lymphatiques du côté droit du cou et de la tête, et de l'extrémité supérieure droite. Le canal thorachique s'ouvre dans la veine sous-clavière gauche précisément à la partie postérieure de l'angle que la jugulaire interne fait avec cette veine. Le tronc commun des vaisseaux lymphatiques du côté droit s'insère dans la veine sous-clavière droite.

DE LA STRUCTURE DES VAISSEAUX LYMPHATIQUES.

Les parois des vaisseaux lymphatiques sont très-minces et transparentes : elles sont formées de deux tuniques, une externe et une interne. On peut démontrer ces deux tuniques par un procédé fort simple : il consiste à retourner une portion du canal thorachique, et à l'étendre sur un cylindre de verre qui soit un peu plus volumineux que la portion du canal qu'on a ; bientôt la tunique interne se déchire et laisse à découvert l'externe qui est restée entière sous elle.

On ne découvre aucune espèce de fibres dans ces tuniques ; cependant, si l'on fait attention que les vaisseaux lymphatiques sont très-contractiles, et qu'ils se vident et se resserrent sous l'œil de l'observateur dans les animaux vivans, lorsque l'air froid a accès, ou qu'on les touche avec de l'acide sulfurique ou d'autres stimulans quelconques, on sera porté à croire que leur tunique externe est de nature musculaire et irritable.

Les parois des vaisseaux lymphatiques ont, comme celles des artères et des veines, leurs *vasa vasorum*. On peut injecter chez les quadrupèdes les artères des tuniques des lymphatiques. On les voit alors se ramifier fort élégamment à travers leurs substances. Ces artères doivent avoir leurs veines correspondantes.

Elles sont sans doute accompagnées aussi de lymphatiques. Les tuniques des vaisseaux lymphatiques ont sans doute aussi des nerfs ; mais on n'a pu encore les apercevoir.

On trouve au-dedans des vaisseaux lymphatiques un grand nombre de replis membraneux qu'on nomme valvules. Ces valvules sont plus ou moins nombreuses suivant les lymphatiques : en général, elles sont beaucoup plus rapprochées entre les glandes et aux membres que par-tout ailleurs. Elles sont assez éloignées dans le canal thorachique, sur-tout vers son milieu ; mais on trouve constamment deux valvules à l'endroit où un vaisseau lymphatique aborde ce canal. Les valvules sont toujours disposées par paires exactement opposées l'une à l'autre, de manière qu'elles ferment entièrement la cavité du vaisseau lorsqu'elles sont éloignées de ses parois.

La figure des valvules est semi-lunaire ou plutôt parabolique : elles adhèrent par leur bord convexe à la paroi du vaisseau ; l'autre bord est libre et flottant dans sa cavité : il est constamment dirigé vers le canal thorachique.

Les valvules sont formées par la tunique interne des vaisseaux lymphatiquess. Cette membrane les produit en s'avançant de la paroi du vaisseau dans l'intérieur du canal, et en se repliant sur elle-même pour revenir au lieu d'où elle est partie.

L'usage des valvules n'est point obscur ; elles empêchent le mouvement rétrograde du fluide qui circule dans les lymphatiques. Tant que ce fluide est dirigé vers le canal thorachique, il applique, en passant, les valvules contre les parois des vaisseaux, et ne rencontre aucun obstacle ;

mais s'il tend à refluer, il écarte les valvules de la paroi des vaisseaux; les bords libres de ces replis se rapprochent et se joignent exactement, de façon que le retour lui devient tout-à-fait impossible.

DES USAGES DES VAISSEAUX LYMPHATIQUES.

On convient généralement aujourd'hui que les vaisseaux lymphatiques jouissent d'une propriété par laquelle les fluides qui sont appliqués à leurs orifices, sont pris pour être portés ensuite plus loin dans les vaisseaux sanguins. L'exercice de cette propriété s'appelle absorption ou inhalation.

L'absorption a lieu par-tout où les vaisseaux lymphatiques prennent naissance. Ceux qui naissent de la surface externe du corps, absorbent les fluides qui nous environnent, et les différentes substances qui sont appliquées sur la peau, et que la ténuité de leurs parties rend susceptibles d'être absorbées.

Les lymphatiques qui naissent de la surface des cavités internes, telles que la poitrine, le bas-ventre, etc., absorbent le fluide qui humecte les parois de ces cavités et la surface des viscères qui y sont renfermés. Ce liquide étant versé continuellement par les vaisseaux exhalans, s'accumuleroit en grande quantité et produiroit l'hydropisie, si les vaisseaux lymphatiques ne l'absorboient constamment. Les lymphatiques qui viennent de la surface interne de l'estomac et du conduit intestinal, absor-

bent le chyle, et en général tous les liquides
qui sont contenus dans ces viscères. Ceux qui
naissent des cellules du tissu cellulaire, prennent le fluide que les vaisseaux exhalans versent dans ces cellules. En un mot, les vaisseaux
lymphatiques de toutes les parties du corps
prennent constamment les fluides dans lesquels
leurs orifices sont plongés; cependant ceux dont
ils se chargent plus volontiers sont le chyle et
la lymphe.

Mais comment ces vaisseaux agissent-ils pour
prendre les fluides? On a comparé leur action
à celle des tubes capillaires dans lesquels les
fluides s'élèvent au-dessus de leur niveau par
une cause qui n'est pas encore bien connue;
mais en examinant les phénomènes de l'absorption, on voit qu'ils ne s'accordent guère avec
ceux des tubes capillaires. En effet, si l'on
plonge un tube capillaire dans un fluide, ce
fluide le pénètre constamment, s'il ne trouve
aucun obstacle; mais les orifices des vaisseaux
lymphatiques sont souvent plongés pendant
long-temps dans un fluide sans en rien prendre,
comme on l'observe dans l'hydropisie; d'où
l'on peut inférer que l'absorption des fluides
dépend d'une autre puissance que celle des
tubes capillaires seulement.

Quoi qu'il en soit, les fluides pris par les
vaisseaux absorbans sont poussés en avant et
déterminés vers les troncs de ce système, qui
les versent dans les veines sous-clavières. La
force contractile des tuniques des vaisseaux
absorbans, le mouvement des artères et celui
des muscles sont les causes qui déterminent les
liquides contenus dans ces vaisseaux vers le
lieu où ils doivent être portés. L'action de ces

causes est singulièrement favorisée par les valvules qui, comme nous l'avons dit plus haut,
s'opposent au mouvement rétrograde des
fluides.

DES GLANDES LYMPHATIQUES
EN GÉNÉRAL.

LES glandes lymphatiques ou conglobées sont
des corps rougeâtres dans lesquels les vaisseaux
lymphatiques se ramifient avant d'arriver aux
troncs communs de leur système.

Les glandes lymphatiques sont répandues
dans presque toutes les parties du corps ; cependant on en trouve particulièrement aux
aines, aux aisselles, dans le bas-ventre, dans la
poitrine et au cou. Elles sont tantôt isolées, et
tantôt rassemblées en manière de grappes.

Le volume de ces glandes varie, depuis la
vingtième partie d'un pouce, jusqu'à un pouce
environ de diamètre. Elles augmentent fréquemment dans les maladies, et acquièrent
quelquefois une grosseur extraordinaire. Leur
volume est proportionnément plus considérable dans les jeunes sujets que dans ceux qui
sont avancés en âge ; mais elles ne disparoissent
jamais entièrement chez les vieillards, comme
on l'a dit.

Les glandes lymphatiques sont ovalaires,
mais cette forme n'est pas générale ; souvent
elles sont globuleuses, quelquefois aplaties,
et même dans d'autres cas triangulaires. Elles
présentent toujours de légers sillons dans
quelques points de leur surface, antérieure-

16..

ment, postérieurement et sur les côtés, mais pour l'ordinaire dans des points opposés. C'est par ces sillons que les plus gros rameaux des lymphatiques se portent dans les glandes, et qu'ils en sortent.

La couleur des glandes lymphatiques est rougeâtre en général, mais cette couleur varie dans les différentes parties du corps, et selon les circonstances. Celles qui sont immédiatement sous la peau sont plus rouges que celles qui sont renfermées dans le bas-ventre ou la poitrine. Chez les jeunes sujets, elles sont plus rouges que chez les sujets avancés en âge. Celles qui sont situées à la racine des poumons sont bleuâtres et quelquefois noires. Au reste, la couleur des glandes lymphatiques peut varier à raison des fluides qui passent à travers leur substance : ainsi, lors de l'absorption du chyle, les glandes du mésentère sont plus blanches que dans tout autre temps. Dans la jaunisse, les glandes lymphatiques situées aux environs du foie, sont fréquemment jaunâtres, à raison de la bile que les vaisseaux lymphatiques ont absorbée du systême biliaire.

La consistance des glandes lymphatiques varie beaucoup; en général, celles qui sont situées extérieurement, sont plus solides, et soutiennent une plus forte colonne de mercure sans se rompre, que celles qui sont situées dans les cavités de la poitrine et du bas-ventre, et sur-tout que celles du mésentère qui se rompent aisément.

Les glandes lymphatiques sont environnées d'une membrane ou tunique dont la face externe qui est lisse et brillante, tient aux autres parties par un tissu cellulaire graisseux plus ou moins abondant, et assez lâche pour permettre à celles qui sont situées sous la peau de se mouvoir, en sorte qu'elles peuvent être tirées en bas, poussées en haut et portées de côté et d'autre. La face interne de cette membrane est unie d'une manière assez intime à la substance des glandes par du tissu cellulaire qui se prolonge dans l'épaisseur de cette substance. La tunique des glandes lymphatiques est mince, ferme et ne paroît être autre chose qu'une membrane cellulaire condensée, garnie de vaisseaux sanguins.

La substance des glandes lymphatiques s'aperçoit aussitôt qu'on a enlevé cette membrane. Elle est celluleuse, molle, flexible, et pénétrée d'un suc blanc, séreux, plus ténu que le lait ; on trouve particulièrement ce suc chez les jeunes sujets. Il diminue à mesure qu'ils avancent en âge, et enfin il disparoît totalement. On n'est pas d'accord sur le lieu que ce suc occupe ; il est probable cependant qu'il est contenu dans les aréoles du tissu cellulaire, qu'il est séparé par les artères, et qu'il est de nature absolument différente de celle des fluides absorbés.

La substance des glandes lymphatiques est absolument formée par les circonvolutions et les divers entrelacemens des vaisseaux sanguins et lymphatiques, unis au moyen d'un tissu cellulaire très-délié.

Les artères des glandes lymphatiques sont fort nombreuses, et viennent de toutes les parties des environs. Lorsqu'elles sont parvenues auprès de ces organes, elles les enveloppent de toutes parts, et s'y plongent ensuite par une quantité prodigieuse de rameaux.

Les ramifications qu'elles répandent dans leur substance sont si nombreuses, qu'après une injection heureuse de cire colorée en rouge, les glandes paroissent comme des masses ovales de vermillon. Ces ramifications accompagnent les troncs, les rameaux et les ramuscules de toutes les lymphatiques ; elles les suivent même jusqu'à leurs dernières dilatations ou cellules, autour desquelles elles sont entassées et ramassées en bien plus grand nombre encore.

Les veines des glandes lymphatiques abordent de différens côtés comme les artères dont elles suivent la direction. Elles sont plus volumineuses et presque en aussi grand nombre qu'elles. Les ramifications qu'elles répandent dans la substance des glandes, n'ont aucune communication immédiate avec celle des lymphatiques ; et si le mercure passe quelquefois des unes dans les autres, ce n'est qu'après s'être infiltré dans le tissu cellulaire.

Les vaisseaux lymphatiques qui entrent dans les glandes sont appelés déférens, comme nous l'avons dit plus haut. Les divers troncs lymphatiques qui se rendent à une glande, se divisent à son approche en plusieurs branches qui pénètrent toutes dans sa substance. Les branches les plus considérables s'y insinuent immédiatement par les sillons dont nous avons parlé précédemment : les plus petites n'y entrent qu'après avoir rampé à sa surface, et s'y être encore divisées en un grand nombre de rameaux de plus en plus déliés.

Lorsqu'on a injecté ces vaisseaux avec beaucoup de soin, et que toutes les parties de la glande sont pénétrées par l'injection, sa surface qui auparavant était lisse et polie, à l'exception de quelques sillons, paraît alors couverte d'éminences de diverses figures. Si, à l'aide d'une lentille, on examine très-attentivement ces éminences, on voit qu'elles sont formées par les vaisseaux lymphatiques qui, tantôt rétrécis, tantôt dilatés, et formant en quelque sorte des cellules, sont recourbés sous différens angles, et entrelacés de mille manières. Les éminences sont plus ou moins grandes suivant la dilatation des lymphatiques qui leur donnent naissance; il en est d'autres qui ne sont formées que par les angles, les courbures et les circonvolutions de ces vaisseaux. Il y a plusieurs glandes à la surface desquelles on ne rencontre point ces sortes de dilatations, et qui paraissent formées de vaisseaux lymphatiques entrelacés et entortillés de différentes manières.

Il sort de la surface des glandes d'autres vaisseaux lymphatiques qu'on a appelés efférens, parce qu'ils emportent les fluides que les glandes ont reçus des déférens. Quoique ces vaisseaux correspondent à ceux qu'on nomme déférens, ils n'en sont pas moins des vaisseaux distincts : ils naissent immédiatement des cellules superficielles ou profondes, et même de la propre substance des glandes. Leurs ramuscules se réunissent pour former des rameaux dont les plus grands sortent des sillons, et les plus petits des éminences celluleuses et de leurs interstices. Après leur sortie, ces rameaux se réunissent pour former des troncs plus gros et moins nombreux que ceux des vaisseaux déférens, et qui se terminent communément bientôt après dans d'autres glandes à l'égard desquelles ils doivent être regardés comme des vaisseaux déférens.

Les glandes lymphatiques reçoivent aussi des nerfs; mais ils sont si petits et en si petit nombre, qu'ils n'est pas facile de les y démontrer. C'est sans doute ce qui rend ces glandes presque insensibles, comme on l'observe dans les écrouelles.

On ne connoît pas bien encore l'usage des glandes lymphatiques. Cependant, si l'on considère les divisions multipliées des vaisseaux absorbans qui les composent, leurs divers contours, leurs unions répétées, les dilatations et les resserremens qui donnent naissance aux cellules, enfin, les nombreuses communications qu'ils ont entr'eux, on sera porté à croire que la nature, en construisant ces organes, a eu en vue de favoriser le retard et l'élaboration des fluides qui y sont apportés des diverses parties du corps. Au reste, quel que soit l'usage des glandes lymphatiques, il est vraisemblable qu'elles sont d'une utilité plus grande dans les enfans que dans les adultes; car elles sont propotionnément plus grosses, plus molles et plus remplies de sucs chez les premiers que chez les derniers.

DES GLANDES LYMPHATIQUES EN PARTICULIER.

Des Glandes thorachiques.

Les premières glandes que l'on trouve dans la cavité de la poitrine, sont situées devant la partie inférieure du péricarde, au-dessus du diaphragme. Elles sont au nombre de trois ou quatre, et leur volume est médiocre. On trouve aussi dans la partie supérieure du bord antérieur du médiastin, d'autres glandes au nombre de trois, quatre ou cinq. Dans le trajet des artères mammaires internes, le long de la partie antérieure de la poitrine, sous les cartilages des côtes, on trouve de petites glandes dont le nombre varie depuis six jusqu'à dix.

Derrière le péricarde, entre les lames du médiastin postérieur, sont plusieurs glandes lymphatiques, couchées sur l'œsophage, et qui, dans la plupart des sujets, sont jetées çà et là sur toute la longueur de ce canal.

On rencontre presque toujours sur les côtés des vertèbres du dos entre les extrémités postérieures des côtes, un nombre assez considérable de petites glandes, lesquelles forment une espèce de chaîne qui semble se continuer inférieurement avec les glandes lombaires.

On trouve constamment à la racine des poumons, devant, derrière la trachée-artère et au-dessous de sa division, un nombre considérable de glandes qui entourent les bronches et accompagnent leurs principaux rameaux assez avant dans les poumons; ce sont les glandes bronchiques. Leur grosseur varie beaucoup. Elles sont quelquefois simples, et quelquefois lobuleuses et composées. Leur couleur est bleuâtre et quelquefois noire. Elles sont molles et remplies d'un suc dont la teinte ressemble à la leur. Il n'est pas rare de voir ces glandes dures et remplies d'une matière plâtreuse, cartilagineuse ou même osseuse.

Quelques-unes des glandes bronchiques se réunissent souvent avec d'autres qui sont situées tant au-dessus qu'au-dessous de la crosse de l'aorte, entre l'origine des carotides, et qu'on peut appeler glandes cardiaques. Enfin, il est encore quelques glandes qui se continuent aussi des bronchiques, le long de la trachée-artère jusqu'à la partie supérieure de la poitrine.

Des Glandes du cou.

Les glandes du cou sont appelées glandes jugulaires, parce qu'elles sont situées sur les côtés du cou, autour des veines jugulaires. Quelques-unes de ces glandes sont placées immédiatement sous le peaucier, entre le sterno-cléido-mastoïdien et le trapèze, autour de la veine jugulaire externe. Les autres suivent la veine jugulaire interne et l'artère carotide, et se continuent de côté et d'autre avec celles de la partie supérieure de la poitrine. Elles sont moins nombreuses et plus éloignées les unes des autres à la partie inférieure du cou, qu'à la partie supérieure où elles sont grouppées sous le bord antérieur du muscle sterno-cléido-mastoïdien, derrière l'angle de la mâchoire inférieure. Ces glandes se continuent sur les côtés du pharynx et à sa face postérieure, dans le trajet des veines jugulaires internes et des artères carotides.

On rencontre constamment trois ou quatre glandes lymphatiques entre le corps charnu antérieur du muscle digastrique et le bord inférieur du corps de la mâchoire, autour de la glande maxillaire et de l'artère labiale. Quelques-unes de ces glandes accompagnent

cette artère jusque sur la face externe de la
mâchoire. On en trouve aussi deux ou trois
petites entre le digastrique et le peaucier, près
du menton.

Des Glandes de la tête.

Les glandes lymphatiques de la tête sont
peu nombreuses : on en trouve toujours deux
ou trois derrière l'oreille, sur la région mastoïdienne. Il y en a deux ou trois devant
l'oreille, sur la face externe de la glande
parotide : d'autres sont situées plus haut sous
l'arcade zygomatique. On en rencontre encore
quelques-unes sur le muscle buccinateur. On ne
trouve aucune glande lymphatique à l'extérieur du crâne, ni à l'intérieur, ni sur les enveloppes du cerveau, ni dans la substance de
ce viscère.

Des Glandes axillaires.

Ces glandes sont situées dans le creux de
l'aisselle, entre les muscles grand pectoral,
grand dentelé, grand dorsal et sous-scapulaire,
autour des vaisseaux axillaires et des branches qui en partent. Leur nombre varie depuis
trois jusqu'à six ou sept; leur grosseur est
assez considérable, mais elle est différente
dans chacune d'elles. Ces glandes se continuent
avec d'autres qui sont situées derrière et au-
dessus de la clavicule, autour du plexus brachial, et du commencement des vaisseaux
axillaires. Indépendamment de ces glandes, on
en trouve ordinairement une ou deux devant
la clavicule, entre le muscle grand pectoral et
le deltoïde.

Des Glandes du bras.

Le nombre des glandes du bras varie beaucoup suivant les sujets : on n'en rencontre quelquefois que trois ; d'autrefois il y en a cinq ou six. Elles sont répandues sur le trajet de l'artère brachiale, depuis l'aisselle jusqu'auprès de la tubérosité interne de l'humérus, où l'on en trouve presque toujours une : les autres sont placées d'une manière incertaine. On ne trouve point ordinairement de glandes lymphatiques à l'avant-bras, ni à la main ; cependant dans certains sujets on en voit trois ou quatre à l'avant-bras, l'une près la bifurcation de l'artère brachiale, et les autres sur le trajet des vaisseaux radiaux et cubitaux.

Des Glandes du bas-ventre.

Le bas-ventre est de toutes les parties du corps celle où l'on trouve le plus de glandes lymphatiques. On peut distinguer ces glandes à raison des endroits qu'elles occupent, et des viscères auxquels elles appartiennent, en mésentériques, mésocoliques, gastro-épiploïques, hépatiques, pancréatiques, spléniques, lombaires, iliaques internes ou hypogastriques, et iliaques externes.

Des Glandes mésentériques.

Les glandes mésentériques sont situées dans l'épaisseur du mésentère. Le nombre de ces glandes varie depuis cent trente jusqu'à cent quarante, ou cent cinquante. Elles sont répan-

dues communément çà et là à peu de distance
l'une de l'autre ; quelquefois cependant elles
sont accumulées et disposées par paquets. Il est
rare qu'elles approchent les intestins plus près
que d'un ou de deux pouces. Comme les vaisseaux absorbans sont très-nombreux sur le jéjunum, les glandes sont plus nombreuses et plus
grosses dans la partie supérieure du mésentère
qui correspond à cet intestin. La grosseur de
ces glandes présente beaucoup de variétés : en
général les plus grosses, chez un adulte sain,
excèdent rarement le volume d'une amande.
Celles qui occupent la racine du mésentère sont
plus volumineuses que les autres.

Des Glandes mésocoliques.

Les glandes mésocoliques appartiennent à
l'intestin colon, et sont dispersées le long de
cet intestin. Elles sont beaucoup moins nombreuses et moins grandes que les glandes mésentériques. Celles qui appartiennent à la portion
lombaire droite du colon, au nombre de cinq
ou six, sont situées le long du bord interne de
cet intestin, derrière la portion du péritoine
qui va former la lame droite du mésentère.
Les glandes qui correspondent à la portion
transversale du colon, sont placées entre les
deux lames du mésocolon transverse. Leur nombre surpasse rarement celui de trente-six ou
quarante. Les plus grosses occupent la racine
du mésocolon transverse. Les plus petites rè-
gnent le long du bord postérieur de la portion
transversale du colon. Les glandes qui appartiennent à la portion lombaire gauche du colon
sont au nombre de six ou sept : elles sont dis-

persées le long du côté interne de cette portion,
derrière la partie du péritoine qui va former la
lame gauche du mésentère. Les glandes de la
portion iliaque du colon, sont au nombre de
quinze ou vingt ; elles sont situées dans l'épaisseur du mésocolon iliaque, le long du bord concave de la portion iliaque du colon. Quelques-
unes de ces glandes se continuent derrière la
partie supérieure du rectum, dans l'épaisseur
du mésorectum.

Des Glandes gastro-épiploïques.

Les glandes gastro-épiploïques peuvent être
distinguées en antérieures et en postérieures.
Les antérieures sont situées dans l'épaisseur du
grand épiploon, près le bord antérieur de l'estomac. Leur nombre est de quatre ou cinq ; elles
sont dispersées sur le trajet des artères gastro-
épiploïques droite et gauche. Les postérieures,
au nombre de cinq ou six, sont situées sur le
bord postérieur de l'estomac, dans l'épaisseur
de l'épiploon gastro-hépatique, autour de l'artère coronaire stomachique.

Des Glandes hépatiques, pancréatiques
et spléniques.

Les glandes hépatiques sont situées autour
de la veine porte, près son entrée dans le foie.
Elles forment une espèce de traînée qui est unie
avec d'autres glandes qui suivent le trajet de
l'artère splénique, et qui reçoivent les vaisseaux
lymphatiques de la rate, du pancréas et de
l'estomac.

Des Glandes lombaires.

Les glandes lombaires sont très-nombreuses
et très-grosses. Elles forment une espèce de
traînée glanduleuse qui couvre la partie inférieure des piliers du diaphragme, l'aorte, la
veine cave inférieure, et le corps des vertèbres
des lombes. C'est de la partie supérieure de cet
amas de glandes, ou plutôt des troncs qui en
partent, que le canal thorachique prend son
origine.

Des Glandes iliaques internes ou hypo-gastriques.

Le nombre des glandes iliaques internes est
de huit ou dix, plus ou moins, suivant les sujets. Elles sont situées dans l'excavation du
bassin, autour des vaisseaux hypogastriques.
Quelques-unes de ces glandes se continuent devant le sacrum, derrière l'intestin rectum où
elles se rencontrent avec celles qui sont logées
dans l'épaisseur du mésorectum.

Des Glandes iliaques externes.

Le nombre des glandes iliaques externes,
varie depuis six jusqu'à dix et même plus.
Elles sont situées sur le trajet des vaisseaux
iliaques externes. Parmi ces glandes, les unes
sont situées entre ces vaisseaux et le muscle
psoas, et les autres au côté interne de ces
mêmes vaisseaux et sur leur partie antérieure.
Elles se prolongent inférieurement jusqu'à
l'arcade crurale; supérieurement, elles se

continuent avec les glandes lombaires, au moyen de deux ou trois glandes qui sont situées sur le trajet des vaisseaux iliaques primitifs ou communs.

Des Glandes inguinales.

Les glandes inguinales sont situées à la partie supérieure et antérieure de la cuisse. Leur nombre varie depuis sept jusqu'à douze ou treize, suivant les sujets. On les distingue en superficielles et en profondes. Les superficielles sont situées entre la peau et l'aponévrose *fascia lata*, autour de la veine saphène interne. Elles varient beaucoup par rapport à la grosseur, à la situation et à la figure. Toutes ces glandes sont unies entr'elles par des vaisseaux lymphatiques qui vont de l'une à l'autre. Les glandes inguinales profondes sont au nombre de deux ou trois. Elles sont situées sous l'aponévrose *fascia lata*, autour de la partie supérieure de l'artère crurale. Ces glandes sont unies entr'elles et avec les superficielles, par différentes branches lymphatiques qui vont de l'une à l'autre.

Des Glandes poplitées.

Les glandes poplitées sont situées dans le creux du jarret. Leur nombre varie depuis trois jusqu'à quatre ou cinq. Leur grosseur est différente suivant les sujets; en général, elles sont d'autant plus petites, qu'elles sont plus nombreuses. Ces glandes sont dispersées sur le trajet des vaisseaux poplités, mais le le lieu qu'elles occupent est assez incertain, et varie dans les différens sujets. Elles communiquent entr'elles par des vaisseaux lymphatiques qui vont de l'une à l'autre. On ne trouve pas de glandes lymphatiques plus bas que le jarret ; cependant on en remarque quelquefois une vers la partie moyenne supérieure de la jambe , autour de l'artère tibiale antérieure.

DES VAISSEAUX LYMPHATIQUES EN PARTICULIER.

La nature des fonctions des vaisseaux lymphatiques exigeroit que l'on commençât par décrire leurs ramifications et leurs rameaux, avant de parler de leurs branches et de leurs troncs ; mais cet ordre , le seul qu'on pût suivre lorsque les connoissances sur les vaisseaux lymphatiques n'étoient encore , pour ainsi dire , que des fragmens , est extrêmement embarrassant ; c'est pourquoi aujourd'hui que l'histoire de ces vaisseaux est presque aussi complète que celle des artères et des veines , nous pensons qu'il vaut mieux les suivre depuis les troncs communs de leur systême , jusqu'aux parties d'où ils tirent leur origine.

Nous remarquerons , avant d'entrer dans les détails, que les vaisseaux lymphatiques n'observent jamais un ordre aussi constant dans leur nombre , dans leur situation , dans leur trajet , leurs anastomôses et leurs distributions , que les artères et les veines. Mais ce qu'il y a de moins constant dans la disposition de ces vaisseaux , c'est l'endroit d'où leurs troncs sortent. Le plus communément ils forment avec.

3.   17

les glandes dans lesquelles ils pénètrent, des espèces de plexus, et c'est de ces plexus de glandes et de vaisseaux lymphatiques, que sortent les troncs communs des branches et des rameaux qui se distribuent aux parties voisines.

. La lymphe et les autres fluides absorbés sont versés dans le torrent de la circulation par deux troncs principaux, dont l'un est le canal thorachique, et l'autre le tronc commun des absorbans du côté droit du cou, de la tête et de l'extrémité supérieure droite.

Du Canal thorachique.

Le canal thorachique est situé dans la poitrine, entre les deux lames du médiastin postérieur. Il s'étend depuis la veine sous-clavière gauche, jusqu'à la première ou à la seconde vertèbre des lombes.

Ce canal commence à la veine sous-clavière gauche, précisément à la partie postérieure de l'angle que cette veine fait avec la jugulaire interne. Son embouchure dans la veine sous-clavière gauche est garnie de deux valvules opposées l'une à l'autre, et dont l'usage est d'empêcher le sang qui coule dans cette veine de s'introduire dans le canal. Ces valvules remplissent encore si bien leurs fonctions après la mort, qu'il est excessivement rare de voir la matière injectée passer de la veine dans le canal thorachique.

Après s'être séparé de la veine sous-clavière gauche, le canal thorachique monte un peu obliquement de devant en arrière et de dedans en dehors, jusque vis-à-vis le bord supérieur du corps de la dernière vertèbre du cou; ensuite il se courbe de haut en bas, et descend

sur le muscle long du cou, derrière l'artère
thyroïdienne inférieure. Bientôt après il s'enfonce dans la poitrine, se place dans l'épaisseur
de la partie postérieure du médiastin, et descend
obliquement de gauche à droite, entre l'œsophage et la lame gauche du médiastin, à travers
laquelle on peut le voir, lorsqu'il est rempli
d'injection colorée, en soulevant le poumon
gauche et le portant à droite. Arrivé au niveau
de la troisième vertèbre du dos, il se glisse derrière l'œsophage qu'il croise à angle très-aigu,
et par lequel il est couvert dans l'étendue qui
correspond à la quatrième, à la cinquième et
à la sixième des vertèbres dorsales. Vers la
partie moyenne du dos, il se dégage de derrière
l'œsophage, et se place au côté droit de l'aorte.
Il continue de descendre à la droite de cette
artère, au-devant de la veine azygos, couvert
par la lame droite du médiastin. En descendant
il se porte en arrière, de manière que vers la
partie inférieure de la poitrine, il est couché
sur la partie antérieure et droite du corps des
dernières vertèbres du dos. Il pénètre de cette
cavité dans celle du bas-ventre, en passant entre l'aorte et le pilier droit du diaphragme. Dans
tout son trajet, le canal thorachique est un peu
flexueux.

Lorsque ce canal est parvenu sur le corps de
la première vertèbre des lombes, il s'élargit et
forme quelquefois une espèce de poche pyri-
forme; ensuite il se partage ordinairement en
trois troncs qu'on peut regarder comme ses
racines. L'espèce d'ampoule ou de poche que le
canal thorachique présente dans certains sujets,
devant le corps de la première vertèbre des lombes, a été nommée réservoir du chyle; mais

17..

cette poche ne se trouve que très-rarement chez l'homme.

Le canal thorachique présente beaucoup de variétés. Il se partage assez souvent, près de la veine sous-clavière, en deux ou trois branches qui ne tardent pas à se réunir ordinairement, de sorte que le canal s'ouvre dans cette veine par un seul tronc; quelquefois cependant ces branches se terminent séparément, et forment autant d'orifices séparés dans la veine sous-clavière. Chacun de ces orifices est garni de deux valvules. Vis-à-vis la septième ou la huitième vertèbre du dos, le canal thorachique se divise assez souvent en deux branches de grosseur inégale, qui se réunissent bientôt en laissant entr'elles un espace que *Haller* appelle *insula*. Quelquefois ces deux branches se séparent de nouveau, pour se réunir comme dans le premier cas.

La grosseur du canal thorachique varie considérablement suivant les sujets et suivant les différens points de sa longueur. Dans son commencement, il est ordinairement assez gros et bosselé; il y a même des sujets chez lesquels il est fort dilaté, en sorte que l'on pourroit dire qu'il commence par une espèce de poche, ou par un réservoir tel qu'il se rencontre dans les quadrupèdes. Dans d'autres, ses dimensions sont moindres, et le calibre qu'il présente ne s'éloigne pas beaucoup de celui qu'il doit conserver dans le reste de son étendue. Au-dessus du diaphragme, son calibre diminue, et il devient de plus en plus petit, jusqu'à ce qu'il soit arrivé vers le milieu du dos, où souvent il n'a pas plus d'une ligne de diamètre; après quoi il augmente graduellement, en sorte que près de la veine sous-clavière, son diamètre peut être environ de trois lignes.

Des Vaisseaux lymphatiques du cou et de la tête.

Presque aussitôt que le canal thorachique s'est séparé de la veine sous-clavière gauche, il fournit, de la convexité de sa courbure, deux ou trois troncs desquels proviennent les vaisseaux lymphatiques du côté gauche du cou et de la tête. Quelquefois un de ces troncs vient de l'angle que la veine sous-clavière forme avec la jugulaire, très-près de l'orifice du canal thorachique. Ces deux ou trois troncs lymphatiques se divisent aussitôt en plusieurs branches qui pénètrent dans les glandes inférieures du cou, tant dans celles qui environnent la veine jugulaire interne, que dans celles qui sont situées plus en arrière dans l'espace compris entre le muscle sterno-cléido-mastoïdien et le trapèze. De ces glandes sortent d'autres lymphatiques qui, bientôt après, pénètrent dans des glandes situées plus haut le long de la jugulaire interne et de l'artère carotide. Ces vaisseaux forment, conjointement avec les glandes dans lesquelles ils se ramifient, un des plus grands plexus de lymphatiques qui soient peut-être dans le corps humain. Les rameaux qui sortent de ce plexus forment deux plans de lymphatiques, un superficiel, et l'autre profond.

Des Vaisseaux lymphatiques superficiels du cou et de la tête.

Les rameaux du plan superficiel des lympha-

tiques du cou et de la tête peuvent être distingués
en postérieurs, en moyens et en antérieurs.
Les postérieurs sortent des glandes lymphatiques placées à la partie latérale inférieure du
cou, entre le trapèze et le sterno-cléïdo-mastoïdien, et de celles qui sont situées sur le trajet
de la veine jugulaire et à l'endroit de sa bifurcation, vers la partie inférieure de la parotide.
Ceux qui sortent des glandes situées superfi-
ciellement à la partie latérale inférieure du cou,
entre le trapèze et le sterno-cléïdo-mastoïdien,
montent le long de la partie latérale postérieure
du cou sur le trapèze, l'angulaire de l'omoplate et le sterno-cléïdo-mastoïdien, et se perdent
dans le tissu cellulaire et la peau. Les rameaux
qui sortent des glandes jugulaires supérieures,
montent de devant en arrière, entre les tégumens et le muscle sterno-cléïdo-mastoïdien ;
quelques-uns de ces rameaux s'enfoncent dans
l'épaisseur de ce muscle et montent entre ses
fibres. Dans leur trajet, tous ces rameaux ont
entr'eux diverses communications. Lorsqu'ils
sont arrivés sur la partie latérale, inférieure
et postérieure de la tête, ils pénètrent dans les
glandes qui y sont situées. De ces glandes sortent d'autres rameaux plus nombreux et plus
petits, qui se répandent par un grand nombre
de ramifications sur les parties latérales et postérieures de la tête jusqu'à son sommet. Ces ramifications s'entre-mêlent avec les branches et
les rameaux des artères occipitale, auriculaire
postérieure et temporale. Elles s'anastomôsent
fréquemment entr'elles, et forment une espèce
de réseau dont les aréoles ou mailles sont de
grandeur et de figure inégales.

Les rameaux moyens du plan superficiel des

lymphatiques de la tête , sortent des glandes
jugulaires supérieures. Ces rameaux montent
sur la face externe de la glande parotide , et
pénètrent dans les glandes situées devant l'o-
reille , au-dessous de l'arcade zygomatique. De
ces glandes il sort d'autres rameaux plus nombreux et plus petits qui accompagnent l'artère
temporale , et se répandent sur les parties latérales et supérieures de la tête et sur la partie
externe des paupières. Quelques-uns de ces
rameaux suivent l'artère transversale de la face,
et se portent sur la joue.

Les rameaux antérieurs du plan superficiel
des vaisseaux lymphatiques du cou et de la tête
sortent des glandes jugulaires supérieures et antérieures. Ils se portent en avant et en haut, et
pénètrent dans les glandes situées entre le ventre
antérieur du digastrique et la base de la mâchoire
inférieure, autour de la glande maxillaire. Après
s'être ramifiés dans ces glandes , ils en sortent
plus nombreux et plus petits , se portent sur la
face , et se distribuent à la joue , aux lèvres et
à la paupière inférieure. Quelques-uns péné-
trent dans les glandes qu'on trouve quelquefois
sur le muscle buccinateur. Parmi ces rameaux,
il y en a deux ou trois qui accompagnent la
veine labiale , et qui répandent leurs ramifications sur le nez , sur la partie interne des paupières et sur le front. Quelques-unes de ces ramifications pénètrent dans l'orbite , et se portent dans les graisses qui entourent le globe de
l'œil. Outre les rameaux dont nous venons de
parler, il en sort d'autres des glandes situées
sous la base de la mâchoire , lesquels se portent
aux glandes maxillaire et sublinguale , aux

muscles mylo et génio-hyoïdiens, et à la membrane qui attache la langue à la mâchoire inférieure.

Des Vaisseaux lymphatiques profonds du cou et de la tête.

Les vaisseaux lymphatiques profonds du cou
peuvent être distingués en postérieurs et en
antérieurs. Les premiers sortent des glandes
placées sur le trajet de la veine jugulaire interne, et se portent aux muscles des parties
latérale et postérieure du cou, en accompagnant les artères cervicales ascendante et postérieure. Les seconds sortent des mêmes glandes
et vont au larynx, à la glande thyroïde et au
pharynx : ils accompagnent les artères thyroïdienne supérieure et pharyngienne inférieure.
Quelques-uns de ceux qui vont à la partie supérieure de la glande thyroïde, passent, avant
d'y arriver, dans une ou deux petites glandes
qui se trouvent devant les cartilages thyroïde
et cricoïde. Outre les vaisseaux lymphatiques
qui vont à la partie supérieure de la glande
thyroïde, et qui accompagnent l'artère thyroïdienne supérieure, la partie inférieure de
cette glande en reçoit d'autres qui viennent
des glandes jugulaires inférieures et de celles
qui sont situées devant la trachée-artère.

Les vaisseaux lymphatiques profonds de la
tête peuvent être divisés en ceux qui accompagnent les branches de l'artère carotide externe,
et en ceux qui vont au cerveau.

Les lymphatiques qui accompagnent les branches de la carotide externe sortent des glandes

jugulaires supérieures. Ces vaisseaux vont à la langue, au pharynx, au voile du palais, aux différentes parties de la bouche, au muscle temporal, aux ptérigoïdiens, et en général à toutes les parties profondes de la tête. Parmi ceux qui accompagnent l'artère maxillaire interne, il y en a qui vont à la dure-mère, en passant par le trou sphéno-épineux avec l'artère méningée moyenne.

Quant aux vaisseaux lymphatiques du cerveau, on ne peut douter de leur existence, puisque la lymphe qui humecte les parois des ventricules de cet organe est continuellement resorbée, et qu'on ne connoît dans le corps humain aucune autre espèce de vaisseaux capable d'opérer le repompement des fluides; mais ces vaisseaux ne sont pas encore bien connus. On peut en injecter quelques-uns avec du mercure sur la surface du cerveau; mais on ne peut pas les conduire jusqu'aux glandes. Il paroît très-vraisemblable que ces vaisseaux sortent des glandes qui accompagnent l'artère carotide interne, qu'ils pénètrent dans le crâne avec cette artère et la vertébrale, et qu'ils se distribuent à toutes les parties du cerveau.

Des Vaisseaux lymphatiques des extrémités supérieures.

Le tronc commun des vaisseaux lymphatiques de l'extrémité supérieure gauche sort tantôt du canal thorachique, non loin de la veine sous-clavière, et tantôt de cette veine immédiatement. Ce tronc a quelquefois deux racines, dont l'une sort du canal thorachique, et l'autre de la veine sous-clavière. Aussitôt après son ori-

gine, ce tronc se divise en quatre ou cinq
branches qui accompagnent la veine sous-clavière. Une ou deux de ces branches se joignent
aux lymphatiques du cou et pénètrent dans les
glandes inférieures de cette partie. Les autres
passent au-dessous de la clavicule et s'introduisent dans les glandes axillaires supérieures.
De ces glandes sortent d'autres branches qui
pénètrent dans les glandes voisines. Toutes les
glandes axillaires sont ainsi liées les unes aux
autres par différens vaisseaux lymphatiques ;
avec lesquels elles forment un plexus qui embrasse l'artère et la veine axillaires. C'est de
ce plexus que sortent les lymphatiques du bras,
de l'avant-bras et de la main, ainsi qu'une
partie de ceux des parois de la poitrine et du
bas-ventre.

Les lymphatiques du bras forment deux plans,
un superficiel et l'autre profond.

Le plan superficiel accompagne les veines
céphalique et basilique. Les lymphatiques qui
accompagnent la veine céphalique sortent des
glandes axillaires supérieures et de celles qui
sont situées à la partie latérale inférieure du cou.
Ceux qui viennent de ces dernières passent au-
dessus de la clavicule, traversent la glande qui
se trouve devant cet os, et se joignent bientôt
à ceux qui sortent des glandes axillaires. Ces
vaisseaux descendent avec la veine céphalique,
entre le muscle grand pectoral et le deltoïde, et
ensuite le long de la partie externe du bras. En
chemin ils jettent un grand nombre de rameaux
qui se perdent dans le tissu cellulaire et les tégumens du bras.

Les lymphatiques qui accompagnent la veine

basilique sont beaucoup plus nombreux que les précédens et sortent tous des glandes axillaires. Ils descendent avec la veine basilique le long de la partie interne du bras, et se divisent en plusieurs rameaux qui ont entr'eux diverses communications. Plusieurs de ces rameaux traversent les glandes lymphatiques qui sont situées un peu au-dessus de la tubérosité interne de l'humérus.

Lorsque les vaisseaux lymphatiques qui accompagnent la basilique sont arrivés au pli du bras, ils s'associent avec ceux qui suivent la veine céphalique pour se porter à l'avant-bras. En descendant le long de la partie antérieure de l'avant-bras, ils fournissent un grand nombre de rameaux qui s'anastomôsent fréquemment ensemble, et forment une espèce de réseau. Plusieurs de ces rameaux se détournent pour gagner la face postérieure de l'avant-bras, où ils répandent une quantité prodigieuse de ramifications, qui s'anastomôsent et forment un réseau semblable à celui de la face antérieure. Le réseau lymphatique qui entoure l'avant-bras s'étend sur les faces dorsale et palmaire de la main jusqu'à l'extrémité des doigts.

Les vaisseaux lymphatiques profonds du bras et de l'avant-bras accompagnent les artères de ces parties. Les troncs de ces vaisseaux, au nombre de quatre ou cinq, sortent des glandes axillaires inférieures : ils descendent le long de la partie interne du bras avec l'artère brachiale, et traversent les glandes qui sont situées sur le trajet de cette artère. En chemin, ils donnent des rameaux qui accompagnent les artères collatérales externe et interne et se distribuent aux muscles du bras.

Lorsque ces vaisseaux sont arrivés au pli du coude, ils se partagent en deux faisceaux, dont l'un accompagne l'artère radiale et l'autre la cubitale.

Le faisceau qui accompagne l'artère radiale est composé de trois ou quatre branches qui environnent cette artère, et qui donnent en chemin des rameaux aux muscles de la partie antérieure externe de l'avant-bras. Parmi ces branches il y en a une qui traverse la glande qu'on trouve ordinairement sur le trajet de l'artère radiale, vers la partie supérieure de l'avant-bras. Lorsque ces branches sont arrivées à la partie inférieure de l'avant-bras, elles forment deux divisions, une postérieure et l'autre antérieure. La première accompagne l'artère radiale sur le dos de la main, envoie des rameaux sur la face postérieure du pouce, sur celle de l'indicateur et du doigt du milieu; ensuite elle s'enfonce dans la paume de la main avec le tronc de l'artère radiale dont elle suit le trajet et la distribution. La seconde se porte dans la paume de la main avec la branche que cette artère y envoie, et se distribue aux muscles de l'éminence thénar, au pouce, à l'indicateur et au doigt du milieu.

Le faisceau de vaisseaux lymphatiques qui accompagne l'artère cubitale, est composé de trois ou quatre branches qui entourent cette artère, et passent à travers les deux petites glandes qui sont situées ordinairement sur son trajet, vers la partie supérieure de l'avant-bras. Quelques rameaux nés de ces branches accompagnent les artères inter-osseuses antérieure et postérieure, et se distribuent aux mêmes parties qu'elles.

Lorsque les lymphatiques qui accompagnent l'artère cubitale sont arrivés à la partie inférieure de l'avant-bras, ils donnent quelques rameaux qui passent entre le cubitus et le tendon du muscle cubital antérieur, et vont se perdre sur le dos de la main et sur la partie portérieure des doigts annulaire, auriculaire. et *medius*. Ensuite les lymphatiques, compapagnons de l'artère cubitale, descendent dans la paume de la main avec cette artère, et se distribuent aux muscles de l'éminence hypothénar, aux deux côtés du petit doigt, à ceux du doigt annulaire et au côté interne du doigt du milieu. Ils communiquent vers la partie inférieure de la paume de la main avec ceux qui accompagnent l'artère radiale.

Outre les vaisseaux lymphatiques du bras et de l'avant-bras, les glandes axillaires fournissent un grand nombre de rameaux qui accompagnent les branches de l'artère axillaire, et se distribuent aux mêmes parties qu'elles. Elles fournissent aussi les vaisseaux lymphatiques superficiels des parois de la poitrine et de la partie supérieure des parois de l'abdomen. Ces vaisseaux peuvent être distingués en antérieurs, en moyens et en postérieurs.

Les antérieurs rampent sur la face antérieure du muscle grand pectoral, et étendent leurs ramifications devant l'aponévrose du muscle grand oblique du bas-ventre jusqu'à l'anneau ombilical : ils envoient aussi quelques rameaux vers la partie inférieure et antérieure du cou, et sur la partie antérieure du deltoïde ; ces rameaux pénètrent dans les glandes qui sont situées autour de la partie inférieure de la veine jugulaire externe. Quelques-uns des

lymphatiques qui rampent sur le grand pectoral, traversent deux petites glandes qu'on
trouve dans certains sujets vers la partie interne
du bord inférieur de ce muscle. D'autres pénètrent dans une glande qu'on remarque quelquefois près la ligne blanche au-dessus de
l'ombilic.

Les vaisseaux superficiels moyens des parois
de la poitrine se répandent sur les muscles
grand dorsal, grand dentelé et oblique externe
du bas-ventre. Leurs ramifications s'étendent
jusqu'auprès de la crête de l'os des îles.

Les postérieures se contournent de devant
en arrière sur le bord antérieur du muscle
grand dorsal, et se répandent en divergeant
sur la partie postérieure de l'épaule, sur la
partie inférieure et postérieure du cou, sur
le dos, et jusque sur la partie supérieure des
lombes.

*Du tronc commun des Vaisseaux lymphatiques
de l'extrémité supérieure droite, de la
partie latérale droite du cou et de la tête.*

Le tronc commun des vaisseaux lymphatiques
de l'extrémité supérieure droite, et de la partie
latérale droite du cou et de la tête, sort de la
partie postérieure et supérieure de l'angle formé
par la veine sous-clavière droite et la jugulaire
interne du même côté. Ce tronc ne le cède
presqu'en rien pour la grosseur au canal thorachique. Il monte en arrière et en dehors, et
lorsqu'il a parcouru environ un demi-pouce
de chemin plus ou moins, il se partage en
trois ou quatre grosses branches, dont une va
au cou, et les autres se portent à l'extrémité

supérieure droite. En outre, ce tronc produit les vaisseaux lymphatiques qui accompagnent l'artère mammaire interne droite, une partie de ceux qui vont au poumon droit, ceux du côté droit du cœur, ceux de la partie droite du diaphragme, et ceux de la face supérieure du lobe droit du foie. Dans certains sujets, la branche qui va au côté droit du cou naît séparément de l'angle formé par les jugulaires interne et externe.

Des Vaisseaux lymphatiques qui accompagnent l'artère mammaire interne, et de ceux du diaphragme.

Les vaisseaux lymphatiques qui accompagnent l'artère mammaire interne gauche, sortent du canal thorachique par une branche assez considérable qui se joint à quelques branches de ceux du cou, du poumon gauche et de l'extrémité supérieure du même côté. Ceux qui accompagnent l'artère mammaire interne droite, sortent du tronc commun des vaisseaux lymphatiques de l'extrémité supérieure de ce côté, par une branche assez grosse.

Les lymphatiques qui accompagnent les artères mammaires, après avoir traversé quelques-unes des glandes inférieures du cou, passent devant les veines sous-clavières, et se divisent en plusieurs rameaux qui descendent derrière les cartilages des côtes. Ces rameaux traversent les glandes situées entre ces cartilages, et forment avec elles une espèce de plexus qui entoure l'artère et la veine mammaire interne. De ces glandes sortent quelques ramifications qui passent entre les fibres des muscles inter-

costaux, pour se porter à la partie antérieure
de la poitrine.

Lorsque les lymphatiques qui accompagnent
l'artère mammaire interne, sont arrivés à la partie inférieure de la poitrine, ils se partagent en
deux faisceaux, dont l'un est externe et l'autre
interne. Le premier descend obliquement de
dedans en dehors avec la branche externe de
l'artère mammaire, et se perd, comme elle,
dans les muscles de l'abdomen. Le second accompagne la branche interne de cette artère ; il
passe entre les fibres du diaphragme qui s'attachent à l'appendice du sternum et celles qui
sont fixées au cartilage de la septième côte, et
va se distribuer dans les muscles et dans les tégumens du bas-ventre.

- Les vaisseaux lymphatiques du diaphragme
naissent de plusieurs endroits : il en sort quelques-uns des glandes qui entourent l'œsophage ;
il y en a qui viennent des inter-costaux inférieurs ; d'autres sortent de ceux qui vont à la
face supérieure du foie ; mais les plus considérables procèdent de ceux qui accompagnent les
artères mammaires internes. Ils traversent les
glandes situées à la partie antérieure et inférieure du médiastin, et de là se répandent de
côté et d'autre sur la face supérieure du diaphragme, où leurs ramifications s'anastomosent fréquemment ensemble, et forment une
espèce de réseau. Ces ramifications se perdent,
tant dans le diaphragme que dans la plèvre qui
le recouvre.

On trouve quelquefois un tronc lymphatique
unique qui sort des glandes situées devant la
veine cave supérieure, et qui doit son origine
à différens rameaux que ces glandes reçoivent

de côté et d'autre des lymphatiques qui accompagneut les artères mammaires internes. Ce tronc descend devant le péricarde, passe à travers les glandes de la partie antérieure et inférieure du médiastin, et répand un grand nombre de rameaux sur la face supérieure du diaphragme.

Des Vaisseaux lymphatiques du médiastin, du péricarde, du thymus, de l'œsophage et du cœur.

Les vaisseaux lymphatiques du médiastin et du péricarde sortent des glandes situées dans la partie supérieure du médiastin, et de celles qui se trouvent au-dessus de la crosse de l'aorte. Ceux du médiastin se répandent dans l'épaisseur de cette cloison. Ceux du péricarde se ramifient dans les parois de ce sac membraneux.

Le thymus étant presque entièrement effacé dans l'âge adulte, ces vaisseaux lymphatiques sont peu nombreux; et ne méritent pas une grande attention. Ils sortent des glandes dont il vient d'être parlé, conjointement avec une partie de ceux qui accompagnent l'artère mammaire, et une partie de ceux qui vont aux poumons.

Les vaisseaux lymphatiques du cœur ne viennent point immédiatement du canal thorachique; ils sortent des glandes situées au-dessus de la crosse de l'aorte, et dans lesquelles se rendent différeus rameaux qui se détachent des lymphatiques qui accompagnent les artères mammaires internes, et sur-tout de ceux qui accompagnent la mammaire gauche. A leur sortie de ces glandes, les vaisseaux lymphatiques du cœur sont au nombre de deux ou trois, et peuvent être distingués en antérieur et en postérieur. L'antérieur descend devant les artères aorte et pulmonaire, se partage en plusieurs branches, et répand un grand nombre de ramifications sur la face supérieure du cœur, sur ses bords et même sur sa face inférieure. Le postérieur descend derrière l'aorte, et après avoir traversé quelques glandes bronchiques et s'être mêlé aux lymphatiques des poumons, se glisse entre l'aorte et la pulmonaire, et va se distribuer sur la face inférieure du cœur.

Les principales branches des lymphatiques du cœur accompagnent les vaisseaux sanguins de cet organe. On ne peut injecter que ceux qui rampent à sa surface; mais il est vraisemblable que leurs ramifications pénètrent sa substance et jusqu'à la surface de ses cavités.

Des Vaisseaux lymphatiques des poumons.

Les vaisseaux lymphatiques des poumons sont très-nombreux et viennent de différens endroits. Ceux du poumon droit sortent du tronc commun des vaisseaux lymphatiques de l'extrémité supérieure droite. Ceux du poumon gauche sortent du canal thorachique, tant de la partie de ce canal qui est située dans la poitrine, que de celle qui est située à la partie inférieure du cou; il en vient aussi plusieurs des troncs lymphatiques qui s'ouvrent séparément dans la veine sous-clavière gauche ou dans la jugulaire interne.

Ces vaisseaux forment de chaque côté un faisceau de rameaux dont plusieurs passent à

travers les glandes qui entourent la trachée-
artère, l'œsophage et la crosse de l'aorte. Ces
rameaux se portent ensuite vers la racine des
poumons ; mais avant de pénétrer dans ces
organes, ils traversent les glandes situées sous
la division de la trachée-artère, autour des
bronches et de leurs principales branches. Ces
différentes glandes sont unies par des faisceaux
de rameaux lymphatiques qui vont de l'une à
l'autre, et forment avec elles un plexus très-
considérable. C'est dans ce plexus que les lymphatiques du poumon droit communiquent avec
ceux du gauche.

De ces glandes il sort deux plans de vaisseaux
lymphatiques pour chaque poumon, un superficiel et l'autre profond. Le plan superficiel se
répand sous la membrane externe du poumon,
où il forme, par les anastomoses fréquentes de
ses ramifications, un réseau d'une délicatesse
et d'une beauté admirables, et qui couvre toute
la surface de ce viscère. Les rameaux les plus
considérables de ce réseau sont quelquefois fort
dilatés dans une partie de leur étendue et paroissent comme variqueux. Quelques-uns de ces
rameaux superficiels s'enfoncent dans la substance du poumon, et s'anastomosent avec les
rameaux profonds.

Le plan profond des vaisseaux lymphatiques
du poumon s'enfonce dans la substance de cet
organe, et s'y ramifie de la même manière que
les artères et les veines pulmonaires. Les rameaux et les ramuscules de ce plan rampent sur
la surface des bronches et de leurs rameaux, et
sur celles des vésicules du poumon. Ils communiquent, comme il a été dit plus haut, avec les
rameaux du plan superficiel.

18..

Des Vaisseaux lymphatiques des espaces inter-costaux.

Les vaisseaux lymphatiques des espaces in-ter-costaux naissent des parties latérales du canal thorachique par des branches dont le nombre est incertain. Ces branches marchent en serpentant de dedans en dehors, et après avoir traversé les glandes situées devant les ver-tèbres du dos, ils s'avancent vers l'extrémité postérieure des côtes en formant des plexus qui varient beaucoup. Arrivés entre les têtes des côtes, ils passent à travers les glandes qu'on remarque aux environs de l'articulation de ces os avec les vertèbres devant les muscles inter-costaux externes. De ces glandes il sort un grand nombre de rameaux dont les uns accom-pagnent la branche dorsale des artères inter-costales, et les autres suivent les troncs mêmes de ces artères. Les premiers se portent aux ver-tèbres et aux muscles du dos : quelques-uns pénètrent dans le canal vertébral et se distri-buent aux parties qui y sont contenues. Les seconds marchent le long du bord inférieur des côtes, traversent quelques glandes placées entre les muscles inter-costaux internes et externes, et se distribuent à ces muscles, à la plèvre, aux muscles couchés sur l'extérieur de la poitrine, et aux tégumens de cette partie. Ceux qui cor-respondent aux cinq dernières côtes, s'étendent jusqu'aux parois du bas-ventre et au diaphragme.

Les vaisseaux lymphatiques des espaces inter-costaux ont entr'eux des anastomôses très-nom-breuses et très-variées.

Des Vaisseaux lymphatiques du foie.

Le foie est un des viscères du corps qui a le plus de vaisseaux lymphatiques. Ces vaisseaux sont les uns superficiels et les autres profonds.

Les vaisseaux lymphatiques superficiels du foie appartiennent à sa face supérieure ou à sa face inférieure. Les lymphatiques superficiels de la face supérieure peuvent être distingués relativement aux endroits par lesquels ils abordent ce viscère, en ceux qui arrivent par le ligament falciforme ou suspensoire, en ceux qui arrivent par le ligament droit, et en ceux qui arrivent par le ligament gauche.

Les lymphatiques qui arrivent par le ligament falciforme, ne viennent point immédiatement du canal thorachique : ils sortent de quelques-uns des troncs que ce canal fournit près de son insertion dans la veine sous-clavière gauche. Après avoir traversé quelques glandes inférieures du cou, ils passent devant la veine sous-clavière, conjointement avec les lymphatiques du cœur, du péricarde et du thymus auxquels ils sont unis. Ensuite ils s'associent aux lymphatiques qui accompagnent l'artère mammaire interne gauche, descendent le long du bord gauche du sternum, et traversent les glandes qui sont situées entre les cartilages des côtes, près de leur articulation avec le sternum.

Quelquefois ces vaisseaux sortent du tronc commun des lymphatiques de l'extrémité supérieure droite, et descendent le long du bord droit du sternum : d'autres fois ils viennent en partie de ce tronc et en partie du canal thorachique, et marchent le long des deux bords du sternum.

Quoi qu'il en soit, lorsque ces vaisseaux sont arrivés à la partie inférieure de la poitrine, ils traversent les glandes qui sont situées à la partie inférieure du bord antérieur du médiastin au-devant du péricarde. De ces glandes, il sort d'autres vaisseaux qui se réunissent pour former un ou deux troncs qui gagnent le ligament falciforme, en passant entre les fibres du diaphragme qui s'attachent à l'appendice du sternum, et celles qui sont fixées au cartilage de la septième côte. En descendant entre les deux lames du ligament falciforme, ces troncs se divisent en plusieurs branches dont les plus grosses et les plus nombreuses se répandent sur la face supérieure du lobe droit du foie, et les autres sur celle du lobe gauche.

Les vaisseaux lymphatiques qui arrivent à la face supérieure du foie par le ligament droit sont très-nombreux, et forment ordinairement trois divisions. Les branches qui composent la première division, sortent des glandes situées à la partie inférieure du bord antérieur du médiastin : elles marchent de dedans en dehors entre le diaphragme et la plèvre, en suivant le contour des côtes ; lorsqu'elles sont parvenues au ligament droit, elles traversent le diaphragme pour pénétrer dans ce ligament.

La seconde division est formée de plusieurs branches qui naissent de la partie inférieure du canal thorachique, et traversent presque aussitôt les glandes qui sont situées entre l'aorte et la veine cave. Ensuite elles montent du bas-ventre dans la poitrine, en passant entre les fibres du pilier droit du diaphragme, et quelquefois entre ce pilier et le gauche. Après quoi elles marchent de derrière en devant et de gauche à droite, entre la face supérieure du diaphragme et la plèvre; et lorsqu'elles sont arrivées vis-à-vis le ligament droit, elles traversent le diaphragme pour se porter entre les deux lames de ce ligament.

Les lymphatiques qui forment la troisième division, sortent du canal thorachique vers la partie inférieure de la poitrine, conjointement avec les inter-costaux inférieurs droits. Après avoir traversé les glandes lymphatiques qui environnent l'extrémité postérieure de la dernière côte droite, ils marchent le long de cette côte, entre la plèvre et le diaphragme, qu'ils traversent ensuite pour pénétrer dans le ligament droit.

Quel que soit l'endroit d'où viennent les lymphatiques qui abordent au foie par le ligament droit, ils marchent entre les deux lames de ce ligament, et se divisent en plusieurs branches qui se portent sur la face supérieure du lobe droit, et y répandent une quantité prodigieuse de rameaux.

Les vaisseaux lymphatiques qui arrivent à la face supérieure du foie par le ligament gauche, forment deux divisions, une supérieure et l'autre inférieure. Ceux de la division supérieure sortent des glandes situées entre la veine cave et l'œsophage, au-dessus du diaphragme qu'ils traversent bientôt pour pénétrer dans le ligament gauche.

Les lymphatiques qui composent la division inférieure, sortent de la partie inférieure du canal thorachique, conjointement avec ceux qui vont à l'estomac, à la rate et à la plupart des autres viscères du bas-ventre. Ils traversent les glandes situées devant l'aorte, entre le bord postérieur de l'estomac et le lobe de *Spigellius*, ensuite ils rampent sur la face inférieure du diaphragme, et gagnent le ligament gauche. Ils marchent entre les deux lames de ce ligament, et se divisent en une grande quantité de rameaux qui se répandent sur la face supérieure du lobe gauche.

Les vaisseaux lymphatiques de la face supérieure du foie rampent sous la membrane qui le recouvre, et forment un réseau dont les aréoles sont si fines et si multipliées, que lorsqu'on a rempli ces vaisseaux avec du mercure, et qu'on regarde le foie d'une certaine distance, on croiroit que ce viscère est couvert d'une lame argentée. Ce réseau communique sur les bords antérieurs et postérieurs du foie, avec les lymphatiques superficiels de sa face inférieure. Il s'en détache quelques rameaux qui pénètrent par l'extrémité de la scissure horizontale, et vont se joindre aux vaisseaux lymphatiques qui accompagnent les branches de la veine porte hépatique.

Les vaisseaux lymphatiques superficiels de la face inférieure du foie, peuvent être distingués en ceux du lobe droit et en ceux du lobe gauche.

Les lymphatiques de la face inférieure du lobe droit sortent des glandes qui sont situées devant l'aorte et de celles qui entourent le faisceau des vaisseaux hépatiques, par un nombre de branches qui varient singulièrement. Ces branches gagnent la face inférieure du lobe droit et celle de la vésicule du fiel, et y répandent une quantité prodigieuse de ramifications.

Les lymphatiques de la face inférieure du lobe gauche procèdent du plexus formé par les vaisseaux profonds, et se répandent sur cette face par une quantité innombrable de ramifications.

Les vaisseaux lymphatiques de la face inférieure du foie forment un réseau semblable à
celui dont il a été parlé plus haut. De ces deux
réseaux, il se détache un grand nombre de rameaux qui pénètrent dans la substance du foie,
et vont s'anastomôser avec les lymphatiques
profonds.

Les lymphatiques profonds du foie sont très-
nombreux ; ils sortent de la partie inférieure
du canal thorachique par des troncs qui leur
sont communs avec ceux de la plupart des autres viscères du bas-ventre. Ces vaisseaux traversent d'abord les glandes qui sont situées devant l'aorte, près l'origine des artères cœliaque
et mésentérique supérieure ; ils passent ensuite
par les glandes qui environnent les vaisseaux hépatiques, et par celles qui sont situées derrière
l'estomac. En sortant de ces glandes, ils forment
un faisceau considérable qui entre dans le foie
par la scissure transversale, et accompagne la
veine porte et l'artère hépatique dans toutes
leurs distributions à ce viscère. Ces vaisseaux
communiquent avec les superficiels, comme il
a été dit plus haut.

*Des Vaisseaux lymphatiques de l'estomac, de
la rate et du pancréas.*

Les vaisseaux lymphatiques de l'estomac naissent de la partie inférieure du canal thorachique par des troncs qui leur sont communs avec
ceux de la rate et du pancréas, et avec les profonds du foie. Ils forment deux divisions, dont
l'une accompagne l'artère coronaire stomachi-

que, et l'autre les artères gastro-épiploïques droite et gauche.

Les vaisseaux lymphatiques qui accompagnent l'artère coronaire stomachique, traversent les glandes qui sont situées sur la petite courbure de l'estomac, et forment avec elles une espèce de plexus qui règne dans toute l'étendue de cette courbure. De ces glandes il sort un grand nombre de rameaux qui se partagent en deux plans, dont l'un est superficiel et l'autre profond. Le premier se distribue sous la tunique externe ou membraneuse. Le second traverse la tunique musculeuse, et va se ramifier sur la tunique interne.

Les lymphatiques qui accompagnent les artères gastro-épiploïques droite et gauche, traversent les glandes qui sont situées sur la grande courbure de l'estomac, et passent de l'une à l'autre. En sortant de ces glandes, ils forment aussi deux plans, dont l'un se répand sous la tunique membraneuse de ce viscère, et l'autre se ramifie sur la tunique interne. Outre les rameaux lymphatiques que les glandes situées sur la grande courbure de l'estomac envoient à ce viscère, elles en donnent d'autres qui se ramifient dans le grand épiploon, en accompagnant les rameaux artériels que ce repli membraneux reçoit des artères gastro-épiploïques droite et gauche.

Les vaisseaux lymphatiques de la rate sortent du canal thorachique par des troncs qui leur sont communs avec les lymphatiques profonds du foie et avec ceux de l'estomac. Ils forment un faisceau qui accompagne l'artère hépatique, et qui passe à travers les glandes qui sont situées sur le trajet de cette artère. Lorsque ces vaisseaux sont arrivés à la scissure de la rate, ils se partagent en deux plans, un superficiel et l'autre profond. Le plan superficiel se ramifie sous la membrane de ce viscère. Le plan profond pénètre dans la substance même de la rate, et accompagne par-tout les rameaux de l'artère et de la veine spléniques. Ces deux plans ont entr'eux plusieurs communications ou anastomôses.

Les vaisseaux lymphatiques du pancréas sortent du plexus qui accompagne l'artère splénique; ils s'enfoncent dans cet organe glanduleux avec les artères dont ils suivent la marche et la distribution.

Des Vaisseaux lymphatiques des intestins.

En parlant du canal thorachique, nous avons dit que lorsqu'il est arrivé sur le corps de la première vertèbre des lombes, il se divise ordinairement en trois branches qui sont fort grosses et tortueuses. Ces branches se partagent bientôt elles - mêmes en plusieurs autres qui pénètrent dans les glandes qui environnent l'artère aorte et la veine cave, et forment, en passant de l'une à l'autre, le plus grand plexus de vaisseaux et de glandes lymphatiques qui soit dans le corps humain. Ce plexus règne sur le corps des vertèbres des lombes, et entoure de toutes parts l'aorte et la veine cave jusqu'à leur bifurcation en artères et en veines iliaques primitives. C'est de ce plexus que sortent les vaisseaux lymphatiques des intestins, ceux de la plupart des autres viscères du bas-ventre, ceux du testicule, ceux du bassin, une partie de ceux des parois de l'abdomen, et enfin ceux des extrémités inférieures.

Les vaisseaux lymphatiques des intestins ont été appelés chylifères ou lactés, parce qu'après la digestion ils sont remplis d'un suc blanc qu'on nomme chyle. Ces vaisseaux peuvent être distingués en ceux des intestins grêles et en ceux des gros intestins.

Les lymphatiques des intestins grêles sont beaucoup plus nombreux et plus considérables que ceux des gros intestins. Ils forment un faisceau qui pénètre dans le mésentère avec l'artère mésentérique supérieure, et qui traverse le paquet de glandes situé à l'origine de ce repli membraneux. De ce paquet de glandes, il sort une grande quantité de branches dont les rameaux se répandent dans toutes les parties du mésentère, et forment par leurs divisions, leurs réunions et leurs anastomôses, une espèce de plexus ou de réseau dont les mailles sont de grandeur et de figure différentes. Ces rameaux traversent les glandes du mésentère, et, passant de l'une à l'autre, ils s'avancent vers le conduit intestinal. Des glandes les plus proches de ce conduit sortent des rameaux nombreux qui se portent vers le bord concave des intestins. Ces rameaux peuvent être rangés sous deux classes; savoir, les superficiels et les profonds. Les premiers rampent sous la tunique membraneuse, et leur direction est presque toujours longitudinale. Les seconds sont couverts de la tunique musculeuse, et se ramifient principalement sur la tunique interne. Ils accompagnent les artères et les veines, se ramifient exactement comme elles, mais sont plus nombreux. Les lymphatiques du duodénum et du jéjunum sont plus gros et plus nombreux que ceux de l'iléon.

Les vaisseaux lymphatiques des gros intestins

peuvent être distingués en ceux du cœcum, de
la portion droite et de l'arc du colon, et en
ceux de la portion gauche du colon, de sa portion iliaque et du rectum.

Les lymphatiques du cœcum et de la portion
droite du colon procèdent du faisceau qui
accompagne l'artère mésentérique supérieure.
Ils suivent le trajet des artères coliques droite,
moyenne et inférieure, et passent à travers les
glandes situées sur le côté interne du cœcum et
de la portion droite du colon avant d'arriver à
ces intestins.

Les lymphatiques de l'arc du colon procèdent
aussi du faisceau qui accompagne l'artère mésentérique supérieure, mais un peu plus à gauche
que les précédens. Ils marchent entre les deux
lames du mésocolon transverse, et passent dans
les glandes situées le long du bord postérieur du
colon avant d'arriver à cet intestin.

Les vaisseaux lymphatiques de la portion gauche du colon, ceux de sa portion iliaque, et
ceux du rectum sortent des glandes situées devant l'aorte, près l'origine des artères rénale et
mésentérique inférieure, et accompagnent cette
dernière artère. Ceux qui vont à la partie gauche du colon marchent derrière la portion du
péritoine, qui va former la lame gauche du mésentère, gagnent les glandes situées le long du
bord interne du colon, et ne pénètrent dans
ses parois qu'après avoir traversé ces glandes.
Ceux qui appartiennent à la portion iliaque du
colon et au rectum, marchent entre les deux
lames du mésocolon iliaque et du mésorectum,
et traversent les glandes situées dans l'épaisseur
de ces replis avant d'arriver aux tuniques intes-
tinales.

Les vaisseaux lymphatiques des gros intestins se distribuent dans les parois de ces intestins, comme ceux des intestins grêles dont ils ne diffèrent que parce qu'ils sont beaucoup moins nombreux et moins gros.

On a distingué les vaisseaux lymphatiques ou lactés en ceux du premier et en ceux du second genre. Les lactés du premier genre sont ceux qui s'étendent depuis les intestins jusqu'aux glandes du mésentère. Les lactés du second genre sont ceux qui s'étendent depuis ces glandes jusqu'au canal thorachique. Mais cette distinction ne paroît être établie sur aucun fondement.

Des Vaisseaux lymphatiques des reins, et des capsules atrabilaires.

Les vaisseaux lymphatiques des reins sortent des glandes situées devant l'aorte, près l'origine de l'artère rénale. Ils forment une espèce de plexus qui accompagne cette artère et la veine du même nom. Lorsque ce plexus est arrivé à la sinuosité du rein, il se partage en deux plans, un superficiel et l'autre profond. Le plan superficiel est beaucoup moins considérable que le profond : les rameaux qui le composent ne peuvent pas être remplis de mercure dans l'état sain du rein ; mais dans le cas où cet organe est malade et a dégénéré en une espèce d'hydatide, ces rameaux se dilatent beaucoup et peuvent être injectés facilement. Ils se répandent sous la membrane du rein ; plusieurs d'entr'eux s'enfoncent dans la substance de cet organe, et s'anastomosent avec le plan profond.

Le plan profond s'enfonce dans la sinuosité du rein avec les branches de l'artère et de la veine rénales, et se distribue au bassinet, aux calices des mamelons, et à la substance du rein. Les vaisseaux lymphatiques qui vont à la partie supérieure de l'uretère, sortent du faisceau qui accompagne l'artère et la veine rénales.

Les lymphatiques de la capsule atrabilaire droite sortent de quelques petites glandes qui sont situées autour de la veine cave, immédiatement au-dessous du foie. Ceux de la capsule gauche sortent des glandes situées devant le pilier gauche du diaphragme. Ces vaisseaux accompagnent de côté et d'autre l'artère et la veine capsulaires moyennes, et lorsqu'ils sont arrivés à la capsule, ils se partagent en deux plans, dont l'un se répand sur la surface de cet organe, et l'autre pénètre dans son épaisseur.

Des Vaisseaux lymphatiques du testicule.

Les vaisseaux lymphatiques du testicule sortent des glandes situées devant l'aorte et la veine cave, au voisinage des reins. Leur nombre, dans cet endroit, varie depuis trois jusqu'à six ou sept. Ils descendent devant le muscle psoas, et sortent du bas-ventre par l'anneau inguinal, avec les vaisseaux spermatiques auxquels ils se joignent pour former le cordon spermatique.

Dans leur trajet, les lymphatiques du testicule se divisent en plusieurs rameaux qui s'anastomosent entr'eux, et forment des aréoles ou mailles de différentes grandeurs. Arrivés près du testicule, ils forment depuis six jusqu'à

-douze branches, dont les unes pénètrent dans la substance de cet organe et dans l'épididyme, et les autres se ramifient dans la tunique albuginée.

Dans la femme, les vaisseaux lymphatiques qui accompagnent l'artère et la veine spermatiques, se distribuent à la trompe de *Fallope*, au ligament large., et à la partie supérieure de la matrice.

Des Vaisseaux lymphatiques qui accompagnent les artères lombaires.

Ces vaisseaux sortent des glandes situées sur le corps des vertèbres des lombes, et forment autant de divisions qu'il y a d'artères lombaires. Ils s'enfoncent avec ces artères sous le muscle psoas, et lorsqu'ils sont arrivés à la base des apophyses transverses des vertèbres, ils se partagent en deux faisceaux, dont l'un se distribue dans le canal vertébral et aux muscles des lombes, et l'autre se porte à la partie postérieure des muscles abdominaux, au carré des lombes et au péritoine.

Des Vaisseaux lymphatiques qui accompagnent les artères iliaques primitives.

Lorsque le plexus lymphatique qui couvre l'artère aorte, la veine cave et le corps des vertèbres des lombes est arrivé à l'endroit où ces vaisseaux se bifurquent, il se divise en deux plexus, un de chaque côté. Ces plexus accompagnent l'artère et la veine iliaques primitives, et passent à travers les glandes situées sur le trajet de ces vaisseaux. Arrivés

à la bifurcation des artères iliaques primitives ,
ils se divisent chacun en deux autres, dont
l'un est le plexus hypogastrique ou iliaque
interne, et l'autre le plexus iliaque externe. En
outre, ils fournissent quelques rameaux qui se
répandent sur la face antérieure du sacrum , en
accompagnant l'artère sacrée moyenne.

Du Plexus lymphatique hypogastrique ou iliaque interne , et des branches qui en partent.

Le plexus lymphatique hypogastrique s'enfonce dans le bassin avec l'artère hypogastrique, et passe à travers les glandes qui sont
répandues çà et là sur le trajet de cette artère.
Il est fortifié par un grand nombre de branches
qui viennent des glandes situées sur le trajet
de l'artère iliaque externe , et qui s'enfoncent
dans la partie latérale du bassin. Ce plexus
fournit les lymphatiques de la vessie, ceux de
la partie inférieure de la matrice et du vagin ,
et ceux de la partie inférieure du rectum ; en
outre , il donne un grand nombre d'autres
lymphatiques qui accompagnent les artères
iléo-lombaire, sacrée latérale, obturatrice ,
iliaque postérieure, ischiatique et honteuse
interne.

Les lymphatiques de la vessie sortent de la
partie inférieure du plexus hypogastrique ; ils
accompagnent l'artère ombilicale , et avant
d'arriver à la vessie , ils traversent quelques
glandes qui leur sont propres, et qui sont situées
sur le trajet de cette artère. Ces vaisseaux se
distribuent à toutes les parties de la vessie, aux
vésicules séminales, et à la glande prostate.

3   19

Les vaisseaux lymphatiques de la matrice et du vagin sortent du plexus hypogastrique et des glandes situées dans le bassin. Ces vaisseaux accompagnent les artères utérines et vaginales, et se ramifient dans les parois de la matrice et du vagin. Outre les vaisseaux lymphatiques que la matrice reçoit du plexus hypogastrique et de ceux qui accompagnent les vaisseaux spermatiques, les glandes inguinales et celles qui sont situées derrière le ligament de *Fallope*, lui en fournissent d'autres qui s'y portent en suivant le trajet du ligament rond. Dans l'état de vacuité de la matrice, ces vaisseaux lymphatiques ne s'aperçoivent pas facilement; mais dans l'état de grossesse, ils se dilatent considérablement et deviennent visibles à l'œil nu.

Les lymphatiques de la partie inférieure du rectum sortent du plexus hypogastrique; ils accompagnent l'artère hémorroïdale moyenne, et se ramifient dans les tuniques de la partie inférieure de cet intestin, et dans les muscles qui l'environnent.

Les vaisseaux lymphatiques qui accompagnent l'artère iléo-lombaire sortent en partie du plexus hypogastrique, et en partie des glandes situées près de l'union du sacrum avec l'os des îles. Ces vaisseaux se distribuent au muscle iliaque, au psoas, au tissu cellulaire, à la portion du péritoine qui couvre la fosse iliaque, et dans la partie inférieure du canal vertébral où ils entrent par le dernier trou de conjugaison.

Les lymphatiques qui accompagnent l'artère sacrée latérale proviennent du plexus et des glandes hypogastriques. Ils se répandent sur la face antérieure du sacrum, dans le canal sacré, et se distribuent à cet os, ainsi qu'aux muscles et aux ligamens qui le recouvrent.

Les vaisseaux lymphatiques qui accompagnent l'artère iliaque postérieure, sortent du bassin avec cette artère par la partie supérieure de l'échancrure sciatique, et se distribuent aux muscles moyen et petit fessiers, ainsi qu'à l'os des îles. En chemin, ils traversent une glande qui est située à la partie supérieure de l'échancrure sciatique, et plus loin d'autres petites glandes qui sont répandues entre les muscles fessiers, sur le trajet des branches de l'artère iliaque postérieure.

Les vaisseaux lymphatiques qui accompagnent l'artère ischiatique viennent du plexus hypogastrique et des glandes situées à la partie inférieure du bassin. Ils sortent de cette cavité au-dessous du muscle pyramidal, et se distribuent à la partie inférieure du muscle grand fessier, aux muscles jumeaux, au pyramidal, au carré et au nerf sciatique. Ils traversent quelques glandes qui se trouvent sur le trajet de l'artère ischiatique.

Les lymphatiques qui accompagnent l'artère honteuse interne viennent aussi des glandes situées à la partie inférieure du bassin, et sortent de cette cavité par le même endroit que les précédens. Ils se distribuent aux muscles et aux graisses qui environnent l'anus, au muscle obturateur interne, et à la verge dont ils forment les lymphatiques profonds.

Du Plexus iliaque externe.

Le plexus lymphatique iliaque externe est composé de plusieurs troncs considérables qui

19.

entourent de diverses manières l'artère et la veine iliaques externes, et se ramifient dans les glandes qui se trouvent sur le trajet de ces vaisseaux. Avant de sortir du bas-ventre par l'arcade crurale, ce plexus traverse les glandes placées derrière le ligament de *Fallope*. De ces glandes sortent plusieurs branches considérables qui accompagnent l'artère et la veine crurales, et qui pénètrent dans les glandes inguinales. Outre ces branches, les glandes placées derrière le ligament de *Fallope* donnent des lymphatiques qui accompagnent l'artère épigastrique, et ceux qui suivent l'artère iliaque antérieure.

Les vaisseaux lymphatiques qui accompagnent l'artère iliaque antérieure, marchent de dedans en dehors, en suivant la direction de la crête des os des îles, et traversent deux ou trois petites glandes qui sont situées le long du bord supérieur du muscle iliaque. Ils se distribuent à ce muscle, aux muscles larges du bas-ventre, au péritoine et aux tégumens communs.

Les vaisseaux lymphatiques qui accompagnent l'artère épigastrique, environnent cette artère, et en suivent le trajet; ils se distribuent au péritoine, aux muscles du bas-ventre et aux tégumens. Ils communiquent avec les lymphatiques qui accompagnent l'artère mammaire interne, avec ceux qui suivent les artères inter-costales inférieures, et avec ceux qui accompagnent l'artère iliaque antérieure.

Des Vaisseaux lymphatiques qui sortent des glandes inguinales.

Les branches lymphatiques qui sortent des

glandes placées derrière le ligament de *Fallope*, et qui accompagnent l'artère crurale , se ramifient , comme nous l'avons dit plus haut , dans les glandes inguinales , et forment en passant de l'un à l'autre , un plexus lymphatique trèsconsidérable. Ces glandes donnent les lymphatiques de la verge , ceux des tégumens de la partie inférieure du bas-ventre , ceux des tégumens de la fesse et de la partie inférieure des lombes , et les lymphatiques de l'extrémité inférieure.

Les lymphatiques superficiels de la verge sortent des glandes inguinales superficielles internes ; ils marchent de dehors en dedans , croisent la direction du cordon des vaisseaux spermatiques , et s'avancent vers la racine de la verge. Lorsqu'ils sont arrivés à cet endroit, ceux du côté droit s'anastomôsent avec ceux du côté gauche ; ensuite ils marchent le long de la face supérieure de la verge , et se divisent en un grand nombre de rameaux qui se distribuent aux tégumens de cette partie et au prépuce. Les vaisseaux lymphatiques du scrotum et de la partie antérieure du périnée sortent aussi des glandes inguinales internes , et accompagnent l'artère honteuse externe inférieure.

Les vaisseaux lymphatiques qui vont aux tégumens de la partie antérieure et inférieure du bas-ventre , sortent des glandes inguinales supérieures et internes. Ils accompagnent une petite artère qui est fournie par l'artère crurale , et répandent leurs rameaux entre les tégumens et l'aponévrose du muscle oblique externe , jusqu'à l'anneau ombilical.

Les lymphatiques qui vont aux tégumens de la partie inférieure des lombes , à ceux de la

fesse èt à ceux de la partie postérieure et supérieure de la cuisse sont très-nombreux : ils
sortent des glandes inguinales qui sont les plus
proches de l'épine supérieure et antérieure de
l'os des îles. Ces vaisseaux marchent de dedans
en dehors en divergeant, et jettent une quantité
prodigieuse de ramifications dans le tissu cellulaire et les tégumens des parties que je viens de
nommer.

Des Vaisseaux lymphatiques de l'extrémité inférieure.

Les vaisseaux lymphatiques de l'extrémité
inférieure forment deux plans, un superficiel
et l'autre profond.

Le plan superficiel sort des glandes inguinales superficielles par une quantité considérable de branches dont les plus grosses environnent la grande veine saphène. Ces branches
descendent le long de la partie antérieure de
la cuisse, et donnent en chemin une grande
quantité de rameaux qui se distribuent aux
tégumens et au tissu cellulaire sous-cutané.
Parmi ces rameaux il y en a qui gagnent la
partie externe de la cuisse, et d'autres qui
se portent à sa partie interne et postérieure.
Lorsque ce plan est arrivé à la partie inférieure
de la cuisse, les branches qui le composent se
multiplient en se divisant : elles s'écartent
aussi les unes des autres, et forment une espèce
de plexus qui environne le genou ; cependant
le plus grand nombre de ces branches reste au
côté interne de cette articulation, et continue
d'accompagner la grande veine saphène. Ces
branches descendent le long de la jambe, et

donnent en chemin un grand nombre de rameaux qui s'anastomôsent ensemble et forment une espèce de réseau. Le plus grand nombre de ces rameaux occupe la partie interne, et antérieure de la jambe, et accompagne la veine saphène interne. Lorsque ces rameaux sont arrivés à la partie inférieure de la jambe, les postérieurs descendent sur les côtés du tendon d'Achille, gagnent la plante du pied et se perdent dans le tissu cellulaire et les tégumens de cette partie. Les antérieurs se portent sur le dos du pied où ils répandent une quantité prodigieuse de ramifications qui s'étendent jusqu'à la face supérieure des orteils.

Les lymphatiques superficiels de l'extrémité inférieure sont si nombreux et leurs communications sont si fréquentes, qu'ils forment une espèce de plexus ou de réseau qui environne de toutes parts la cuisse, la jambe et le pied ; cependant les branches de ce plexus qui occupent la partie antérieure interne de la cuisse sont plus grosses et plus nombreuses que celles qui occupent sa partie postérieure et externe : elles sont aussi plus nombreuses sur la face supérieure du pied que sur la face inférieure.

Les vaisseaux lymphatiques profonds de l'extrémité inférieure sont beaucoup moins nombreux que les superficiels. Ils sortent des glandes inguinales profondes et superficielles, mais principalement des premières. Ces vaisseaux accompagnent l'artère et la veine crurales qu'ils embrassent de diverses manières. En chemin, ils donnent plusieurs branches qui se distribuent aux muscles et au tissu cellulaire de la cuisse. Lorsqu'ils sont arrivés à l'endroit où le tiers moyen du fémur s'unit au tiers inférieur, ils traversent le bord externe du muscle troisième adducteur, se portent dans le creux du jarret et pénètrent dans les glandes qui y sont situées.

De ces glandes sortent plusieurs branches qui forment quatre divisions; savoir, une qui accompagne la petite veine saphène ou saphène externe, une qui accompagne l'artère tibiale antérieure, une qui accompagne l'artère péronière, et une qui accompagne l'artère tibiale postérieure. En outre, les glandes du jarret donnent plusieurs autres branches qui se distribuent à l'articulation du genou, aux muscles voisins et au tissu cellulaire.

La division qui accompagne la petite veine saphène est formée de deux ou trois branches qui sortent de la glande du jarret qui est la plus superficielle. Ces branches descendent entre les deux muscles jumeaux avec la petite veine saphène qu'elles environnent. Dans leur trajet, elles fournissent plusieurs rameaux qui se répandent sur la face postérieure de ces muscles et sur le tendon d'Achille. Lorsqu'elles sont arrivées à la partie inférieure de la jambe, elles se partagent en plusieurs rameaux dont les uns se portent sur la partie externe de la face supérieure du pied, et les autres sur sa face inférieure : ces rameaux se perdent dans les tégumens et dans les muscles.

La division qui accompagne l'artère tibiale antérieure est composée de deux ou trois branches qui sortent des glandes profondes du jarret. Ces branches se portent de la partie postérieure de la jambe à la partie antérieure, en passant à travers la partie supérieure du ligament inter-osseux avec l'artère tibiale anté-

rieure : elles descendent en tournant cette
artère, le long de la partie antérieure de la
jambe, et traversent une glande qui se trouve
quelquefois sur leur trajet. En chemin, elles
donnent différens rameaux aux muscles jambier antérieur, extenseur propre du gros orteil et extenseur commun des orteils. Lorsque
ces branches lymphatiques sont arrivées à la
partie inférieure de la jambe, elles passent
sous le ligament annulaire du tarse, et se
portent sur le dos du pied. Là, elles se divisent
en plusieurs rameaux dont les uns se perdent
dans le muscle pédieux et dans le tissu cellulaire; les autres accompagnent l'artère pédieuse, et s'enfoncent avec elle entre l'extrémité postérieure du premier os du métatarse
et celle du second, pour gagner la plante du
pied, et se distribuer aux muscles qui y sont
situés, ainsi qu'au gros orteil.

La division qui accompagne l'artère péronière est composée ordinairement de deux
branches qui sortent des glandes profondes du
jarret, et se distribuent aux mêmes parties que
l'artère qu'elles accompagnent.

La division qui accompagne l'artère tibiale
postérieure est composée de deux ou trois
troncs qui sortent des glandes du jarret. Ces
troncs embrassent de diverses manières l'artère tibiale antérieure dont ils suivent le trajet.
En chemin, ils ont ensemble différentes communications, et ils donnent plusieurs rameaux
aux muscles voisins. Lorsqu'ils sont arrivés
sous la voûte du calcanéum, ils se partagent
en plusieurs branches dont les unes accompagnent l'artère plantaire externe, et les autres
l'artère plantaire interne. Ces branches se

distribuent aux muscles de la plante du pied et
sur la face inférieure des orteils. Les vaisseaux
lymphatiques profonds de l'extrémité inférieure ont de nombreuses anastomôses avec
les superficiels.

DE LA NÉVROLOGIE.

DES NERFS EN GÉNÉRAL.

La Névrologie est la partie de l'Anatomie qui traite des nerfs.

Les nerfs sont des cordons blanchâtres très-sensibles, qui naissent de la base du cerveau, de la moëlle alongée et de la moëlle de l'épine, et qui se répandent, en se divisant toujours en plus petits cordons, vont se distribuer dans tout le corps, et sont les organes du sentiment et du mouvement.

On considère, dans les nerfs en général, leur conformation externe, leur structure et leurs usages.

DE LA CONFORMATION EXTERNE DES NERFS.

La conformation externe des nerfs comprend leur situation, leur grandeur, leur figure, leur direction, leur origine, leurs divisions, leurs anastomôses et leur terminaison.

De la situation des Nerfs.

On trouve des nerfs dans toutes les parties

sensibles et irritables du corps ; mais leur situation en général peut être considérée par rapport aux plans qu'on distingue dans le corps humain, et par rapport aux parties voisines de l'endroit que les nerfs occupent. Quand on la considère relativement aux plans, on dit, par exemple, que les nerfs sont situés à la région antérieure, postérieure, etc. , de telle ou telle partie, suivant qu'ils sont plus près du plan antérieur, postérieur , etc.

Quand on considère les nerfs dans leurs rapports avec les parties voisines, on dit qu'ils sont situés devant, derrière, au-dessus, au-dessous, etc., de ces parties. On remarque que la plupart des nerfs sont situés à côté des artères, et leur sont unis par du tissu cellulaire, qui forme une espèce de gaîne commune. Ceux même qui paroissent isolés ont cependant pour compagnes des artères très-déliées : tel est, par exemple, le nerf diaphragmatique.

De la grandeur des Nerfs.

La grandeur des nerfs peut être considérée dans ses rapports avec le corps entier, ou avec les organes auxquels les nerfs se distribuent.

Quand on la considère dans ses rapports avec le corps entier, on observe que les nerfs sont plus grands, ou qu'ils forment une plus grande portion du corps dans le fœtus, que dans l'enfant, et dans l'enfant, que dans l'adulte.

Si l'on considère la grandeur des nerfs dans ses rapports avec les parties auxquelles ils se distribuent, on remarque qu'il y en a qui sont très-grands relativement à ces parties; tels sont les nerfs de l'œil, de l'oreille interne, de la langue, des doigts, etc., et d'autres qui sont très-petits ; tels sont les nerfs du foie, de la rate, des poumons, etc.

En général, la grosseur des nerfs diminue à mesure qu'ils s'éloignent de leur origine ; cependant il y en a dans lesquels le volume augmente en s'éloignant du cerveau ou de la moëlle de l'épine : c'est ce qu'on observe dans le grand sympathique, dans l'accessoire de la huitième paire, et dans plusieurs autres.

De la figure des Nerfs.

La figure des nerfs est en général cylindrique ; cependant, comme leur consistance est peu considérable, et qu'ils cèdent aisément à la pression des parties qui les environnent, ceux qui sont comprimés par des muscles forts et épais, prennent une figure à-peu-près ovale. C'est ce qu'on observe, par exemple, dans le nerf sciatique à sa sortie du bassin, dans le nerf crural, etc.

La forme cylindrique des nerfs est interrompue dans différens points de leur longueur par des espèces de nœuds qu'on appelle ganglions. Mais tous les nerfs n'ont pas de ganglions. Parmi ceux qui naissent du cerveau et de la moëlle alongée, la première paire, la seconde, la quatrième, la huitième et la neuvième sont dépourvues de ganglions. On ne voit aucune trace de ganglions dans les nerfs des extrémités tant supérieures qu'inférieures, ni dans le nerf diaphragmatique.

Les nerfs qui naissent de la moëlle de l'épine présentent chacun un ganglion avant leur sortie

du canal vertébral ; la troisième et la cinquième
paires des nerfs cérébraux présentent quelques
traces de ganglions ; mais de tous les nerfs, le
grand sympathique est celui qui a le plus de ganglions.

Les ganglions diffèrent entr'eux à raison de
leur situation ; les uns sont situés sur le trajet
même des nerfs ; tels sont ceux des nerfs
de la moëlle de l'épine, les ganglions cervicaux
du grand sympathique, etc. ; les autres se
trouvent à l'endroit où plusieurs filets nerveux
se réunissent, soit que ces filets viennent du
même nerf, soit qu'ils viennent de nerfs différens. Les ganglions qui sont situés sur le
trajet même des nerfs, ont une forme oblongue
et en quelque sorte olivaire. Ceux qui se
trouvent à l'endroit où plusieurs filets nerveux
se réunissent, ont des formes variées, comme
nous le dirons en parlant des nerfs en particulier.

De la direction des Nerfs.

La direction des nerfs est différente, suivant
qu'ils sont parallèles, perpendiculaires ou inclinés à l'axe du corps. Lorsqu'un nerf est parallèle à l'axe du corps, on dit que sa direction
est verticale ; lorsqu'il est perpendiculaire à cet
axe, on dit que sa direction est horizontale ;
et lorsqu'il est incliné sur ce même axe, on dit
que sa direction est oblique. Quelle que soit la
direction des nerfs, par rapport à l'axe du
corps, on remarque qu'ils vont presque toujours en ligne directe, au lieu d'être tortueux
comme le sont la plupart des artères.

De l'origine, des divisions, des anastomôses et de la terminaison des Nerfs.

Tous les nerfs, à l'exception du grand sympathique, naissent immédiatement du cerveau, de la moëlle alongée et de la moëlle de l'épine, et vont de là se distribuer dans toutes les parties sensibles et irritables du corps.

En s'éloignant de leur origine, les nerfs se divisent comme les vaisseaux, en branches et en rameaux, lesquels se terminent par des filets qui, pour l'ordinaire, se subdivisent encore, et dégénèrent en filamens et en fibrilles extrêmement petites. Quoique les nerfs ressemblent beaucoup aux artères par rapport à la manière dont ils se divisent en branches, en rameaux, etc., cependant ils en diffèrent essentiellement en ce que la division des nerfs n'est pas à proprement parler une division, mais bien une séparation, un écartement de nerfs qui étoient réunis en faisceau, et qui avoient marché ensemble jusqu'au point où la ramification commence.

L'angle sous lequel les nerfs se divisent n'est pas le même dans tous. Quelques rameaux suivent à-peu-près la direction du tronc ; d'autres s'en écartent un peu plus, plusieurs s'en écartent presque à angle droit ; enfin, il y en a qui se renversent, pour ainsi dire, sur leur tige, et se portent, en rétrogradant, dans la partie à laquelle ils sont destinés.

Les nerfs ont entr'eux des anastomôses ou communications semblables à celles des vaisseaux. Ces anastomôses s'observent dans presque tous les nerfs et dans toutes les parties du

corps ; mais elles ont lieu de différentes manières. Quelquefois deux rameaux provenant
de nerfs différens, s'approchent l'un de l'autre
jusqu'au point de se toucher, et se trouvent
bientôt enfermés sous une même enveloppe, de
façon qu'ils ne paroissent plus faire qu'un seul
rameau, mais plus gros, comme deux petites
cordes qui se trouveroient, dans une partie de
leur trajet, enveloppées dans un étui de peau.
D'autres fois deux filets nerveux se courbent
l'un vers l'autre, et se joignent par leurs extrémités pour former une espèce d'anse ou d'arcade. Dans d'autres circonstances, plusieurs
filets appartenant à des nerfs différens, se portent
à un ganglion qu'on peut regarder comme l'a-
nastomôse de ces filets nerveux ; mais une anastomôse dans le trajet de laquelle ces mêmes filets
subissent quelques changemens, au moins par
rapport à leur division.

Si deux ou plusieurs nerfs différens s'approchent, si leurs différens rameaux viennent à
former un grand nombre d'anastomôses, et
qu'il en résulte une espèce de réseau nerveux
dont les anastomôses sont les points de croisement, on appelle cet entrelacement un plexus.

Les nerfs se terminent dans toutes les parties
sensibles et irritables du corps ; mais la manière
dont ils finissent n'est pas la même par-tout.
Ceux qui pénètrent dans les muscles y dégénèrent en filets dont la finesse est telle qu'ils
échappent bientôt à la vue. Les nerfs qui s'introduisent dans les viscères y dégénèrent aussi
en filets ; mais ces filets sont si déliés et si mous,
qu'il n'est presque pas possible de les suivre dans
la substance des viscères. Plusieurs nerfs, au lieu
de se ramifier comme les autres, dégénèrent à

leurs extrémités en une substance molle et pulpeuse ; tels sont les nerfs optiques et les auditifs.
Cette disposition n'est cependant pas générale
dans les nerfs qui se distribuent aux organes
des sens ; car le rameau lingual de la cinquième
paire qui préside au goût est fibreux dans toute
son étendue, et ceux qui vont aux doigts ou qui
se répandent dans les tégumens communs, le
sont aussi.

DE LA STRUCTURE DES NERFS.

La couleur des nerfs est en général blanchâtre ;
dans quelques-uns, elle est grisâtre et tirant un
peu sur le rouge. Les nerfs n'ont pas tous la
même consistance : ceux qui sont situés dans
les membres, et qui passent entre les muscles
pour aller se distribuer au loin, sont plus fermes
et plus denses que ceux qui sont dans les cavités
du corps, et qui se distribuent aux viscères et
aux organes ; et sur-tout que ceux qui sont
protégés par des parois osseuses, comme le
nerf vidién, les filets que le grand sympathique reçoit de la cinquième et de la sixième
paires, etc.

Les nerfs sont composés d'un grand nombre
de fibres qui se distinguent aisément à la vue
même dans les plus petits. Chacune de ces
fibres, examinée à la loupe ou au microscope,
paroît en contenir d'autres de la même espèce,
et celles-ci ne sont vraisemblablement que des
faisceaux composés de fibres encore plus petites.

Les fibres nerveuses les plus déliées sont autant
de prolongemens de la substance médullaire du

cerveau. Ces fibres sont placées parallèlement
les unes à côté des autres, sans jamais se confondre ou se mêler, en sorte que les nerfs doivent être considérés comme des cordons formés
par l'assemblage d'une quantité considérable de
fibres distinctes et séparées dans toute leur longueur, et dont le nombre n'est pas plus considérable à la fin des nerfs que dans leur principe. Chacune de ces fibres tient par une de
ses extrémités au cerveau ou à la moëlle de
l'épine, et par l'autre, à une partie quelconque
du corps.

La structure intime des dernières fibres dont
les nerfs sont composés n'est point connue.
Plusieurs ont pensé que ces fibres étoient solides, que les nerfs étoient des cordes élastiques, tendues depuis le cerveau jusqu'aux parties auxquelles ils se distribuent. Mais il est plus
raisonnable de croire que les fibres des nerfs
sont creuses, ou du moins qu'elles sont disposées à laisser couler à travers leur substance un
fluide très-subtil qui vient du cerveau, et que
l'on nomme esprit vital.

Les fibres nerveuses, en quittant le cerveau
ou la moëlle de l'épine, reçoivent chacune une
enveloppe ou espèce de gaîne que leur fournit
la pie-mère, et qui les accompagne jusqu'à
leur dernière extrémité. Ces fibres sont liées
entr'elles par une cellulosité d'autant plus fine,
que les fibres elles-mêmes sont plus déliées; de
façon qu'en examinant la structure du plus
petit filet nerveux que l'on puisse découvrir
avec le microscope, on aperçoit toujours une
toile celluleuse d'une extrême subtilité qui entoure ce petit filet et le joint aux autres : ces
filets se réunissent pour en former de plus

considérables qui sont unis à leur tour par un tissu cellulaire plus fort, jusqu'à ce qu'à la fin une dernière enveloppe, dense et serrée, renferme tous les cordons dont un nerf est composé.

On a cru que cette enveloppe venoit de la dure-mère ; mais cette opinion a été réfutée par *Haller* et par *Zinn*, qui ont montré que l'enveloppe des nerfs n'est autre chose que du tissu cellulaire dont les feuillets sont rapprochés les uns des autres, et qu'elle n'a aucun rapport avec les membranes du cerveau.

En effet, lorsqu'on examine les nerfs à leur sortie du cerveau, on observe qu'ils font un peu de chemin enveloppés par la seule pie-mère ; mais bientôt la dure-mère leur fournit une autre enveloppe qui les accompagne jusqu'à l'extérieur du crâne. Aussitôt qu'ils sont sortis de cette boîte osseuse, la lame externe de la dure-mère se réfléchit sur les os du crâne, et sa lame interne revêt encore le nerf comme un étui, pendant un court espace ; mais après avoir fait un peu de chemin avec lui, plutôt dans certains nerfs, plus tard dans d'autres, elle perd sa forme, devient plus lâche, plus mince, et au lieu de la dure-mère, on ne trouve plus qu'une simple toile celluleuse qui peut se goufler, qui est entièrement semblable à la toile celluleuse qui entoure par-tout les muscles et les autres parties du corps, et qui se confond avec celle des parties circonvoisines ; en un mot, on ne voit plus rien de la dure-mère, ce n'est plus qu'une simple enveloppe celluleuse.

Dans certains nerfs, cette enveloppe a plus d'épaisseur et de solidité ; dans d'autres, on la trouve plus molle et plus déliée, suivant les

20..

parties dans lesquelles les nerfs se distribuent : on observe sa plus grande consistance dans les nerfs qui se répandent entre les muscles, afin que leur portion médullaire ne soit pas offensée par la contraction de ces masses charnues ; elle est plus molle dans ceux qui se rendent aux viscères, et sur-tout aux viscères de l'abdomen, parce qu'étant plus profondément situés, ils sont plus à l'abri de toute lésion.

Les nerfs reçoivent des vaisseaux sanguins, artériels et veineux, qui sont assez grands dans les nerfs considérables, et que les injections rendent très-sensibles jusque dans de très-petites divisions. Les artères qui vont aux grands nerfs des membres, comme à l'ischiatique, au crural, au médian, etc., sont assez considérables ; les troncs de ces artères rampent dans le tissu cellulaire qui environne les nerfs ; leurs rameaux s'enfoncent entre les cordons nerveux, et leurs ramifications pénètrent jusqu'entre les petites fibres nerveuses, et se ramifient dans le tissu cellulaire qui les unit, et dans la membrane qui les environne.

Les ganglions sont de couleur grise, tirant un peu sur le rougeâtre. Leur consistance est plus considérable que celle des nerfs. Ils sont enveloppés d'une membrane celluleuse dense, serrée et parsemée d'un grand nombre de vaisseaux. Leur substance intérieure est formée principalement par l'union et l'entre-croisement des fibres nerveuses. Ces fibres, en entrant dans le ganglion, commencent par se séparer, mais bientôt elles se rapprochent, se mêlent intimement en se croisant, et de ce croisement il résulte une espèce de réseau nerveux dont les mailles sont remplies par une cellulosité fine,

et duquel ressortent les différens filets nerveux.
Ces filets sont presque toujours plus nombreux
que ceux qui ont pénétré dans le ganglion, et
résultent du mélange et de l'union intime de ces
derniers ; de manière qu'il ne sort du ganglion
aucun petit filet qui n'ait reçu quelques fibres
de tous les rameaux qui aboutissent à ce ganglion.

En pénétrant dans les ganglions, les nerfs se
dépouillent de leur enveloppe ; mais lorsqu'ils
en sortent, ils sont revêtus d'une membrane
moins dense et plus rouge que celle qu'ils
avoient déposée en y entrant. Les ganglions
sont parsemés d'une grande quantité de vaisseaux sanguins auxquels ils doivent leur couleur
rougeâtre.

DES USAGES DES NERFS.

LES nerfs ne sont point irritables ; aucun sti-
mulus ne les force à se raccourcir. Ils ne
paroissent point avoir d'élasticité ; car lorsqu'on les coupe, leurs extrémités, au lieu de
se raccourcir et de s'éloigner, s'alongent et
s'avancent l'une sur l'autre, au point de se
croiser et de devenir parallèles. Seulement on
les voit protubérer et s'arrondir comme le
mercure qui monte dans un baromètre ; et si ce
sont de gros nerfs, elles présentent plusieurs
élévations, ce qui vient de l'expression de la
substance médullaire dont les filets nerveux sont
composés.

Les nerfs sont les organes du mouvement et
du sentiment. Les expériences démontrent ces

usages. La compression, la ligature, la section
d'un nerf principal détruisent l'action de tous
les muscles où ils se distribuent ; et si sur un animal vivant, on comprime alternativement un
nerf, on voit cesser et renaître le mouvement
de la partie à laquelle il se distribue. Si on lie un
nerf ou qu'on le coupe en travers, et qu'ensuite
on l'irrite au-dessous de la ligature ou de la
section ; les muscles dans lesquels il se distribue
entrent en convulsion.

La compression, la ligature, la section d'un
nerf détruisent le sentiment des parties dans
lesquelles ce nerf se distribue. Ces expériences
mille fois répétées sont une preuve incontestable
des usages des nerfs.

L'organisation intime des derniers filamens
dont les nerfs sont composés, n'étant point
connue, il est très-difficile de déterminer la
manière dont ils exercent leurs fonctions. Plusieurs ont pensé que les derniers cordons nerveux étoient des fibres solides et élastiques,
dont l'action s'opéroit par leurs vibrations,
comme celles des cordes d'instrument de mu-
sique. Le moindre examen suffit pour démontrer la fausseté de cette opinion. Pour qu'une
corde quelconque de métal, de fibres animales,
de fibres végétales oscille ou fasse des vibrations, il faut qu'elle soit affermie dans ses deux
extrémités, qu'elle soit tendue dans toute sa
longueur ; mais les nerfs ne sont point affermis
par leurs bouts, puisque l'éloignement de leurs
deux extrémités varie presque continuellement
par les différens changemens que la position,
la tension, le gonflement, l'inanition, la ré-
plétion, produisent dans le corps humain. Les
nerfs ne sont donc point assujettis dans leurs

bouts, puisque ces deux bouts varient continuellement de distance. D'ailleurs, quand ils
ne varieroient pas, les nerfs sont si mous à leur
commencement et à leur fin, qu'on ne peut
point les regarder comme des points fixes; et
cette mollesse à leurs deux extrémités suffiroit
seule pour renverser le systême des nerfs solides
et vibrans.

Les nerfs ne sont point tendus; la fibre nerveuse est, de toutes les fibres animales, la plus
molle, la moins tendue, la moins élastique.
D'ailleurs, en supposant que les nerfs fussent
tendus et élastiques, comment pourroient-ils
exécuter leurs vibrations au milieu des parties
molles dont ils sont environnés de toutes parts,
et auxquelles ils sont plus ou moins fortement
unis? En supposant même qu'ils le pussent,
comme tous les filets dont un nerf est composé
sont renfermés dans une enveloppe commune,
la vibration d'un seul filet entraîneroit celle
de tous les autres, et porteroit le trouble et la
confusion dans les sensations et dans les mouvemens.

Ces raisons et un grand nombre d'autres dans
le détail desquelles nous ne pourrions entrer
sans nous écarter de notre objet, démontrent
que le systême des nerfs solides et vibrans est
non-seulement dénué de toute vraisemblance,
mais qu'il est même contraire à tous les faits,
et répugne également à la raison et à l'anatomie.

Il est bien plus raisonnable de penser que les
nerfs agissent au moyen d'un fluide particulier
qui vient du cerveau, et qu'on nomme esprit
animal. Ce fluide ne tombe point sous les sens
et sa nature est inconnue; mais par son moyen

on explique assez bien les principaux phénomènes du mouvement et du sentiment.

La perte du mouvement et du sentiment
causée par la ligature ou la section d'un tronc
de nerf, n'ayant lieu que dans les parties qui
reçoivent leurs filets nerveux de la portion de
ce tronc qui est inférieure à la ligature, il est
évident que l'action du fluide qui coule dans les
nerfs, se fait du cerveau vers l'extrémité du
nerf pour produire le mouvement; et réciproquement de l'extrémité du nerf vers le cerveau
pour produire le sentiment.

On a attribué plusieurs usages aux ganglions.
Quelques-uns les regardent comme de petits
cerveaux dans lesquels il se fait une nouvelle
secrétion de l'esprit animal : d'autres croient
qu'ils sont garnis de fibres musculaires propres
à accélérer le cours de ce fluide. Il y en a qui
pensent que les nerfs sont réunis dans les ganglions sous des enveloppes pleines de sang,
pour recevoir quelque avantage de cette espèce
de fomentation sanguine qui ranime leur force
languissante. Mais les Anatomistes modernes
pensent que leurs usages se bornent, 1.º à favoriser la division de certains nerfs en un grand
nombre d'autres dont les filets sont multipliés;
2.º à faire parvenir les nerfs commodément par
toutes sortes de directions aux parties auxquelles
ils sont destinés; 3.º à réunir plusieurs petits
filets nerveux en un gros nerf; 4.º et peut-être
aussi à modérer l'action de la volonté sur les
parties qui ont habituellement un mouvement
involontaire.

DES NERFS EN PARTICULIER.

On divise les nerfs, à raison de leur origine, en ceux qui viennent du cerveau et de la moëlle alongée, et qui sortent du crâne par les trous dont sa base est percée, et en ceux qui procèdent de la moëlle de l'épine et qui sortent du canal vertébral par les trous de conjugaison et par les trous sacrés.

Les nerfs qui viennent du cerveau sont au nombre de neuf paires; ceux qui sortent de la moëlle alongée sont au nombre de trente-une paires. A ces nerfs il faut en ajouter deux autres, dont l'un naît de la moëlle de l'épine, et est connu sous le nom de nerf spinal ou accessoire de la huitième paire; et l'autre qui n'a aucune union immédiate avec le cerveau, ni avec la moëlle de l'épine, est connu sous le nom de grand sympathique.

Les nerfs ont cela de commun, qu'ils sortent du cerveau et de la moëlle de l'épine symétriquement par paires vis-à-vis l'un de l'autre, et qu'ils vont se distribuer aux parties semblables, les uns à droite, les autres à gauche.

DES NERFS DU CERVEAU.

Les nerfs qui procèdent du cerveau et de la moëlle alongée sont au nombre de neuf paires. On les distingue par les noms numériques de première, seconde, troisième, etc., en comptant de devant en arrière. On leur a aussi donné des

noms qui sont relatifs aux usages des parties
auxquelles ils se distribuent, ou à certaines qua-
lités dont ils sont doués : ainsi ceux de la première paire sont nommés olfactifs ; ceux de la
seconde, optiques ; ceux de la troisième, moteurs communs des yeux ; ceux de la quatrième,
pathétiques ; ceux de la cinquième, trijumeaux ;
ceux de la sixième, moteurs externes des yeux ;
ceux de la septième, auditifs ; ceux de la huitième sont nommés nerfs de la paire vague ou
moyens sympathiques ; et enfin ceux de la neuvième, nerfs gustatifs ou linguaux.

De la première paire de Nerfs, ou Nerfs olfactifs.

Les nerfs olfactifs s'étendent depuis le cerveau jusqu'à la membrane qui tapisse les fosses
nasales. Ils naissent de la partie inférieure et
antérieure du cerveau par deux racines, une
interne et une externe. L'interne, plus courte,
sort de la partie inférieure, postérieure et interne
du lobe antérieur du cerveau, et marche un
peu obliquement de derrière en devant et de
dedans en dehors. L'externe, plus longue, est
composée ordinairement de deux ou trois filets
médullaires : elle vient du lobe antérieur et du
sillon qui les sépare d'avec le lobe postérieur, et
qui est connu sous le nom de scissure de *Sylvius* :
elle se porte de dehors en dedans et de devant
en arrière, et se joint bientôt à angle aigu avec
l'interne.

Ces deux racines réunies forment un cordon
médullaire, mollasse, aplati en manière de
ruban très-mince, lequel marche de derrière
en devant sous le lobe antérieur du cerveau,

dans un des sillons duquel il est logé. Ce cordon est d'abord assez large ; il se rétrécit ensuite, et s'élargit de nouveau à sa partie antérieure.

Les nerfs olfactifs sont séparés en arrière par un intervalle assez grand ; mais ils se rapprochent bientôt, passent au-dessus des nerfs optiques dont ils croisent la direction à angle très-aigu, et marchent de derrière en devant parallèlement l'un à l'autre. Lorsqu'ils sont arrivés sur la face supérieure de la lame criblée de l'ethmoïde, ils se divisent en un grand nombre de filets qui pénètrent dans les fosses nasales par les trous dont cette lame est percée, et vont se distribuer à la membrane pituitaire. En traversant les trous de la lame criblée, les filets des nerfs olfactifs sont renfermés dans des espèces de gaînes qui sont autant de prolongemens de la dure-mère ; mais aussitôt qu'ils sont arrivés dans les fosses nasales, ces gaînes les abandonnent, et ils restent pour ainsi dire à nu. Ces filets se divisent en un grand nombre de filamens qui se ramifient dans la membrane pituitaire. On découvre avec assez de facilité ces filamens à la partie supérieure de la cloison et de la paroi externe des fosses nasales, en raclant cette membrane avec le manche d'un scalpel.

Les nerfs olfactifs sont l'organe de l'odorat. Ils possèdent exclusivement la propriété d'être affectés par les corpuscules odoriférens.

De la seconde paire de Nerfs ou Nerfs optiques.

Les nerfs optiques s'étendent depuis le

cerveau jusqu'aux globes des yeux. Ces nerfs
sont fort gros, quoique les organes pour lesquels ils sont destinés aient très-peu de volume.
Ils naissent de la partie inférieure et postérieure des éminences, qu'on nomme couches
des nerfs optiques, non loin des éminences
nates et testes, dont ils reçoivent un petit prolongement médullaire. De-là ils marchent
d'abord de dedans en dehors et de haut en
bas; mais bientôt après ils changent de direction et se portent de dehors en dedans, de
derrière en devant et de bas en haut, et se
contournent sous les bras de la moëlle alongée
qui leur fournissent quelques fibres médullaires.
Ils continuent de se porter en avant et en dedans, jusqu'à ce qu'ils soient parvenus sur la
selle turcique, au-devant de la tige pituitaire
où ils s'approchent et s'unissent intimement
l'un à l'autre sans se croiser. Le lieu de cette
union représente un carré dont les dimensions
varient beaucoup suivant les sujets.

Les nerfs optiques se séparent ensuite de nouveau et marchent de derrière en devant, de
dedans en dehors, et un peu de haut en bas
jusqu'aux trous optiques par lesquels ils sortent
du crâne, avec l'artère ophtalmique qui se
trouve à leur partie inférieure et externe. En
traversant ces trous, les nerfs optiques éprou-
vent un léger resserrement, et se courbent un
peu de dedans en dehors et de haut en bas, en
sorte que la partie qui est contenue dans le crâne,
forme un angle très-obtus avec celle qui remplit
le trou optique.

Lorsque le nerf optique est arrivé dans l'orbite, il se trouve environné par les extrémités
postérieures des quatre muscles droits de l'œil.

Il marche d'abord de dedans en dehors, de derrière en devant, et un peu de haut en bas : ensuite il se courbe de dehors en dedans, et va gagner la partie postérieure, interne et inférieure du globe de l'œil dans lequel il pénètre après avoir éprouvé un resserrement qui le fait paroître beaucoup plus mince dans cet endroit que par-tout ailleurs. La partie médullaire du nerf optique donne naissance dans le fond de l'œil à une membrane molle et pulpeuse, connue sous le nom de rétine.

Les nerfs optiques sont un peu aplatis depuis leur origine jusqu'à leur entrée dans l'orbite, mais plus ayant qu'après leur réunion ; dans le reste de leur étendue, ils sont arrondis. Leur structure est un peu différente de celle des autres nerfs ; l'enveloppe que la pie-mère leur fournit est plus apparente et plus épaisse que sur aucun autre nerf ; et au lieu d'entourer chaque filet nerveux en particulier, elle forme une gaîne commune à toutes les fibres médullaires dont ces nerfs sont composés. De la face interne de cette gaîne, il naît de petites cloisons membraneuses très-fines qui s'interposent entre ces fibres, et les séparent les unes des autres. Il est à remarquer cependant que les fibres médullaires dont les nerfs optiques sont composés, ne sont pas à beaucoup près aussi distinctes que dans les autres nerfs.

Les nerfs optiques ne sont enveloppés que par la pie-mère au-dedans du crâne ; mais lorsqu'ils entrent dans l'orbite, ils reçoivent une autre enveloppe de la dure-mère. Cette membrane, après avoir parcouru le trou optique se partage en deux lames, une externe qui se continue avec le périoste de l'orbite , et une interne qui se prolonge sur le nerf optique et l'accompagne jusqu'au globe de l'œil.

La substance médullaire du nerf optique, étendue sous la forme d'une membrane molle et pulpeuse qui tapisse le fond de l'œil , est l'organe immédiat de la vue.

De la troisième paire de Nerfs, ou Nerfs moteurs communs des yeux.

Les nerfs moteurs communs des yeux s'étendent depuis les bras de la moëlle alongée jusqu'aux muscles droit supérieur, droit inférieur, droit interne et oblique inférieur de l'œil , et releveur de la paupière supérieure. Ils naissent de la partie interne , postérieure et inférieure des bras de la moëlle alongée , un peu au-dessous de l'endroit où ces deux prolongemens médullaires sont unis l'un à l'autre, devant la protubérance annulaire et derrière les éminences mamillaires , plus près de ces dernières que de la première.

Chacun de ces nerfs sort de cet endroit par un assez grand nombre de filets qui sont unis ensemble en un seul faisceau assez large , aplati , et qui se trouve entre l'artère postérieure du cerveau et l'artère supérieure du cervelet. Ce faisceau se rétrécit bientôt et prend une forme arrondie. Il marche de derrière en devant et de dedans en dehors , jusque sous la pointe que la tente du cervelet forme en s'avançant vers l'apophyse clinoïde postérieure. Dans cet endroit, le nerf de la troisième paire se trouve au côté externe de cette apophyse ; et s'enfonce dans un canal long d'en-

viron deux lignes, formé par la dure-mère, et
avec lequel il n'a aucune adhérence ; ensuite il
s'engage entre les deux lames de cette membrane auxquelles il est fortement uni, et marche
un peu obliquement de derrière en devant, de
dedans en dehors et de haut en bas, le long de
la paroi externe du sinus caverneux, jusqu'à la
fente sphénoïdale.

Le nerf de la troisième paire, celui de la
quatrième et la branche ophtalmique de la
cinquième, sont situés dans l'épaisseur de la
paroi externe du sinus caverneux, et ne bai-
gnent point dans le sang de ce sinus. Ils sont
fortement unis aux deux lames de la dure-
mère, et séparés l'un de l'autre par des cloisons
membraneuses, plus épaisses postérieurement
qu'antérieurement. Le nerf de la quatrième
paire est d'abord situé plus bas que celui de
la troisième ; mais en s'avançant vers la fente
sphénoïdale, il monte un peu, le croise à
angle très-aigu, et lui devient enfin supérieur
et interne.

Arrivé auprès de la fente sphénoïdale, le nerf
de la troisième paire traverse la dure-mère, et
pénètre dans l'orbite par la partie la plus large
de cette fente, en passant entre les deux portions de l'extrémité postérieure du muscle droit
externe de l'œil, conjointement avec le nerf de
la sixième paire et le rameau nasal de la branche ophtalmique de la cinquième, auxquels il
est uni par du tissu cellulaire.

Avant de pénétrer dans l'orbite, le nerf de
la troisième paire se divise en deux branches,
une supérieure plus petite, et l'autre inférieure
plus grande.

La première monte un peu obliquement de
derrière en devant et de dehors en dedans,
passe au-dessus du nerf optique et du rameau
nasal de l'ophtalmique, et va gagner la partie
inférieure et postérieure du muscle droit supérieur, dans lequel il pénètre par plusieurs filets
qu'on peut suivre jusqu'au milieu de sa longueur. Cette branche, avant de pénétrer dans
le muscle droit supérieur de l'œil, fournit un
petit filet qui marche le long du bord interne
de ce muscle, et se porte à la partie moyenne
du muscle releveur de la paupière supérieure.
J'ai vu quelquefois ce filet traverser le muscle
droit supérieur.

La seconde branche de la troisième paire
marche de derrière en devant, entre la partie
inférieure externe du nerf optique et le muscle
droit inférieur de l'œil; et après un trajet de
quelques lignes, elle se divise en trois rameaux, un interne, un moyen et un externe.
Le rameau interne passe sous le nerf optique,
marche obliquement de derrière en devant et
de dehors en dedans, et va gagner le muscle
droit interne dans lequel il se ramifie. Le
rameau moyen est un peu moins gros que l'interne : il marche directement de derrière en
devant, au-dessous du nerf optique, et pénètre dans le muscle droit inférieur. Le rameau
externe est beaucoup plus long que les autres :
dès sa naissance il donne un filet gros, court
et aplati, qui monte vers le côté externe du
nerf optique, et concourt à la formation du
ganglion ophtalmique ; ensuite ce rameau marche de derrière en devant, entre le muscle droit
inférieur et le droit externe de l'œil, passe au-
dessous de cet organe, et va gagner le muscle

petit oblique dans lequel il pénètre à angle presque droit. Son 'entrée dans ce muscle est plus
près de l'extrémité par laquelle il s'attache au
globe de l'œil , que de l'extrémité opposée.

Quelquefois la branche inférieure de la
troisième paire fournit d'abord le rameau qui
va au muscle droit interne de l'œil ; ensuite
elle fait quelques lignes de chemin et se fend
en deux rameaux , dont l'un va au muscle
droit inférieur , et l'autre au petit oblique.
Lorsque cela a lieu , le filet qui concourt à la
formation du ganglion ophtalmique , au lieu
de venir du rameau qui va au muscle petit oblique , sort quelquefois de la tige commune à
ce rameau , et à celui qui va au muscle droit
inférieur.

Le nerf de la troisième paire donne le mouvement au muscle droit supérieur , droit interne , droit inférieur et petit oblique de l'œil ,
et au muscle releveur de la paupière supérieure.
Il donne le sentiment à l'iris.

De la quatrième paire de Nerfs ou Nerfs pathétiques.

Le nerf de la quatrième paire s'étend depuis
le cerveau jusqu'au muscle grand oblique de
l'œil. Ce nerf est le plus petit de ceux que le
cerveau fournit. Il naît , par un et quelquefois
par deux filets très-minces , du sillon transversal qui se remarque à l'union des éminences
nates et testes , avec le prolongement médullaire que le cervelet envoie à ces éminences.
Delà ce nerf descend de dedans en dehors et de
derrière en devant , et fait un circuit considérable autour de la protubérance annulaire et

3.

du bras de la moëlle alongée ; ensuite il marche de derrière en devant, entre le cervelet et le cerveau, le long de la partie latérale de l'échancrure de la tente du cervelet. Lorsque le nerf de la quatrième paire est arrivé derrière l'apophyse clynoïde postérieure, il perce la dure-mère un peu plus bas et plus en dehors que le nerf de la troisième paire, et s'engage dans un canal membraneux long d'environ deux lignes, et avec lequel il n'a aucune adhérence ; après quoi il est logé dans l'épaisseur de la dure-mère, le long de la partie supérieure et externe du sinus caverneux dont il est séparé par une membrane mince. Il est d'abord placé plus bas, et plus en dehors que le nerf de la troisième paire ; mais en s'avançant vers la fente sphénoïdale, il monte un peu de dehors en dedans, croise la direction de ce nerf et lui devient supérieur. Non loin de la fente sphénoïdale, le nerf de la quatrième paire se place au côté interne de la branche frontale de l'ophtalmie de *Willis*, à laquelle il est fortement uni. Ces deux nerfs passent au-dessus du faisceau nerveux formé par la troisième paire, la sixième et la branche nasale de l'ophtalmique, et s'introduisent dans l'orbite par la partie la plus large de la fente sphénoïdale.

Lorsque le nerf de la quatrième paire est parvenu dans l'orbite, il passe au-dessus de l'extrémité postérieure des muscles releveurs de l'œil et de la paupière supérieure, et marche obliquement de derrière en devant et de dehors en dedans pour gagner la partie moyenne du muscle grand oblique de l'œil dans lequel il se consume entièrement.

Des Nerfs de la cinquième, paire ou Nerfs trijumeaux.

Les nerfs de la cinquième paire ont aussi été nommés trijumaux, parce qu'ils se divisent en trois grosses branches avant de sortir du crâne. Ils s'étendent des cuisses de la moëlle alongée à toutes les parties de la face, aux parois de la bouche, à la langue et aux muscles de la mâchoire inférieure. Ces nerfs sont les plus gros de tous ceux qui procèdent de la moëlle alongée. Ils naissent des parties latérales, antérieure et inférieure des cuisses de la moëlle alongée, très-près de l'endroit où ces cuisses se joignent à la protubérance annulaire, par une quantité prodigieuse de filets distincts, mais réunis en un gros cordon aplati.

Les nerfs trijumeaux se portent en devant et en dehors sous la tente du cervelet, et s'avancent vers la partie interne du bord supérieur du rocher sur lequel ils impriment un enfoncement dont il a été parlé dans l'Ostéologie. Dans cet endroit, ils s'engagent dans un canal formé par l'écartement des deux lames de la dure-mère, et dont l'ouverture, qui est ovale, répond à la pointe du rocher, au-dessous de la partie voisine de la tente du cervelet. Ce canal, long d'environ cinq lignes à sa partie antérieure, et de trois seulement dans la postérieure, n'a aucune adhérence avec ce nerf. En sortant de ce canal, les nerfs trijumeaux s'engagent entre les deux lames de la dure-mère, auxquelles ils sont unis par un tissu cellulaire fort serré. Dans cet endroit, leur largeur augmente beaucoup, et ils forment,

par l'écartement des fibres qui les composent,
une espèce de plexus assez épais, large et aplati
en manière de patte d'oie. Ce plexus se partage
en trois branches, une interne, une moyenne
et une externe. La branche interne est connue
sous le nom d'ophtalmique de *Willis*. La
moyenne se nomme maxillaire supérieure; et
l'externe maxillaire inférieure. Cette dernière
sépare la première du plexus commun, ensuite la maxillaire supérieure, puis l'ophtalmique de *Willis*.

De l'Ophtalmique de Willis.

L'ophtalmique de *Willis* est la plus petite
des trois branches du nerf de la cinquième
paire : c'est aussi celle qui est située plus haut
et qui s'éloigne moins de la direction du tronc
commun. Cette branche marche de derrière
en devant, de dedans en dehors et de bas en
haut, le long de la paroi externe du sinus caverneux dont elle est séparée par une cloison
très-mince, et s'avance vers la fente sphénoïdale, par laquelle elle sort du crâne pour pénétrer dans l'orbite. Elle est d'abord située plus
bas que le nerf de la troisième paire ; mais elle
le croise bientôt et lui devient supérieure. Avant
de percer la dure-mère, l'ophtalmique de *Willis*
se divisent en trois rameaux qui entrent séparément dans l'orbite. De ces trois rameaux, deux
sont supérieurs, un interne plus gros, c'est
le nerf frontal ou surcilier; et un externe
plus petit, c'est le nerf lacrymal. Le troisième
est inférieur, et tient le milieu pour la grosseur entre les deux premiers : il est appelé nerf
nasal.

Le nerf frontal pénètre dans l'orbite en passant entre le périoste de cette cavité et l'extrémité postérieure du muscle droit supérieur de l'œil. Il marche de derrière en devant le long de la paroi supérieure de l'orbite, au-dessus du muscle releveur de la paupière supérieure, et se divise bientôt en deux rameaux, un interne plus petit, et un externe plus gros. Ces deux rameaux sont quelquefois unis ensemble jusqu'auprès de la base de l'orbite, et quelquefois séparés dès leur entrée dans cette cavité.

Le rameau interne se détourne un peu en dedans, et s'approche de la poulie cartilagineuse du muscle grand oblique de l'œil. Il donne d'abord un filet qui se courbe de dehors en dedans, et s'anastomose par arcade avec un filet du nerf nasal; ensuite il en donne plusieurs autres qui se distribuent à la paupière supérieure, au muscle surcilier, à l'occipito-frontal et aux tégumens. Après quoi ce rameau sort de l'orbite entre la poulie cartilagineuse que traverse le tendon du muscle grand oblique de l'œil et le trou orbitaire supérieur. Aussitôt qu'il est sorti de l'orbite, il se réfléchit de bas en haut, et monte derrière le muscle occipito-frontal, le long de la partie moyenne du front jusqu'au sommet de la tête. Ces ramifications se distribuent au muscle surcilier, à l'occipito-frontal et aux tégumens.

Le rameau externe du nerf frontal marche directement de derrière en devant, sort de l'orbite par l'échancrure ou le trou orbitaire supérieur, et donne aussitôt un filet qui se courbe presque transversalement en dehors, et se perd dans la paupière supérieure où il communique avec un filet de la portion dure de la

septième paire. Ensuite ce rameau se réfléchit
de bas en haut, passe derrière le muscle surcilier, et se divise en un grand nombre de filets
qui montent en divergeant sur le front et jusque
sur le sommet de la tête. Ces filets peuvent être
distingués en profonds et en superficiels. Les
premiers se distribuent au muscle surcilier et
occipito-frontal, au péricrâne et aux tégumens
du front. Les seconds vont aux tégumens de
la partie supérieure de la tête, et s'étendent
vers l'occiput. Les plus extérieurs s'anastomôsent avec les filets supérieurs de la portion dure
de la septième paire.

Le nerf lacrymal se sépare du frontal en formant un angle fort aigu, et s'engage aussitôt
dans une espèce de canal formé par la dure-
mère avec lequel il est fortement uni. Après
quelques lignes de chemin, il sort de ce canal
et marche de derrière en devant et de dedans
en dehors, le long de la paroi externe de l'orbite, et se porte vers la glande lacrymale. Avant
d'arriver à cette glande, le nerf lacrymal fournit deux filets, dont l'un sort de l'orbite par l'extrémité antérieure de la fente sphéno-maxillaire,
et va communiquer avec un filet du nerf maxillaire supérieur; l'autre s'engage dans un conduit pratiqué dans l'épaisseur de l'os de la pommette, et sort sur la face externe de cet os pour
s'anastomôser avec un filet de la portion dure
de la septième paire. Ces filets traversent quelquefois la glande lacrymale.

Lorsque le nerf lacrymal est arrivé à la glande
lacrymale, il se divise en deux ou trois filets qui
pénètrent dans cette glande, et après lui avoir
donné quelques filamens, en sortent pour se
distribuer à la conjonctive.

Le nerf nasal, en entrant dans l'obite, traverse l'extrémité postérieure du muscle droit
externe de l'œil conjointement avec le nerf de
la troisième paire qui est situé plus en dedans,
et avec le nerf de la sixième qui est situé plus
bas et dont il croise la direction. Arrivé dans
l'orbite, ce nerf marche obliquement de derrière
en devant, de dehors en dedans, et un peu de
bas en haut, et passe entre le nerf optique et le
muscle droit supérieur de l'œil pour gagner la
paroi interne de l'orbite.

Aussitôt que le nerf nasal est arrivé dans l'orbite, et quelquefois même avant d'y pénétrer,
il fournit un petit filet long d'environ six lignes,
lequel marche de derrière en devant, au côté
externe du nerf optique, et va concourir à la
formation du ganglion ophtalmique avec le filet
gros et court qui procède, comme il a été dit
précédemment, du rameau que la branche inférieure de la troisième paire envoie au muscle
petit oblique de l'œil.

Le ganglion ophtalmique ou lenticulaire est
le plus petit de tous ceux qui se trouvent dans
le corps humain. Il est situé au côté externe du
nerf optique, non loin de l'entrée de ce nerf
dans l'orbite. Sa couleur est rougeâtre. Sa figure
est assez semblable à celle d'un carré un peu
alongé de derrière en devant. Il est environné
d'une graisse mollasse qui l'unit aux parties voisines. Sa face externe est un peu convexe et correspond au muscle droit externe de l'œil. Sa face
interne est légèrement concave et correspond
au nerf optique. L'angle postérieur et supérieur
de ce ganglion reçoit le filet mince et long du
nerf nasal. Son angle postérieur et inférieur reçoit le filet gros et court que donne le rameau

de la branche inférieure de la troisième paire
qui appartient au muscle petit oblique de l'œil.
Les angles antérieurs donnent naissance aux
nerfs ciliaires.

Ces nerfs, qui sont très-déliés, forment deux
faisceaux, un supérieur plus petit, et l'autre
inférieur plus grand. Le premier se divise bientôt en cinq ou six filets qui marchent parallèlement l'un à l'autre, le long de la partie externe
et supérieure du nerf optique qu'ils accompagnent jusqu'au globe de l'œil. Le faisceau inférieur est situé au côté externe et inférieur du
nerf optique : il se divise bientôt en un grand
nombre de filets, dont les uns marchent le long
du côté externe et inférieur du nerf optique,
et les autres passent au-dessous de ce nerf, et
croisent sa direction pour gagner son côté interne sur lequel ils marchent jusqu'au globe de
l'œil.

Les nerfs ciliaires, au nombre de douze ou
quatorze, arrivés à la partie postérieure de
l'œil, traversent obliquement la sclérotique,
les uns plus près, les autres plus loin de l'insertion du nerf optique. Après avoir traversé
cette membrane, ils s'aplatissent un peu et
forment des espèces de petits rubans qui marchent de derrière en devant, entre sa face interne et la face externe de la choroïde, sans
donner aucun filet à l'une ni à l'autre de ces
membranes. Ces nerfs sont parallèles, et séparés par des intervalles plus ou moins grands.
On en voit souvent qui communiquent entr'eux
par des petits filets qui vont obliquement de l'un
à l'autre. Lorsqu'ils sont parvenus au cercle
ciliaire, ils se divisent chacun en deux filets,
lesquels traversent la substance celluleuse

qui forme ce cercle, et se divisent en un grand
nombre de filamens qui se répandent entièrement dans l'iris, et forment une grande
partie des lignes blanchâtres et disposées en
manière de rayons qu'on remarque sur sa face
antérieure.

Lorsque le nerf nasal est arrivé à la partie
supérieure et interne du nerf optique, il donne
un ou deux filets qui se joignent aux nerfs
ciliaires pour aller avec eux à la partie postérieure du globe de l'œil. Ensuite il se porte
vers la paroi interne de l'orbite, et lorsqu'il est
arrivé vis-à-vis le trou orbitaire interne et antérieur, il se divise en deux rameaux, un
interne ou postérieur, et l'autre externe ou
antérieur. Le rameau interne s'enfonce dans
le trou orbitaire interne et antérieur, et pénètre dans le crâne en parcourant le canal dont
ce trou est l'orifice externe. Il marche de
dehors en dedans et de derrière en devant,
couvert par la dure-mère, et pénètre bientôt
dans la fosse nasale par la petite fente qu'on
remarque à côté de l'apophyse *crista galli* de
l'ethmoïde. Ce rameau, après avoir donné de
petits filets à la membrane pituitaire et à celle
qui tapisse les cellules antérieures de l'ethmoïde et le sinus frontal, descend derrière l'os
propre du nez, passe entre le bord inférieur
de cet os et le cartilage latéral du nez, et se
perd dans la peau du lobe de cette partie par
un grand nombre de filets. Ce rameau est très-
mince et très-mou tant qu'il reste derrière l'os
propre du nez ; mais lorsqu'il est sorti sous le
bord inférieur de cet os, il devient beaucoup
plus gros, et acquiert beaucoup de consistance.

Le rameau externe ou antérieur du nerf nasal marche le long de la paroi interne de l'orbite jusqu'à la poulie cartilagineuse que traverse le tendon du muscle grand oblique de l'œil, où il s'anastomôse avec un filet du nerf frontal ; ensuite il passe sous cette poulie et se divise en plusieurs filets qui se distribuent aux paupières, à leur muscle orbiculaire, à la caroncule lacrymale, au sac lacrymal, au muscle pyramidal du nez et aux tégumens communs. Ces filets s'anastomôsent avec la portion dure de la septième paire et avec le nerf sous-orbitaire.

Du Nerf maxillaire supérieur.

Le nerf maxillaire supérieur sort de la partie moyenne du plexus que les nerfs trijumeaux forment entre les deux lames de la dure-mère. Il marche de derrière en devant et un peu de dedans en dehors vers le trou grand rond ou maxillaire supérieur du sphénoïde qui le transmet hors du crâne.

Lorsque le nerf maxillaire supérieur a traversé le trou grand rond, il se trouve dans le sommet de la fosse zygomatique, entre la partie postérieure de l'orbite, et la base de l'apophyse ptérigoïde. Il marche de derrière en devant, de haut en bas et un peu de dedans en dehors, et s'avance vers l'orifice postérieur du canal creusé dans l'épaisseur de la paroi inférieure de l'orbite, et que l'on nomme sous-orbitaire. Il s'engage dans ce canal, le parcourt de derrière en devant, et en sort par le trou orbitaire inférieur pour se répandre sur la face. En entrant dans ce canal, le nerf maxillaire supérieur change de nom et prend celui de nerf sous-orbitaire.

Dans son trajet par le trou grand rond du sphénoïde, et quelquefois après avoir franchi ce trou, le nerf maxillaire supérieur donne un rameau qu'on peut appeler orbitaire. Ce rameau marche le long du bord supérieur de la fente sphéno-maxillaire, pénètre dans l'orbite par cette fente, et se divise ordinairement en deux filets dont l'un peut être appelé mâlaire et l'autre temporal. Le premier communique avec un filet du nerf lacrymal, s'engage avec lui dans le conduit pratiqué dans l'épaisseur de l'os de la pommette, et sort sur la face externe de cet os pour se distribuer au muscle orbiculaire des paupières, ainsi qu'aux tégumens, et s'anastomoser avec la portion dure de la septième paire. Le second ou le filet temporal traverse la portion orbitaire de l'os de la pommette, et pénètre dans la fosse temporale où il communique avec un rameau du nerf maxillaire inférieur. Ensuite il monte obliquement de dedans en dehors et de devant en arrière, et perce enfin l'aponévrose dont le muscle temporal est couvert, pour s'anastomoser avec un filet de la portion dure de la septième paire, et se distribuer aux tégumens de la tempe et du sommet de la tête, en accompagnant l'artère temporale.

Presque aussitôt que le nerf maxillaire supérieur est arrivé dans le sommet de la fosse zygomatique, il donne deux rameaux qui descendent un peu obliquement de dehors en dedans à travers la graisse molle qui se trouve en cet endroit, derrière la fin de l'artère maxillaire interne. Ces deux rameaux s'unis-

sent bientôt en un seul qui descend dans la
même direction, et après environ deux lignes
de chemin forme une espèce de ganglion qu'on
nomme sphéno-palatin. Quelquefois, au lieu
de deux filets, le nerf maxillaire supérieur n'en
fournit qu'un qui forme également une espèce
de ganglion.

Le ganglion sphéno-palatin est situé dans la
partie interne du sommet de la fosse zygomatique. Il est de forme triangulaire, ou plutôt
semblable à un cœur. Sa face interne est appuyée
sur le trou sphéno-palatin, et l'externe qui
est un peu convexe, est couverte de la graisse
molle qui remplit le sommet de la fosse zygomatique. Ce ganglion est de couleur rougeâtre. Les rameaux qu'il donne peuvent être
distingués en postérieur, en internes et en inférieur.

Le rameau postérieur du ganglion sphéno-
palatin est connu sous le nom de nerf ptérigoïdien ou vidien. Ce rameau remonte un peu
de devant en arrière, s'introduit dans le canal
pratiqué à la base de l'apophyse ptérigoïde,
et le parcourt de devant en arrière. Pendant
qu'il est encore renfermé dans ce canal, il
donne quelques filets qui sortent par des trous
pratiqués à sa partie interne, et qui vont se
distribuer à la portion de la membrane pituitaire qui tapisse la partie postérieure et supérieure des fosses nasales, et sur celle qui s'étend
vers l'orifice de la trompe d'*Eustache*. Lorsque
le nerf ptérigoïdien est arrivé à l'extrémité
postérieure de son canal, il traverse la substance ferme et en quelque sorte cartilagineuse
qui remplit le trou déchiré antérieur de la
base du crâne, et se divise en deux filets,

un supérieur plus petit, et l'autre inférieur plus gros.

Le premier ou le supérieur rentre dans le crâne entre le bord antérieur du rocher et la grande aile du sphénoïde. Il passe sous le nerf maxillaire inférieur, et marche de devant en arrière, de bas en haut et de dedans en dehors, dans une gouttière creusée sur la face supérieure du rocher, jusqu'à l'*hiatus Fallopii.* Il pénètre par cette ouverture dans l'aqueduc de *Fallope*, et va se joindre au tronc de la portion dure de la septième paire. Ce filet est accompagné par une artériole très-fine, et renfermé dans une espèce de gaîne membraneuse.

Le filet inférieur du nerf ptérigoïdien s'introduit dans le canal carotidien, en traversant la membrane épaisse qui le tapisse. Il descend le long de l'artère carotide à laquelle il est collé, s'anastomose avec le filet que la sixième paire envoie dans ce canal, et en sort avec lui pour se jeter dans l'extrémité supérieure du ganglion cervical supérieur du grand sympathique.

Les rameaux qui sortent de la partie interne du ganglion sphéno-palatin entrent aussitôt dans la fosse nasale par le trou dont ce ganglion emprunte le nom, et se répandent sur la portion de la membrane pituitaire qui tapisse la partie supérieure et postérieure de cette fosse, et sur celle qui revêt les cellules postérieures de l'ethmoïde.

Le rameau qui sort de la partie inférieure du ganglion sphéno-palatin, est plus gros que les autres; il est connu sous le nom de nerf palatin. Il descend au-devant de l'apophyse ptérigoïde, et s'engage bientôt dans le canal palatin postérieur; mais avant de pénétrer

dans ce canal, il fournit deux filets qui descendent dans deux petits conduits particuliers,
creusés dans l'épaisseur de la tubérosité de
l'os palatin, et vont se distribuer au voile du
palais et à ses différens muscles. Le nerf palatin
descend ensuite dans le canal palatin postérieur avec l'artère palatine postérieure. Dans
son trajet, il donne un ou deux petits filets qui
traversent la portion nasale de l'os du palais,
et vont se distribuer à la membrane pituitaire.
Lorsque ce nerf est sorti du canal palatin postérieur, il se porte en devant sous la voûte du
palais, et se divise bientôt en deux rameaux,
l'un interne plus petit, et l'autre externe plus
gros. L'interne se perd dans la portion de la
membrane du palais, la plus voisine de la
suture qui lie ensemble les os maxillaires. Le
rameau externe parcourt le sillon qu'on remarque le long de la partie externe de la voûte
du palais, et se distribue à la partie externe de
la membrane glanduleuse qui tapisse cette voûte
et à la partie interne des gencives.

Lorsque le nerf maxillaire supérieur a donné
les deux rameaux qui forment le ganglion
sphéno-palatin, il s'avance vers l'ouverture
postérieure du canal sous-orbitaire ; mais avant
d'y entrer, il fournit un et quelquefois deux
filets que l'on appelle nerfs dentaires postérieurs. Ces nerfs descendent sur la tubérosité
de l'os maxillaire, et s'engagent bientôt dans
les conduits pratiqués dans l'épaisseur de la
paroi postérieure du sinus maxillaire. Dans
leur trajet, ils se divisent en plusieurs filets
qui descendent de derrière en devant vers le
bord alvéolaire où ils percent la substance de
l'os, pour aller avec des artères très-fines

dont ils sont accompagnés, aux trois ou quatre
dernières dents molaires. Ils pénètrent dans la
cavité des dents par les trous qui se remarquent
sur le sommet de leurs racines. Un de ces filets
suit la paroi externe du sinus, et va communiquer avec le nerf dentaire antérieur dont il sera
parlé plus bas. Parmi les nerfs dentaires postérieurs, il y en a ordinairement un qui descend
de derrière en devant sur la tubérosité maxillaire, et se divise en plusieurs filets qui vont à
la partie externe des gencives, et au muscle
buccinateur.

Après avoir donné les nerfs dentaires postérieurs, le tronc du nerf maxillaire supérieur
entre dans le canal sous-orbitaire et le parcourt
de derrière en devant. Arrivé près de l'extrémité antérieure de ce canal, il donne un
rameau que l'on nomme nerf dentaire antérieur.
Ce nerf marche de derrière en devant, à côté
du tronc qui l'a produit, s'engage bientôt dans
le conduit dentaire antérieur, et descend le
long de la paroi antérieure du sinus maxillaire.
Il fournit d'abord un filet qui communique
avec le nerf dentaire postérieur; ensuite il se
partage en plusieurs filamens qui ont chacun
leur conduit particulier, et qui se portent aux
dents incisives, à la canine et aux deux premières molaires. Les nerfs dentaires, tant antérieurs que postérieurs, sont souvent à nu
sous la membrane qui tapisse le sinus maxillaire, et donnent quelques filamens à cette
membrane.

Presqu'aussitôt que le nerf maxillaire supérieur a fourni le nerf dentaire antérieur, il
sort du canal sous-orbitaire par le trou orbitaire inférieur qui est quelquefois double, et

se place derrière le muscle releveur propre de
la lèvre supérieure, auquel il donne quelques
ramifications très-fines. Après cela il se partage
en dix ou douze filets qui s'écartent les uns des
autres, et forment, par leurs différentes anastomôses entr'eux et avec la portion dure de la
septième paire, une espèce de plexus qui occupe
l'espace compris entre la pommette et le nez.
Ces filets se distribuent à la paupière inférieure,
aux tégumens et aux muscles du nez, aux
muscles canin, grand zygomatique, buccinateur et triangulaire, aux tégumens de la lèvre
supérieure, et sur-tout à sa membrane interne.
Parmi ces filets, il y en a un très-petit qui
perce le muscle releveur propre de la lèvre
supérieure, et remonte vers la racine du nez
où il s'anastomôse avec un filet du nerf nasal.

Du Nerf maxillaire inférieur.

Le nerf maxillaire inférieur est la plus grosse
des trois branches qui résultent de la division
des nerfs trijumeaux. Il se porte de dedans en
dehors et de derrière en devant, et sort bientôt du crâne par le trou ovale ou maxillaire
inférieur du sphénoïde, pour pénétrer dans la
fosse zygomatique. Aussitôt qu'il est parvenu
dans cette fosse, il donne six ou sept rameaux
qui s'écartent les uns des autres sous différens
angles, et vont se distribuer aux parties voisines. Ces rameaux sont les nerfs temporaux
profonds, le nerf masseterin, le buccal, le
temporal superficiel ou auriculaire, et le ptérigoïdien.

Les nerfs temporaux profonds sont ordinairement au nombre de deux, un antérieur et

et l'autre postérieur ; mais dans certains sujets on n'en trouve qu'un, et dans d'autres on en voit trois. Tantôt ils naissent séparément, et tantôt ils ont un tronc commun qui se divise bientôt. Quelquefois l'anterieur sort du nerf buccal, et le postérieur du nerf masseterin. Quoi qu'il en soit, ils marchent d'abord de dedans en dehors, entre la paroi supérieure de la fosse zygomatique et le muscle pterigoïdien externe ; ensuite ils montent dans l'épaisseur du crotaphite ou temporal auquel ils se distribuent. L'antérieur s'anastomôse avec le lacrymal et le maxillaire supérieur, comme il a été dit précédemment.

Le nerf masseterin est ainsi nommé, parce qu'il se perd entièrement dans le muscle masseter. Il marche de dedans en dehors et un peu de devant en arrière, entre le muscle ptérigoïdien externe et la paroi supérieure de la fosse zygomatique, au-devant de l'apophyse articulaire du temporal ; ensuite il passe entre le bord postérieur du muscle crotaphite et le col du condyle de la mâchoire, et descend dans l'épaisseur du masseter, où il se perd entièrement.

Le nerf buccal est plus gros que les précédens. Il descend de derrière en devant, entre les deux muscles ptérigoïdiens, et donne en passant quelques filets au ptérigoïdien externe et au temporal. Après quoi il descend entre le muscle ptérigoïdien interne et la branche de la mâchoire, gagne la face externe du muscle buccinateur, et se divise en plusieurs rameaux qui se perdent dans ce muscle, dans la peau et dans les muscles canin, triangulaire et orbiculaire des lèvres. Ces rameaux communiquent avec ceux de la portion dure de la septième paire, et suivant *Haller*, avec le sous-orbitaire.

Le nerf temporal superficiel ou auriculaire est le plus gros de ceux que le maxillaire inférieur fournit aussitôt qu'il a traversé le trou ovale du sphénoïde. Il sort de ce tronc, tantôt par une et tantôt par deux racines dans l'intervalle desquelles passe l'artère moyenne de la dure-mère ou sphéno-épineuse. Ce nerf se contourne de devant en arrière et de dedans en dehors, entre le condyle de la mâchoire et le conduit auditif, et remontant profondément audevant de ce conduit et de l'oreille, couvert par la glande parotide, il gagne la partie postérieure de l'apophyse zygomatique du temporal. Dans ce trajet, il donne ordinairement deux filets qui s'anastomôsent avec la branche supérieure de la portion dure de la septième paire. Il en fournit d'autres plus petits qui se distribuent au conduit auditif et à toutes les parties de l'oreille. Lorsque ce nerf est parvenu entre la partie antérieure de l'oreille et la base de l'apophyse zygomatique du temporal, il se divise en deux rameaux qui accompagnent les branches de l'artère temporale, et répandent un grand nombre de filets dans les tégumens de la tempe, du front et du sommet de la tête. Ces filets communiquent avec ceux de la branche supérieure de la portion dure de la septième paire.

Le nerf ptérigoïdien est le plus petit de ceux que le nerf maxillaire inférieur fournit à sa sortie du crâne. Dans certains sujets, il vient du nerf buccal. Il descend entre le muscle ptérigoïdien externe et l'origine du péristaphylin externe, et va au ptérigoïdien interne.

Après que le nerf maxillaire inférieur a fourni
les rameaux qui viennent d'être décrits, il descend trois ou quatre lignes de chemin, entre les
deux muscles ptérigoïdiens, et se divise en deux
branches; une antérieure et interne qui va à la
langue, et qu'on nomme le nerf lingual, et
une postérieure et externe qui conserve le nom
de maxillaire inférieure, parce qu'elle parcourt
le canal creusé dans l'épaiseur de la mâchoire
inférieure.

Le nerf lingual est ordinairement un peu moins
gros que le nerf maxillaire inférieur. Après s'être
séparé de ce dernier, il lui envoie quelquefois
un filet assez gros qui laisse entre lui et ce nerf
un intervalle dans lequel passe l'artère maxillaire
interne. Bientôt après il reçoit un petit nerf qu'on
nomme corde du tambour, et qui se joint à lui
en formant un angle très-aigu en haut et très-
obtus en bas. Après quoi le nerf lingual, dont
la grosseur est sensiblement augmentée, descend obliquement de derrière en devant, entre
le muscle ptérigoïdien interne et la branche de
la mâchoire inférieure; ensuite il passe entre la
glande maxillaire et la membrane interne de la
bouche : puis il s'engage avec le conduit excréteur de cette glande, entre la face supérieure
du muscle mylo-hyoïdien et la partie voisine de
l'hyoglosse, passe au-dessus de la glande sublinguale, et gagne la partie latérale inférieure de
la langue jusqu'à sa pointe.

Arrivé près de la glande maxillaire, le nerf
lingual donne quelques filets qui se rassem-
blent pour former, tantôt un petit ganglion,
et tantôt une espèce de plexus duquel sortent
un assez grand nombre de filamens qui vont se

22.

distribuer à cette glande. Après ces filets, le
nerf lingual en fournit quelques autres qui communiquent avec le nerf grand hypo-glosse, ou
nerf de la neuvième paire ; il donne aussi quelques filamens à la glande sublinguale, à la membrane de la bouche et à la partie interne des
gencives. Après quoi il se divise en plusieurs
rameaux qui pénètrent dans l'épaisseur de la
langue, entre le génio-glosse, le stylo-glosse
et le lingual. Quelques-uns de ces rameaux se
perdent dans les muscles en question. Les autres
montent vers la face supérieure de la langue,
et se terminent dans la membrane qui la couvre,
sur-tout vers la pointe.

Le nerf maxillaire inférieur est un peu plus
gros ordinairement que le lingual, et semble
être la continuation du tronc qui les fournit. Il
descend à côté du lingual, un peu obliquement
de derrière en devant, entre les muscles ptérigoïdiens, puis entre l'interne et la branche de la
mâchoire inférieure, couvert en dedans par le
ligament latéral interne de l'articulation de cet
os avec le temporal.

Lorsque ce nerf est arrivé à l'orifice postérieur
du canal creusé dans l'épaisseur de la mâchoire
inférieure, il donne un rameau qui descend de
derrière en devant dans un sillon creusé sur la
face interne de la branche de la mâchoire inférieure, et va se distribuer à la glande maxillaire,
au muscle mylo-hyoïdien, au génio-hyoïdien et
au ventre antérieur du digastrique.

Après avoir donné ce filet, le nerf maxillaire
inférieur pénètre dans le canal de la mâchoire
inférieure avec une artère et une veine. En parcourant ce canal, il donne des filets à chacune

des dents grosses molaires et à la première petite molaire. Ces filets percent le fond des alvéoles, pénètrent dans la cavité creusée dans
l'épaisseur des dents, et se ramifient sur la
membrane qui la tapissent. .

Arrivé vis-à-vis le trou mentonnier, le nerf
maxillaire inférieur donne un filet qui continue
de marcher dans l'épaisseur de la mâchoire,
au-dessous des alvéoles, et qui se distribue
à la première petite molaire, à la canine et
aux deux incisives. Après quoi il sort par ce
trou, se réfléchit de bas en haut derrière le
muscle triangulaire, et se divise en plusieurs rameaux qui se distribuent au muscle carré, au
triangulaire, à la houppe du menton, au buccinateur, au demi-orbiculaire inférieur, à la
peau et à la membrane interne de la lèvre inférieure sur laquelle il forme une espèce de plexus.
Ces rameaux s'anastomôsent avec ceux de la
branche inférieure de la portion dure de la septième paire.

Le nerf de la cinquième paire donne le mouvement au muscle occipito-frontal, au surcilier,
à tous les muscles de la face, au crotaphite ou
temporal, aux deux ptérigoïdiens, au masseter,
aux muscles du voile du palais, à ceux de la langue, au mylo-hyoïdien, au génio-hyoïdien et
au ventre antérieur du digastrique.

Ce nerf donne le sentiment à l'iris, à la glande
lacrymale, à la conjonctive, à la membrane
pituitaire, au voile du palais, à la membrane
glanduleuse qui tapisse la voûte du palais, aux
gencives, à la membrane qui tapisse la bouche,
aux dents, à la langue, aux glandes amygdale,
maxillaire et sublinguale, aux tégumens de

l'oreille, à ceux de la tempe, du front, du
sommet de la tête et de la face.

De la sixième paire de Nerfs, ou Nerfs moteurs externes des yeux.

Le nerf de la sixième paire s'étend depuis la
moëlle alongée jusqu'au muscle droit externe
de l'œil. Ce nerf tient le milieu pour la grosseur, entre le nerf de la troisième paire et celui de la quatrième. Il naît du sillon qui sépare
la protubérance annullaire de la queue de la
moëlle alongée, par plusieurs filets réunis ensemble, mais faciles à distinguer les uns des
autres. Il n'est pas rare de le trouver composé
de deux branches qui percent séparément la
dure-mère, et qui ne se réunissent que dans le
sinus caverneux.

Le nerf de la sixième paire se porte de derrière en devant, de bas en haut et de dedans en
dehors, entre la protubérance annulaire et la
gouttière basilaire, jusqu'au-dessous de l'apophyse clinoïde postérieure où il perce la dure-
mère pour pénétrer dans le sinus caverneux.
Arrivé dans ce sinus, il se place au côté externe de l'artère carotide à laquelle il tient par
un tissu cellulaire assez serré. Il marche de
derrière en devant, de dedans en dehors et
de haut en bas, baigné, comme l'artère carotide, dans le sang qui remplit le sinus caverneux. En entrant dans ce sinus, le nerf de la
sixième paire devient un peu plus gros qu'il
n'étoit auparavant; il prend aussi une couleur
rougeâtre qu'il doit au sang dans lequel il est
plongé. Lorsqu'il est arrivé vis-à-vis l'orifice
interne du canal carotidien, il fournit de sa

partie inférieure un ou deux filets assez minces, mollasses, de couleur rougeâtre, lesquels s'en séparent en formant un angle un peu aigu en arrière et obtus en avant. Ces filets descendent dans le canal carotidien, s'y anastomôsent avec le filet du nerf vidien, et en sortent avec lui pour se jeter dans l'extrémité supérieure du ganglion cervical supérieur du grand sympathique.

Lorsque le nerf de la sixième paire a fourni le filet ou les filets dont il vient d'être parlé, sa grosseur augmente un peu : il abandonne l'artère carotide et perce la dure-mère au-dessus de l'origine de la veine ophtalmique pour pénétrer dans l'orbite par la fente sphénoïdale. Il passe entre les deux portions de l'extrémité postérieure du muscle droit externe de l'œil avec le nerf de la troisième paire et la branche nasale de l'ophtalmique, auxquels il est uni par du tissu cellulaire assez serré. Ce nerf marche de derrière en devant et de dedans en dehors, entre le muscle droit externe et le nerf optique, et se divise en plusieurs filets qui pénètrent dans ce muscle par sa face interne, et se perdent entièrement dans son épaisseur.

Le nerf de la sixième paire donne le mouvement au muscle droit externe ou abducteur de l'œil.

De la septième paire de Nerfs ou Nerfs auditifs.

Les nerfs de la septième paire ou nerfs auditifs, s'étendent depuis la moëlle alongée jusqu'à l'organe de l'ouïe, aux parties latérales et supérieures de la tête, à toutes les parties de la

face et à la partie supérieure et antérieure du
cou. Chacun de ces nerfs est composé de deux
cordons très-distincts dans toute leur longueur,
et dont l'un est postérieur et inférieur, et l'autre antérieur et supérieur. Le premier, plus
gros et d'une mollesse qui diffère peu de celle
du nerf olfactif, est connu sous le nom de
portion molle. Le second plus mince et de
la consistance des autres nerfs de la moëlle
alongée, est appelé portion dure ou petit sympathique.

La portion molle du nerf auditif naît de la
face postérieure de la queue de la moëlle alongée, par plusieurs fibres blanches qui montent
obliquement en dehors, et se réunissent bientôt en un seul cordon. La portion dure de ce
nerf tire son origine de la partie latérale, antérieure et inférieure de la protubérance annulaire et de la partie voisine de la cuisse de la
moëlle alongée.

Les deux portions du nerf auditif placées
l'une à côté de l'autre, se portent obliquement
de dedans en dehors, de bas en haut et de derrière en devant, vers le trou auditif interne
dans lequel elles pénètrent avec une petite artère qui vient du tronc basilaire formé par les
vertébrales. Arrivées au fond de ce conduit,
ces deux portions se séparent, et chacune va à
sa destination.

La portion molle se divise en plusieurs filets
qui pénètrent dans le labyrinthe par les trous
qu'on remarque à la partie postérieure et inférieure du fond du conduit auditif interne. Il
n'est pas facile de voir ce que ces filets y deviennent; mais il est très-vraisemblable qu'ils
se répandent sur la membrane qui tapisse les

parois du limaçon , du vestibule et des canaux demi-circulaires. Cette portion est l'organe immédiat de l'ouïe.

La portion dure de la septième paire arrivée au fond du conduit auditif interne, pénètre dans l'acqueduc de *Fallope* , et le parcourt en suivant ses diverses courbures. Ce canal creusé dans l'épaisseur du rocher , commence à la partie supérieure et antérieure du fond du conduit auditif interne. Delà il monte d'abord un peu de dedans en dehors et de devant en arrière, ensuite il se courbe en arrière, en dehors et en bas , et passant au-dessus de la fenêtre ovale , il va gagner la partie postérieure de la caisse du tympan dont il suit le contour ; puis il descend presque verticalement jusqu'au trou stylo-mastoïdien où il se termine.

Lorsque la portion dure de la septième paire est arrivée à l'endroit où l'*hiatus Fallopii* s'ouvre dans l'aqueduc de *Fallope* , elle reçoit le filet supérieur du nerf vidien ou ptérigoïdien. Peu après elle donne un filet au muscle interne du marteau. Elle en donne ensuite un autre très-petit, qui sort de sa partie antérieure et va au muscle de l'étrier en perçant la base de la pyramide dans laquelle ce muscle est renfermé. Un peu plus bas elle en fournit un troisième plus considérable que les deux premiers, auquel on donne le nom de corde du tambour. Ce nerf, après avoir descendu quelque temps avec le tronc qui le produit, se réfléchit de bas en haut et de dedans en dehors , et pénètre dans la caisse du tambour par une ouverture située à sa partie postérieure , auprès de la base de la pyramyde. La corde du tambour passe sous la courte branche de l'enclume, et montant obliquement de derrière en devant, elle s'engage entre la longue branche de cet os et la partie supérieure du manche du marteau. Lorsque ce nerf est arrivé au-dessus du muscle interne du marteau, sa grosseur et sa consistance augmentent un peu, et il prend une direction presque horizontale ; mais bientôt après il descend en devant, à côté du tendon du muscle antérieur du marteau, et sort avec lui de la caisse du tambour par la scissure de *Glaser*. La corde du tambour continue de descendre de derrière en devant et de dehors en dedans, et rencontre bientôt la branche linguale du nerf maxillaire inférieur, avec laquelle elle s'unit en formant un angle fort aigu en haut, et dont elle augmente un peu la grosseur.

Aussitôt que la portion dure de la septième paire est sortie de l'aqueduc de *Fallope* par le trou stylo-mastoïdien, et quelquefois même avant d'en sortir, elle fournit plusieurs petits filets qui vont se distribuer aux parties voisines. Parmi ces filets, il y en a un plus considérable que les autres, auquel on peut donner le nom de nerf auriculaire postérieur. Ce nerf descend d'abord l'espace de quelques lignes, ensuite il remonte sur la partie antérieure de l'apophyse mastoïde, et se porte derrière l'oreille où il se divise en deux filets, un antérieur et l'autre postérieur. Le premier se ramifie sur la face interne de l'oreille et envoie quelques filets à son muscle postérieur. Le second se porte de bas en haut et de devant en arrière, le long du bord postérieur du muscle occipito-frontal, et se consume dans le tissu cellulaire et dans les tégumens. Ces filets communiquent avec les rameaux mastoïdien et auriculaire du plexus cervical formé par la branche antérieure de la seconde et de la troisième paires cervicales.

Les autres filets que la portion dure de la septième paire donne à sa sortie du crâne, sont situés plus profondément, et se distribuent au muscle stylo-hyoïdien et au ventre postérieur du digastrique. Il y en a un qui traverse ce dernier muscle, et remonte de dehors en dedans, derrière la veine jugulaire interne, pour aller s'anastomôser avec le glosso-pharyngien de la huitième paire, au moment où ce nerf traverse le trou déchiré postérieur. Le filet qui va au muscle stylo-hyoïdien fournit plusieurs filamens qui s'anastomôsent avec les filets rougeâtres que le ganglion cervical supérieur du grand sympathique envoie autour des branches de l'artère carotide externe.

La portion dure du nerf auditif, après avoir donné naissance aux filets qui viennent d'être décrits, descend obliquement en devant et un peu en dehors, dans l'épaisseur de la glande parotide l'espace de sept ou huit lignes, et se divise en deux branches, une supérieure plus grande, et l'autre inférieure plus petite.

La branche supérieure se porte de derrière en devant et un peu de bas en haut vers le col du condyle de la mâchoire inférieure dont elle croise la direction à angle droit. Elle fournit d'abord de sa partie interne un ou deux filets qui s'enfoncent derrière le col du condyle, et vont s'anastomôser avec le rameau temporal superficiel ou auriculaire du nerf maxillaire inférieur. Ensuite elle se partage en sept ou huit rameaux qui s'écartent en manière de rayons irréguliers, et se répandent sur la tempe et sur la face où ils produisent un grand nombre de filets. Ces rameaux peuvent être distingués en temporaux, en malaires et en buccaux. Dans certains sujets, ils forment à l'endroit de leur écartement une espèce de plexus auquel on a donné le nom de pate d'oie.

Les rameaux temporaux sont assez petits : leur nombre est de deux ou trois. Ils marchent un peu obliquement de bas en haut et de derrière en devant, sous la partie supérieure de la glande parotide à laquelle ils donnent quelques filamens. Ensuite ils passent sur l'arcade zygomatique, et montent sur la tempe où ils répandent un grand nombre de filets qui s'étendent jusqu'au front et au sommet de la tête. Ces filets se distribuent aux muscles antérieur et supérieur de l'oreille, à l'occipito-frontal, à l'orbiculaire des paupières et aux tégumens. Ils s'anastomosent avec le rameau frontal de l'ophtalmique, le rameau temporal superficiel du nerf maxillaire inférieur et le filet temporal du maxillaire supérieur.

Les rameaux malaires de la branche supérieure de la portion dure de la septième paire sont ordinairement au nombre de deux. Ils marchent obliquement de derrière en devant et de bas en haut, passent sur la pommette, et se divisent en un grand nombre de filets qui se distribuent au muscle orbiculaire des paupières, au grand et au petit zygomatiques, aux tégumens de la paupière inférieure et à ceux de la partie supérieure de la joue. Ces filets communiquent ensemble et avec ceux du nerf lacrymal et du maxillaire supérieur qui traversent l'os de la pommette : ils communiquent aussi avec le nerf sous-orbitaire.

Les filets buccaux de la branche supérieure

de la portion dure, au nombre de trois ou quatre, sortent de dessous le bord antérieur de la glande parotide, marche presque horizontalement de de derrière en devant sur le muscle masseter, et communiquent ensemble et avec des filets de la branche inférieure : l'un d'eux, plus considérable que les autres, est situé au-dessus du conduit de *Stenon*. Lorsqu'ils sont arrivés au bord antérieur du masseter, ils se divisent en un grand nombre de filets qui se distribuent au muscle grand zygomatique, au canin, au releveur propre de la lèvre supérieure, à l'élévateur commun de cette lèvre et de l'aile du nez, au buccinateur, au triangulaire, à l'orbiculaire des lèvres, aux tégumens de la joue, à ceux du nez et des lèvres. Ces filets communiquent entr'eux, avec le nerf sous-orbitaire et avec le rameau buccal du maxillaire inférieur. Un d'eux très-délié monte jusqu'au grand angle de l'œil et s'anastomôse avec un filet du nerf nasal.

La branche inférieure de la portion dure de la septième paire descend de derrière en devant dans l'épaisseur de la glande parotide, et lorsqu'elle est arrivée près de l'angle de la mâchoire, elle se divise en trois ou quatre rameaux qu'on peut distinguer en premier, second, troisième et quatrième, en comptant de haut en bas. Le premier remonte d'abord un peu, ensuite il marche presque transversalement sur la partie inférieure du muscle masseter, et s'enfonce derrière le peaucier et le triangulaire auxquels il se distribue, ainsi qu'à la partie inférieure du buccinateur, à l'orbiculaire des lèvres et aux tégumens. Il communique avec les filets inférieurs de la branche supérieure, avec le nerf buccal et avec le maxillaire inférieur à sa sortie du trou mentonnier.

Le second rameau de la branche inférieure de la portion dure passe sous l'angle de la mâchoire, remonte obliquement de derrière en devant sur le bord inférieur de la branche de cet os, couvert par le peaucier, et va se distribuer au triangulaire, au carré, à la houppe du menton, au buccinateur, à l'orbiculaire des lèvres et aux tégumens. Il communique avec le filet précédent et avec le nerf maxillaire inférieur.

Le troisième et le quatrième rameaux de la branche inférieure de la portion dure, descendent de derrière en devant sur la partie antérieure et supérieure du cou, couverts par le muscle peaucier, et se divisent en un grand nombre de filets qui se perdent dans ce muscle et dans les tégumens. Ils communiquent avec des filets de la branche antérieure de la seconde et de la troisième paires cervicales.

La portion dure de la septième paire donne le mouvement au muscle interne du marteau, au muscle de l'étrier, aux muscles postérieur, antérieur et supérieur de l'oreille, au stylo-hyoïdien, au ventre postérieur du digastrique, à presque tous les muscles de la face et au peaucier. Elle donne le sentiment à la peau de la partie latérale, postérieure et inférieure de la tête, à celle de l'oreille, de la tempe, de la face et de la partie supérieure et antérieure du cou.

De la huitième paire de Nerfs.

Les nerfs de la huitième paire ont été connus par les anciens sous le nom de nerfs vagues.

Winslow les a appelés moyens sympathiques ,
par opposition à la portion duré de la septième
paire qu'il nomme petit sympathique, et au
nerf inter-costal qu'il désigne sous le nom de
grand sympathique.

Les nerfs de la huitième paire s'étendent
depuis la moëlle alongée jusqu'au pharynx;
à la langue, au larynx, au cœur, aux poumons, à l'œsophage, à l'estomac, et à la plupart des autres viscères abdominaux. Chacun
de ces nerfs tire son origine de la partie latérale supérieure de la queue de la moëlle alongée, par un grand nombre de filets qui se rapprochent les uns des autres pour former deux
cordons, un antérieur plus petit qu'on nomme
glosso-pharyngien , et un postérieur beaucoup
plus gros qu'on regarde comme le tronc même
de la huitième paire. Ces deux cordons montent obliquement de derrière en devant et de
dedans en dehors, et vont percer séparément
la dure-mère, vis-à-vis le trou déchiré postérieur par lequel ils sortent du crâne avec la
veine jugulaire interne. Ils occupent la partie
antérieure de ce trou, et leur passage est distingué de celui de la veine jugulaire, par une
cloison membraneuse et par une petite lan-
guette osseuse dont il a été parlé dans l'Ostéologie. Les filets qui composent le cordon postérieur, percent la dure-mère séparément fort
près les uns des autres. En sortant du crâne ,
le nerf de la huitième paire est accompagné
par un autre nerf qu'on nomme spinal ou
accessoire de *Willis*, et qui sera décrit par la
suite.

Dans leur passage par le trou déchiré postérieur, les deux cordons dont la huitième

paire est composée, sont étroitement collés ensemble, et ils communiquent par de petits filamens qui vont du postérieur à l'antérieur, et augmentent un peu sa grosseur. Dans le même trajet, le cordon postérieur communique avec le nerf spinal ou accessoire. Lorsque le nerf de la huitième paire est sorti du crâne, les deux cordons qui le composent se séparent, et vont chacun à leur destination.

Le cordon antérieur, ou nerf glosso-pharyngien, à sa sortie du crâne, est séparé du tronc même de la huitième paire par la veine jugulaire interne. Il reçoit d'abord un filet qui vient de la portion dure de la septième paire, comme il a été dit précédemment; ensuite il en reçoit un autre qui vient du tronc principal de la huitième; après quoi il passe sur l'artère carotide interne, s'engage entre le muscle stylo-pharyngien et le stylo-glosse, et descend obliquement en devant, en suivant la direction de ce dernier muscle qu'il accompagne jusqu'à la partie postérieure de la langue dans laquelle il pénètre, à l'endroit où le muscle hyo-glosse vient se terminer. Ce nerf donne d'abord un filet long et mince qui descend sur le côté interne de l'artère carotide primitive jusqu'à la partie inférieure du cou où il se joint avec quelques filets du grand sympathique, pour concourir à la formation des nerfs cardiaques. Ensuite le nerf glosso-pharyngien donne un grand nombre de filets qui se distribuent aux muscles du pharynx et à sa membrane interne. Parmi ces filets il y en a qui fournissent des filamens très-déliés, lesquels se joignent aux filets rougeâtres que donne le ganglion cervical supérieur du grand sympathique pour former une espèce de plexus qui se répand sur les branches qui partent de la partie antérieure de l'artère carotide externe. Après avoir fourni les filets dont il vient d'être parlé, le nerf glosso-pharyngien pénètre dans l'épaisseur de la langue, comme il a été dit plus haut, et se distribue aux muscles stylo-glosse, hyo-glosse, génio-glosse et lingual.

Le cordon postérieur ou tronc principal de la huitième paire, à sa sortie du crâne, se trouve au-devant du nerf de la neuvième paire auquel il est fortement collé; mais il passe presque aussitôt derrière ce nerf, et lui devient postérieur. Il est uni aussi au ganglion cervical supérieur du grand sympathique et à l'anse nerveuse que la branche antérieure de la première paire cervicale et un filet de la branche antérieure de la seconde, forment au-devant de l'apophyse transverse de la première vertèbre du cou.

Ce tronc descend le long de la partie antérieure latérale du cou, au-devant du muscle droit antérieur de la tête et du long du cou, derrière le côté externe de l'artère carotide. Il est uni à cette artère, à la veine jugulaire interne et au nerf grand sympathique, par un tissu cellulaire filamenteux et comme membraneux, qui forme une espèce de gaîne commune à toutes ces parties.

Presque aussitôt que le tronc de la huitième paire est sorti du crâne, il donne un filet qui va au glosso-pharyngien; bientôt après il fournit de sa partie antérieure un rameau considérable, auquel on donne le nom de nerf laryngé. Ce nerf passe derrière l'artère carotide interne, et descend de derrière en devant. Lorsqu'il est arrivé auprès du larynx, il se divise en deux rameaux, un externe plus petit, et l'autre interne plus grand. L'externe se distribue au muscle constricteur inférieur du pharynx, aux crico-thyroïdien et à la glande thyroïde.

Le rameau interne s'enfonce derrière le muscle hyo-thyroïdien, et pénètre dans le larynx, entre le cartilage thyroïde et l'os hyoïde. Il se divise en trois ou quatre filets qui se distribuent à l'épiglotte, à la membrane qui tapisse le larynx, à celle du pharynx, au muscle thyro-aryténoïdien, au crico-aryténoïdien latéral, à l'aryténoïdien et au crico-aryténoïdien postérieur. Il communique avec le nerf récurrent dont il sera parlé plus bas. Le nerf laryngé donne ordinairement un filet qui concourt à la production des nerfs cardiaques.

Dans le reste de son trajet le long du cou, le tronc de la huitième paire donne ordinairement un filet qui s'anastomose avec la branche que le tronc de la neuvième paire envoie aux muscles sterno-hyoïdien et thyroïdien. Il fournit aussi un ou deux filets minces et longs qui concourent à la production des plexus cardiaques. Ces filets naissent de sa partie antérieure, tantôt plus haut, tantôt plus bas. Ils communiquent avec un filet qui vient du ganglion cervical supérieur du grand sympathique, et descendent collés à la partie antérieure de l'artère carotide primitive, jusqu'au devant de la crosse de l'aorte, où ils se jettent dans les plexus cardiaques.

Lorsque le tronc de la huitième paire est arrivé à la partie inférieure du cou, il donne quelques filets qui vont concourir à la formation

des plexus cardiaques. Ensuite il se porte un
peu en devant, et s'enfonce dans la poitrine en
passant, à droite, devant l'artère sous-clavière
et la veine du même nom; et à gauche, devant
la fin de la crosse de l'aorte, et derrière la veine
sous-clavière. Vers le bord inférieur de l'artère
à laquelle il correspond, ce tronc se partage en
deux branches, une interne ou postérieure, et
l'autre externe ou antérieure. La première est
le nerf récurrent, et la seconde est la continuation du tronc de la huitième paire.

Le nerf récurrent tire souvent son origine
par deux ou trois rameaux qui se réunissent
bientôt ensemble. Celui du côté droit se sépare
beaucoup plus haut du tronc de la huitième
paire que celui du côté gauche. Ce nerf se
courbe de devant en arrière et de bas en haut,
et forme une espèce d'anse qui embrasse à droite
l'artère sous-clavière, et à gauche l'artère
aorte; ensuite il marche obliquement de dehors
en dedans et de bas en haut, derrière les artères
thyroïdienne inférieure et carotide primitive, et
gagne la partie latérale et postérieure de la trachée-artère, le long de laquelle il monte jusqu'à
la partie inférieure du larynx. Le nerf récurrent fournit d'abord plusieurs filets qui se réunissent avec d'autres qui viennent du grand
sympathique et du tronc de la huitième paire,
pour former les plexus cardiaques. Ceux du récurrent droit descendent pour aller à ces plexus
et ceux du gauche remontent. Ensuite il donne
quelques filets qui descendent devant l'artère
pulmonaire et pénètrent avec elle dans le poumon. En montant le long de la trachée-artère,
le nerf récurrent fournit un grand nombre de
filets qui se distribuent à ce canal, à l'œsophage

et à la grande thyroïde, derrière laquelle il est situé.

Lorsque ce nerf est arrivé à la partie inférieure du larynx, il se divise ordinairement en deux rameaux qui passent sous le muscle constricteur inférieur du pharynx, et s'engagent entre le cartilage cricoïde et le thyroïde. Là ils se partagent en plusieurs filets qui se distribuent aux muscles crico-aryténoïdiens postérieur et latéral, et à l'aryténoïdien. Ces filets communiquent avec ceux du nerf laryngé. Le nerf récurrent s'anastomose ordinairement vers la partie inférieure du cou avec des filets du grand sympathique.

Après la naissance du nerf récurrent, le tronc de la huitième paire donne quelques filets qui concourent à la formation des plexus cardiaques, et d'autres qui passent devant l'artère pulmonaire, et pénètrent avec elle dans le poumon ; ensuite il se détourne en arrière et va gagner la partie postérieure de la bronche correspondante. Dans cet endroit, sa grosseur augmente considérablement, et il fournit un assez grand nombre de rameaux qui, réunis avec quelques filets du grand sympathique, forment autour des bronches et des vaisseaux pulmonaires un entrelacement connu sous le nom de plexus pulmonaire. Les rameaux dont ce plexus est composé pénètrent dans le poumon avec les bronches et les vaisseaux pulmonaires dont ils accompagnent les ramifications.

Lorsque le tronc de la huitième paire a fourni les rameaux qui forment le plexus pulmonaire, il s'approche de l'œsophage et descend le long de ce conduit, auquel il donne un grand nombre de filets. En descendant collés à l'œsophage, les deux troncs de la huitième paire se contournent de manière que le gauche devient antérieur, et le droit postérieur; chacun de ces nerfs se divise en un assez grand nombre de filets qui, se réunissant d'espace en espace entr'eux et avec les filets correspondans de l'autre tronc, forment autour de l'œsophage une espèce de plexus plus considérable postérieurement qu'antérieurement. Cette division des troncs de la paire vague les affoiblit beaucoup et les fait dégénérer vers la partie inférieure de la poitrine, en deux cordons qu'on nomme nerfs stomachiques, et qu'on distingue en antérieur et en postérieur. Le premier est ordinairement plus petit, et tire principalement sa naissance du tronc primitif du côté gauche. Le second, beaucoup plus fort, tire la sienne du tronc du côté droit. Ces deux nerfs pénètrent dans l'abdomen avec l'œsophage auquel ils sont collés, et se distribuent principalement sur l'estomac.

Le nerf stomachique antérieur, fortifié par quelques filets que lui fournit le postérieur, se répand sur la face supérieure et sur le bord antérieur de l'estomac jusqu'au pylore. Quelques-uns de ses filets vont au foie en accompagnant l'artère pylorique, et se joignent au plexus hépatique.

Le nerf stomachique postérieur, collé à la partie droite et postérieure de l'œsophage, fournit un grand nombre de rameaux qui environnent l'orifice supérieur de l'estomac sur lequel ils forment un plexus considérable. Il en envoie encore beaucoup d'autres sur toutes les parties de ce viscère, et principalement sur sa face

inférieure. Il fournit aussi quelques filets qui
accompagnent l'artère coronaire stomachique
jusqu'au tronc cœliaque, et concourent à la
formation des plexus hépatique et splénique.
Enfin, ce nerf donne un rameau gros et court,
qui se jette dans le plexus soléaire et contribue
à la formation de la plupart des autres plexus de
l'abdomen.

La huitième paire de nerfs donne le mouvement aux muscles du pharynx, à ceux de la
langue, aux muscles intrinsèques du larynx, à
l'œsophage, au cœur et à l'estomac. Elle donne
le sentiment à la membrane du pharynx, à celle
du larynx, de la trachée-artère, des bronches
et de l'œsophage, aux poumons, au cœur, à
l'estomac et à la plupart des autres viscères de
l'abdomen.

De la neuvième paire de Nerfs ou Nerfs grands hypoglosses.

Les nerfs de la neuvième paire portent aussi
le nom de nerfs linguaux ou grands hypoglosses,
pour les distinguer de ceux que la troisième
branche de la cinquième paire et le nerf glosso-
pharyngien de la huitième fournissent à la langue. Ces nerfs tirent leur origine du sillon qui
sépare les éminences olivaires et pyramidales,
par dix ou douze filets entre lesquels passe l'artère vertébrale. Ces filets descendent un peu
de dedans en dehors, et se réunissent les uns
aux autres pour former un cordon qui perce
la dure-mère vis-à-vis le trou condyloïdien antérieur de l'occipital par lequel il sort du crâne.
Dans certains sujets, ils forment deux cordons
qui percent séparément la dure-mère, et qui

se réunissent en entrant dans le trou condyloïdien antérieur : quelquefois ces cordons restent séparés et sortent chacun par un trou
distinct.

A sa sortie du crâne, le nerf grand hypo-
glosse est uni au côté externe du tronc de la
huitième paire par du tissu cellulaire, et quelquefois par un filet nerveux. Il est uni aussi
d'une manière intime à la partie antérieure du
ganglion cervical supérieur du grand sympathique. En outre, il communique par un ou
deux filets avec l'anse nerveuse qui embrasse la
partie antérieure de l'apophyse transverse de la
première vertèbre du cou, et qui est formée
par l'anastomose de la branche antérieure de
la première paire cervicale, avec un filet de la
branche antérieure de la seconde. Ce nerf descend obliquement en devant, derrière la veine
jugulaire interne, devant la carotide interne et
le tronc de la huitième paire. Il est d'abord situé très-profondément derrière le muscle stylo-
hyoïdien et le ventre postérieur du digastrique ;
mais en descendant il devient bientôt superficiel,
et se porte sous la partie antérieure du muscle
sterno-cléido-mastoïdien.

Quand le nerf de la neuvième paire est arrivé vis-à-vis l'angle de la mâchoire, il se
courbe un peu de bas en haut, passe sous le
tendon du digastrique, et continue de se porter en devant et en haut. Il s'engage entre les
muscles mylo-hyoïdien et hyo-glosse, et lorsqu'il est arrivé au bord antérieur de ce dernier, il se plonge avec l'artère linguale entre
le muscle génio-glosse et le lingual, et se
termine à un pouce environ de la pointe de la
langue.

Lorsque le tronc de la neuvième paire a parcouru un espace d'environ un pouce, il fournit une branche dont la grosseur est augmentée quelquefois par un filet qui vient du tronc de la huitième paire. Cette branche descend le long du bord antérieur de la veine jugulaire interne jusqu'au-dessous du milieu du cou, où elle se courbe de devant en arrière et de bas en haut pour s'anastomôser avec un rameau formé par la réunion de deux filets, dont l'un vient de la branche antérieure de la seconde paire cervicale; et l'autre de la branche antérieure de la troisième. Cette anastomôse forme une arcade renversée qui est située sous le muscle sterno-cléido-mastoïdien, et sur la veine jugulaire interne et l'artère carotide primitive. La convexité de cette arcade donne plusieurs rameaux qui vont aux muscles omoplat-hyoïdien, sterno-hyoïdien et sterno-thyroïdien : un d'eux descend jusque dans la poitrine et se perd dans l'extrémité inférieure de ce dernier muscle.

Après que le nerf de la neuvième paire a fourni la branche qui vient d'être décrite, il parcourt un espace d'environ un pouce, et donne un rameau assez considérable qui se distribue au muscle thyro-hyoïdien. Arrivé entre le muscle mylo-hyoïdien et l'hyo-glosse, il donne plusieurs filets qui montent sur la face externe de ce dernier muscle, et vont s'unir à ceux de la branche linguale du nerf maxillaire inférieur; après quoi le nerf grand hypo-glosse se divise en un grand nombre de filets qui se distribuent au muscle mylo-hyoïdien, au génio-hyoïdien, au génio-glosse, au stylo-glosse, à l'hyo-glosse et au lingual.

La neuvième paire de nerfs donne le mouvement à tous les muscles de la langue, au sterno-
hyoïdien, à l'omoplat-hyoïdien, au sterno-thyroïdien, au thyro-hyoïdien, au mylo-hyoïdien,
et au génio-hyoïdien.

~~~~~~~~~~~~~~~~~~~~~~

DES NERFS DE LA MOELLE DE L'ÉPINE.

Les nerfs de la moëlle de l'épine sont. distingués en cervicaux, dorsaux, lombaires et sacrés. Le nombre de ces nerfs est de trente et
une paires; savoir, huit paires de nerfs cervicaux; douze de nerfs dorsaux, cinq paires de
nerfs lombaires, et six de nerfs sacrés.

Ces nerfs ont cela de commun qu'ils naissent
des parties latérales de la moëlle de l'épine,
par deux faisceaux de filets, l'un postérieur plus
gros, et l'autre antérieur plus petit. Ces faisceaux sont séparés par le ligament dentelé. Ils
sont formés chacun d'un grand nombre de
filets qui se portent de dedans en dehors et se ras-
semblent en s'éloignant de la moëlle de l'épine.

Lorsque ces faisceaux sont arrivés vis-à-vis
le trou de conjugaison qui les transmet hors du
canal vertébral, ils percent la dure-mère tantôt
ensemble, et tantôt séparément. Aussitôt qu'ils
ont traversé cette membrane, ils se réunissent
pour former un ganglion duquel partent deux
branches, une antérieure et l'autre postérieure.

Outre les nerfs cervicaux, dorsaux, lombaires
et sacrés, la moëlle de l'épine en fournit un autre
de chaque côté, auquel on a donné le nom de
nerf spinal ou accessoire de *Willis.*

Du Nerf spinal ou accessoire de Willis.

Le nerf spinal tire son origine de la partie latérale et un peu postérieure de la moelle de l'épine, tantôt plus haut, et tantôt plus bas. On commence quelquefois à l'apercevoir vis-à-vis la septiéme ou la sixième vertèbre du cou, et quelquefois seulement vis-à-vis la quatrième ou la troisième. Il est extrêmement mince à sa première origine; mais en montant le long de la moelle de l'épine, entre les faisceaux postérieurs des nerfs cervicaux et le ligament dentelé, il grossit peu-à-peu par les filets qu'il en reçoit, et qui vont s'y joindre de bas en haut. Il reçoit aussi quelques filets de la partie latérale et inférieure de la moelle alongée.

Lorsque ce nerf est arrivé à la partie supérieure de la moelle de l'épine, il se porte un peu en dehors, et se colle à la partie postérieure de la première paire cervicale ou nerf sous-occipital auquel il donne quelquefois un filet. Ensuite il entre dans le crâne par le grand trou de l'occipital, derrière l'artère vertébrale, et marchant de bas en haut, de derrière en devant et de dedans en dehors, il s'approche du nerf de la huitième paire avec lequel il sort du crâne par le trou déchiré postérieur. Ce nerf est d'abord séparé des deux cordons de la huitième paire par une cloison membraneuse; mais dans son trajet par le trou déchiré postérieur, il leur envoie des filets de communication.

Lorsque le nerf accessoire de *Willis* est sorti du crâne, il abandonne le tronc de la

huitième paire dont il est séparé par le nerf
grand hypoglose, auquel il est uni ordinairement d'une manière intime. Ce nerf passe derrière la veine jugulaire interne, et descend
obliquement de devant en arrière sous le muscle
sterno-cléido-mastoïdien dont il traverse la
partie supérieure et postérieure, et auquel il
donne quelques filets. En passant à travers ce
muscle, et quelquefois après l'avoir traversé,
il communique avec les branches antérieures
de la seconde, troisième et quatrième paires
cervicales. Ensuite il descend en arrière et s'enfonce sous le muscle trapèze dans lequel il se
consume entièrement.

Le nerf spinal donne le mouvement au muscle
trapèze et au sterno-cléido-mastoïdien.

DES NERFS CERVICAUX.

LES nerfs cervicaux sont au nombre de huit
paires. On les distingue par les noms numéri-
qués de première, seconde, etc., en comptant
de haut en bas. La première paire des nerfs
cervicaux passe entre l'occipital et la première
vertèbre du cou, et la huitième entre la dernière vertèbre de cette classe et la première des
celles du dos.

Ces nerfs sont en général fort larges à leur
origine et composés d'un grand nombre de
filets qui convergent en s'éloignant de la moëlle
de l'épine, de manière que les supérieurs descendent un peu, et les inférieurs montent.

La première paire cervicale monte un peu
dans le canal vertébral. Les trois paires sui-

vantes marchent à-peu-près transversalement,
et percent la dure-mère presque vis-à-vis l'endroit où elles ont pris naissance. Enfin, les
quatre dernières paires descendent un peu, de
manière cependant que la fibre la plus inférieure des faisceaux dont elles sont composées,
est presque transversale.

De la première paire cervicale.

La première paire des nerfs cervicaux a été
regardée par plusieurs Anatomistes comme la
dixième paire des nerfs du cerveau. *Winslow*
les a appelés nerfs sous-occipitaux. Ces nerfs
sont beaucoup plus petits que les autres nerfs
cervicaux. Ils naissent des parties latérales et
supérieures de la moëlle de l'épine, vis-à-vis
l'intervalle qui sépare l'occipital de la première
vertèbre du cou, par deux racines, une antérieure et l'autre postérieure. La racine antérieure est composée de sept à huit filets ras-
semblés en deux ou trois faisceaux assez écartés
l'un de l'autre, et qui ne se réunissent qu'à leur
sortie à travers la dure-mère qui tapisse le
canal vertébral. La racine postérieure qui
manque quelquefois est beaucoup plus petite,
et n'est formée que de deux ou trois filets dont
l'inférieur est plus gros que le supérieur. Cette
racine est séparée de l'antérieure par le ligament dentelé et par le nerf accessoire auquel
elle envoie souvent un petit filet. Ces deux
racines se portent de dedans en dehors et un
peu de bas en haut, traversent la dure-mère
au même endroit que l'artère vertébrale, et se
réunissent aussitôt pour former une espèce de
ganglion fort alongé qui est placé sous cette

artère dans l'échancrure supérieure de la première vertèbre du cou. Ce ganglion se divise en deux branches, l'une antérieure et l'autre postérieure.

La branche antérieure se porte d'abord de dedans en dehors, derrière l'artère vertébrale, ensuite elle se contourne sur le côté externe de cette artère, marche de derrière en devant au-dessus de l'apophyse transverse de la première vertèbre, et va sortir entre les muscles petit droit antérieur et droit latéral de la tête ; après quoi elle descend au-devant de l'apophyse transverse de la première vertèbre du cou, et s'anastomose avec un rameau de la branche antérieure de la seconde paire cervicale, pour former une espèce d'anse qui embrasse la base de cette apophyse. Cette branche donne des filets aux muscles grand et petit droits antérieurs de la tête et au droit latéral. L'anse nerveuse qu'elle forme avec un rameau de la branche antérieure de la seconde paire cervicale, envoie des filets de communication au ganglion cervical supérieur du grand sympathique, à la huitième et à la neuvième paires des nerfs cérébraux.

La branche postérieure de la première paire cervicale est un peu plus grosse que l'antérieure. Elle marche de devant en arrière et un peu de bas en haut, à travers le tissu cellulaire graisseux qui remplit l'espace triangulaire compris entre les muscles oblique inférieur, oblique supérieur et grand droit postérieur de la tête. Après quatre à cinq lignes de chemin, elle se partage ordinairement en trois rameaux qui s'écartent en manière de rayons, et dont deux sont supérieurs, un interne et l'autre

externe, et le troisième est inférieur. Le rameau
supérieur et interne marche presque transversalement de dehors en dedans, entre le grand
complexus et le grand droit postérieur de la
tête, et se divise en plusieurs filets qui se distribuent à ces muscles et au petit droit postérieur. Le rameau supérieur et externe monte
obliquement en dehors, s'enfonce dans le
muscle oblique supérieur de la tête et s'y perd
par un grand nombre de filets. Le rameau inférieur descend vers la partie moyenne du bord
supérieur du muscle grand oblique de la tête,
et se divise en un assez grand nombre de filets
dont les uns se perdent dans l'épaisseur de ce
muscle, et les autres vont s'anastomoser avec
la branche postérieure de la seconde paire
cervicale. Les derniers sont ordinairement au
nombre de deux; l'un passe derrière le muscle
oblique inférieur de la tête, et l'autre traverse
l'épaisseur de ce muscle. Leur grosseur varie
beaucoup suivant les sujets, ce qui les rend plus
ou moins difficiles à trouver.

De la seconde paire cervicale.

La seconde paire cervicale est très-grosse;
elle sort en arrière, entre la première et la
seconde vertèbres du cou, au-dessous de la
partie moyenne du muscle grand oblique de la
tête. Son ganglion, plus considérable que les
autres, se divise, comme eux, en deux branches, une antérieure et l'autre postérieure.

La branche antérieure se contourne de derrière en devant pour passer entre les apophyses
transverses de la première et de la seconde
vertèbres, couverte par des muscles angulaire,

splénius et premier inter-transversaire antérieur du cou. Aussitôt qu'elle est sortie de
dessous ces muscles, elle se partage en trois
rameaux, deux supérieurs assez petits, et un
inférieur beaucoup plus gros. Des deux rameaux
supérieurs, l'un monte au-devant de l'apophyse
transverse de la première vertèbre, et s'anastomose avec la branche antérieure de la première
paire cervicale, pour former l'anse nerveuse
dont il a été parlé précédemment ; l'autre se
porte au ganglion cervical supérieur du grand
sympathique.

Le rameau inférieur descend sur le bord
externe du muscle grand droit antérieur de la
tête, auquel il donne un filet ; il en donne aussi
un autre qui va s'unir à la branche antérieure
de la troisième paire : après quoi il se divise
en deux rameaux, un antérieur plus petit, et
l'autre postérieur plus gros. Le premier descend
de derrière en devant sous le muscle sterno-
cléido-mastoïdien, et s'unit à un rameau de la
branche antérieure de la troisième paire, pour
former un nerf commun qui s'anastomose avec
un rameau du grand hypoglosse, et concourt
à la formation de l'arcade renversée dont il a
été parlé à l'occasion de ce nerf. Le second descend de devant en arrière sous le muscle sterno-
cléido-mastoïdien, et s'unit bientôt à la branche
antérieure de la troisième paire, pour concourir à la formation du plexus cervical. Ce rameau
donne quelquefois un filet de communication
au ganglion cervical supérieur du grand sympathique.

La branche postérieure de la seconde paire
cervicale est beaucoup plus grosse que celle
des autres. Après avoir communiqué avec la

branche postérieure de la première paire et avec
celle de la troisième, et donné quelques filets au
muscle oblique inférieur de la tête, elle se réfléchit de bas en haut derrière ce muscle, et monte
un peu obliquement de dehors en dedans, au-
devant du muscle grand complexus qui en reçoit
des filets, ainsi que le petit complexus et le splénius. Vers la partie supérieure du cou, elle traverse le muscle grand complexus près son bord
interne, et se divise en un grand nombre de
filets qui montent sur l'occiput et s'étendent
jusqu'au sommet de la tête. Ces filets se répandent sur la face interne des tégumens et sur la
partie postérieure du muscle occipito-frontal.
Ils s'anastomôsent avec ceux que le plexus cervical envoie sur l'occiput.

De la troisième paire cervicale.

La troisième paire cervicale sort entre la seconde et la troisième vertèbre du cou. Sa branche
antérieure est beaucoup plus grosse que la postérieure. Cette branche se porte en devant et en
dehors, couverte par les muscles splénius et
angulaire. Elle donne d'abord un filet qui va au
ganglion cervical supérieur du nerf grand sympathique ; ensuite elle en fournit un autre qui
descend en devant et s'unit à un filet de la
branche antérieure de la seconde paire cervicale, pour former un nerf commun que nous
avons dit plus haut s'anastomôser avec un
rameau du grand hypoglosse. Après quoi elle
se partage en deux gros rameaux dont l'un est
supérieur, et l'autre inférieur. Le premier
reçoit un filet de communication de la branche
antérieure de la seconde paire ; le second en

envoie un à la branche antérieure de la quatrième paire. Ensuite ils concourent l'un et
l'autre à la formation du plexus cervical, de la
manière qui sera expliquée plus bas.

La branche postérieure de la troisième paire
cervicale communique d'abord avec celle de la
seconde; ensuite elle descend obliquement de
dehors en dedans et de devant en arrière, entre les muscles grand complexus et transversaire épineux qui en reçoivent des filets, ainsi
que le petit complexus et le splénius; puis elle
se courbe de bas en haut, et traverse le muscle
grand complexus et le trapèze, pour aller se
distribuer aux tégumens de la partie supérieure
et postérieure du cou, et de la partie inférieure
e l'occiput.

De la quatrième Paire cervicale.

La quatrième paire cervicale sort entre la
troisième et la quatrième vertèbres du cou. Sa
branche antérieure donne d'abord un filet de
communication au grand nerf sympathique,
ensuite elle en fournit un autre beaucoup plus
gros pour la formation du nerf diaphragmatique; puis elle descend en arrière sous le muscle sterno-cléido-mastoïdien, et après avoir
donné un filet de communication à la branche
antérieure de la cinquième paire, et en avoir
reçu un de la branche antérieure de la troisième, et va concourir à la formation du plexus
cervical.

La branche postérieure de la quatrième paire
cervicale est moins grosse que celle de la troisième. Elle descend obliquement de haut en
bas et de dedans en dehors, entre le muscle

3.   24

transversaire épineux et le grand complexus
auxquels elle donne des filets. Lorsqu'elle est
arrivée près des apophyses épineuses des vertèbres, elle traverse le splénius et le trapèze,
et va se distribuer aux tégumens de la partie
postérieure du cou.

On voit, par ce qui a été dit des branches
antérieures de la seconde, troisième et quatrième paires cervicales, qu'une grande partie
de la seconde, une plus grande partie de la
troisième, et une plus grande partie encore
de la quatrième, se réunissent pour former un
plexus qu'on peut appeler cervical.

Ce plexus est situé sur la partie latérale
du cou, à la hauteur de la troisième et de
la quatrième vertèbres cervicales, sous le bord
postérieur du muscle sterno-cléïdo-mastoïdien. Il communique de diverses manières avec
le nerf accessoire de *Willis*.

Les branches qui partent de ce plexus
peuvent être distinguées en supérieures ou
ascendantes, et en inférieures ou descen-
dantes. Les premières viennent plus particulièrement de la seconde et de la troisième
paires cervicales ; elles sont ordinairement
au nombre de quatre, deux antérieures et
deux postérieures. Les deux branches antérieures se réfléchissent sur le bord postérieur
du muscle sterno-cléïdo-mastoïdien, montent
obliquement de derrière en devant entre ce
muscle et le peaucier, et se divisent en un
grand nombre de filets qui se distribuent au
peaucier et aux tégumens de la partie antérieure du cou. Ces filets s'anastomosent avec
ceux de la branche inférieure de la portion
dure du nerf auditif.

Les branches supérieures et postérieures du plexus cervical peuvent être distinguées en mastoïdienne et en auriculaire. La branche mastoïdienne monte le long du bord postérieur du muscle sterno-cléido-mastoïdien, entre les tégumens et le muscle splénius. Lorsqu'elle est arrivée derrière l'apophyse mastoïde, elle se divise en plusieurs filets qui se distribuent aux tégumens de la partie postérieure et latérale de la tête, à la face interne de l'oreille et à la partie postérieure du muscle occipito-frontal. Ces filets communiquent avec ceux de la branche postérieure de la seconde paire cervicale, et avec le rameau auriculaire de la portion dure du nerf auditif.

La branche auriculaire est la plus grosse de toutes les branches supérieures du plexus cervical. Elle se réfléchit sur le bord postérieur du muscle sterno-cléido-mastoïdien, et monte un peu obliquement de derrière en devant, entre ce muscle et les tégumens. Lorsqu'elle est arrivée à la hauteur de l'angle de la mâchoire inférieure, elle se divise en plusieurs rameaux qu'on peut distinguer en antérieurs, en moyens, et en postérieurs. Les antérieurs montent sur la face externe de la parotide et se distribuent aux tégumens qui la recouvrent; un d'eux pénètre dans cette glande et s'y anastomose avec la branche inférieure de la portion dure de la septième paire. Les rameaux moyens, plus considérables, gagnent la partie inférieure de l'oreille et s'y partagent en plusieurs filets dont les uns se répandent sur la face interne du pavillon de cette partie, et les autres vont à sa face externe. Les rameaux postérieurs montent au-devant de l'apophyse mastoïde, et se répandent sur la face interne de l'oreille. Ils communiquent avec la branche mastoïdienne et avec le rameau auriculaire de la portion dure du nerf auditif.

Les branches inférieures du plexus cervical viennent plus particulièrement de la branche antérieure de la quatrième paire cervicale. Leur nombre est indéterminé ; on peut les distinguer en superficielles et en profondes.

Les branches superficielles descendent le long de la partie latérale du cou, sous le muscle peaucier, et se partagent en un grand nombre de filets fort longs, dont les uns descendent au-devant du tiers interne de la clavicule et de l'extrémité inférieure du muscle sterno-cléïdo-mastoïdien, et se perdent dans les tégumens de la partie antérieure et supérieure de la poitrine ; les autres descendent en dehors et en arrière, et se portent aux tégumens du sommet de l'épaule et de la partie externe et supérieure du bras.

Les branches profondes descendent en arrière avec le nerf accessoire de *Willis*, et se distribuent au muscle trapèze, à l'angulaire, au rhomboïde, aux glandes et au tissu cellulaire de la partie inférieure latérale du cou.

De la cinquième Paire cervicale.

La cinquième paire cervicale passe entre la quatrième et la cinquième vertèbres du cou. Sa branche antérieure donne d'abord un filet de communication au grand sympathique ; bientôt après elle en reçoit un assez gros de la branche antérieure de la quatrième paire cervicale ; ensuite elle fournit un rameau pour le

nerf diaphragmatique; puis elle jette en arrière
plusieurs rameaux qui se distribuent au muscle
scalène, à l'angulaire, au trapèze et au rhomboïde. Après quoi elle descend obliquement de
dedans en dehors, et s'unit à la branche antérieure de la sixième paire cervicale pour concourir à la formation du plexus brachial.

La branche postérieure de la cinquième paire
cervicale est très-petite. Elle descend obliquement de dehors en dedans et de devant en
arrière, entre le muscle transversaire épineux
et le grand complexus auxquels elle donne des
filets. Ensuite elle traverse le splénius et le
trapèze, et va se distribuer aux tégumens de la
partie postérieure du cou.

De la sixième Paire cervicale.

La sixième paire cervicale sort entre la cinquième et la sixième vertèbres du cou. Sa
branche antérieure donne d'abord un filet de
communication au grand sympathique; quelquefois elle en distribue un au muscle scalène
antérieur. Ensuite elle descend un peu obliquement de dedans en dehors entre ce muscle
et le scalène postérieur, et s'unit à la branche
antérieure de la cinquième paire et à celle de la
septième, pour concourir à la formation du
plexus brachial.

La branche postérieure de la sixième paire
cervicale est très-petite. Elle descend entre les
muscles transversaire épineux et grand complexus qui en reçoivent des filets. Lorsqu'elle
est arrivée vers les apophyses épineuses des
vertèbres, elle traverse le splénius et le trapèze,
et va se distribuer aux tégumens de la partie

postérieure et inférieure du cou, et de la partie supérieure du dos.

De la septième Paire cervicale.

La septième paire cervicale sort entre la sixième et la septième vertèbres du cou. Sa branche antérieure, après avoir donné un filet de communication au grand sympathique, et d'autres qui vont au muscle scalène antérieur, descend en dehors, entre ce muscle et le scalène postérieur, et s'unit bientôt avec la branche antérieure de la sixième paire et avec celle de la huitième, pour concourir à la formation du plexus brachial.

La branche postérieure de la septième paire cervicale est très-mince. Elle descend obliquement de dehors en dedans et de devant en arrière, entre le muscle grand complexus et le transversaire épineux auxquels elle donne des filets, ainsi qu'aux autres muscles voisins. Arrivée près des apophyses épineuses des vertèbres, elle perce le splénius, le rhomboïde et le trapèze, et se porte aux tégumens de la partie postérieure et inférieure du cou et de la partie supérieure du dos.

De la huitième Paire cervicale.

La huitième paire cervicale sort entre la dernière vertèbre du cou et la première du dos. Sa branche antérieure donne d'abord un filet de communication au grand sympathique ; ensuite elle se porte en dehors et s'unit à la branche antérieure de la septième paire cervicale et à celle de la première paire dorsale,

pour concourir à la formation du plexus brachial. La branche postérieure de la huitième
paire cervicale ne diffère en rien de celle de la
septième.

Du Nerf diaphragmatique.

Le nerf diaphragmatique est formé par le
concours de plusieurs filets que fournissent
les branches antérieures de quelques paires
cervicales. Parmi ces filets, le plus gros et le plus
constant vient de la branche antérieure de la
quatrième paire cervicale : sa grosseur est
augmentée ordinairement par un filet très-
mince qui se détache de la branche antérieure
de la troisième paire, ou du rameau que cette
branche envoie à la quatrième. Il s'y joint aussi
quelquefois un filet qui vient du grand hypo-
glosse, ou de celle de ces branches qui forme
une arcade renversée en s'anastomosant avec
la seconde et la troisième paires cervicales.

Le nerf diaphragmatique descend le long de
la partie antérieure et latérale du cou, entre
le muscle grand droit antérieur de la tête et le
scalène antérieur, puis sur le bord antérieur
de ce dernier muscle seulement. En chemin il
reçoit ordinairement un filet mince et court de
la branche antérieure de la cinquième paire
cervicale. Dans certains sujets, il ne reçoit
aucun filet de cette branche, mais il est fortement collé à sa partie antérieure. Ce nerf reçoit
aussi souvent un ou deux filets de la branche
antérieure de la sixième paire cervicale : ces
filets s'y joignent tantôt vers la partie inférieure
du cou, et tantôt dans la poitrine où ils péné-
trent en passant au-devant de la veine sous-

clavière. Enfin vers la partie inférieure du cou,
il communique avec le grand nerf sympathique,
soit qu'il reçoive un filet de ce nerf, soit qu'il
lui en envoie un.

Arrivé à la partie inférieure du cou, le nerf
diaphragmatique pénètre dans la poitrine entre
l'artère et la veine sous-clavières, et se portant
de dehors en dedans et de derrière en devant,
il s'engage dans l'épaisseur du médiastin. Il
passe au-devant de la racine du poumon,
s'avance vers le péricarde et descend entre ce
sac membraneux et la lame correspondante du
médiastin jusqu'au diaphragme.

La situation et la direction des nerfs diaphragmatiques ne sont pas les mêmes des deux
côtés. Celui du côté droit est situé plus en
devant, et sa direction est presque verticale.
Celui du côté gauche est situé plus en arrière,
et se contourne de derrière en devant et de haut
en bas sur la pointe du cœur.

Lorsque ces nerfs sont arrivés au diaphragme,
ils se divisent en un grand nombre de filets qui
se répandent dans l'épaisseur de ce muscle, et
dont les plus gros se portent en arrière. Quelques-uns de ces filets percent le diaphragme,
vont à sa face inférieure, et communiquent
avec les filets que le nerf grand sympathique
lui envoie.

DU PLEXUS BRACHIAL.

LE plexus brachial est un entrelacement nerveux, formé par la réunion des branches antérieures des quatre dernières paires cervicales,

et de la branche antérieure de la première paire dorsale. Ce plexus s'étend depuis la partie latérale inférieure du cou jusques dans le creux de l'aisselle où il se divise en plusieurs branches qui vont au bras, à l'avant-bras et à la main. Les quatre dernières paires cervicales et la première dorsale se réunissent pour former le plexus brachial de la manière suivante : la cinquième et la sixième paires cervicales descendent obliquement de dedans en dehors, et après environ un pouce et demi de chemin, s'unissent ensemble et forment un tronc commun. La huitième paire cervicale et la première dorsale s'unissent aussi en un tronc commun, mais près de leur origine. La septième paire cervicale marche pendant assez long-temps entre ces deux troncs, et après cela elle s'unit à l'un et à l'autre. Il résulte de là que le plexus brachial est divisé dans son origine en trois portions très-distinctes ; savoir : une supérieure qui est formée par la cinquième et la sixième paires cervicales, une moyenne qui appartient à la septième, et une inférieure qui procède de la huitième paire cervicale et de la première dorsale. Ces trois portions se réunissent bientôt pour former un gros faisceau dans lequel elles sont tellement mêlées et entrelacées, que leur arrangement est presque inextricable. Ce faisceau passe sous la clavicule avec l'artère et la veine axillaires, et descend dans le creux de l'aisselle, en suivant le trajet de ces vaisseaux.

Le plexus brachial fournit d'abord le nerf sus-scapulaire et les nerfs thorachiques ; ensuite il se partage en six cordons de grosseur inégale, qui se répandent sur toutes les parties de

l'extrémité supérieure, et qui sont connus
sous les noms de cutané interne, de musculo-
cutané, de médian, de cubital, de radial,
et de circonflexe ou axillaire. Quatre de ces
cordons, savoir, le cutané interne, le musculo-cutané, le médian et le cubital naissent
antérieurement de ce plexus. Les deux autres
cordons, savoir, le radial et le circonflexe en
viennent postérieurement. La naissance ou
formation de ces six cordons est si compli-
quée, qu'il est extrêmement difficile de la déterminer. Il paroît que les quatre dernières paires
cervicales et la première dorsale, par le moyen
de leur union plexiforme, contribuent conjointement à la formation de chacun de ces
cordons.

Du Nerf sus-scapulaire.

Le nerf sus-scapulaire sort de la partie supérieure et postérieure du plexus brachial, et procède de la cinquième paire cervicale. Il descend
obliquement en arrière, et après avoir donné
un filet au muscle sous-scapulaire, il s'engage
sous le ligament qui convertit en trou l'échancrure du bord supérieur de l'omoplate, et
donne des filets au muscle sus-épineux. Ensuite il se glisse sous ce muscle, passe au-devant
de l'épine de l'omoplate, et va se terminer
dans le muscle sous-épineux et dans le petit
rond.

Des Nerfs thorachiques.

Les nerfs thorachiques sont au nombre de
trois, un antérieur, un moyen et un postérieur.
L'antérieur sort de la partie antérieure du

plexus brachial et procède de la septième paire cervicale. Il descend derrière la clavicule, au-devant de l'artère axillaire, et va se distribuer au muscle grand pectoral et au petit. Il se détache de ce nerf un filet qui se contourne de haut en bas, de devant en arrière, et va s'anastomôser avec le tronc commun formé par la réunion de la huitième paire cervicale avec la première paire dorsale. Ce filet forme une espèce d'arcade renversée qui embrasse l'artère axillaire. On trouve quelquefois un second nerf thorachique antérieur qui passe au-dessous de l'artère axillaire, et va se distribuer au muscle petit pectoral. Ce nerf vient de la huitième paire cervicale et de la première paire dorsale.

Le nerf thorachique moyen se détache de la partie supérieure et postérieure du plexus brachial. Il est formé par la réunion de deux filets dont l'un vient de la cinquième paire cervicale et l'autre de la sixième. Ce nerf passe derrière les vaisseaux axillaires, et descend le long de la partie latérale de la poitrine, sur le muscle grand dentelé dans lequel il se consume.

Le nerf thorachique postérieur vient de la partie postérieure du plexus brachial plus bas que le précédent, et est fourni principalement par la septième et huitième paires cervicales et par la première dorsale. Il passe derrière les vaisseaux axillaires, descend entre le grand dentelé et le sous-scapulaire dans le tissu cellulaire qui remplit le creux de l'aisselle, et va se distribuer au muscle grand dorsal.

Du Nerf cutané interne.

Le nerf cutané interne est le plus petit des six nerfs qui résultent de la division du plexus

brachial. Il est fourni par la huitième paire
cervicale et la première dorsale, mais principalement par cette dernière. Dans certains sujets,
il paroît être une branche du nerf cubital.

Ce nerf descend sous la peau, le long de la
partie interne du bras, près de la veine basilique, marche tantôt à côté, tantôt derrière et
souvent sur cette veine. Vers la partie supérieure du bras, il se divise ordinairement en
deux branches, une externe plus petite, et
l'autre interne plus grande.

La branche externe côtoie le bord interne du
biceps, passe au milieu du pli du bras, et descend ensuite le long de la partie moyenne de la
face antérieure de l'avant-bras, et ne s'étend
guère au-delà du poignet.

La branche interne qu'on peut regarder
comme la suite même du tronc, continue de
descendre avec la veine basilique et se divise
près du coude en deux ou trois rameaux. De
ces rameaux, il y en a un qui passe derrière
la tubérosité interne de l'humérus, et va se
répandre sur la partie interne et postérieure
de l'avant-bras. Les autres marchent au-devant
de cette tubérosité, passent tantôt derrière
et tantôt devant la veine médiane-basilique,
descendent ensuite tout le long de la partie
interne de l'avant-bras, et s'étendent jusques
sur le bord interne de la main près du petit
doigt. Ces rameaux se divisent en un grand
nombre de filets qui se ramifient dans les tégumens. Ils ont entr'eux différentes communications.

Du Nerf musculo-cutané.

Le nerf musculo-cutané est fourni par la cinquième et la sixième paires cervicales. Aussitôt qu'il s'est séparé du plexus brachial, il donne un gros cordon qui passe au-devant de l'artère axillaire et va s'unir au nerf médian. Ensuite le musculo-cutané descend un peu obliquement de dedans en dehors, derrière le muscle coraco-brachial qu'il traverse dans cette direction ; mais avant de s'engager entre ses fibres, il lui envoie un rameau qui pénètre sa partie supérieure interne ; après quoi le musculo-cutané descend le long de la partie antérieure du bras, entre le muscle biceps et le brachial antérieur auxquels il donne plusieurs rameaux. Dans certains sujets, il en fournit un assez considérable qui descend un peu obliquement de dehors en dedans, et va s'unir au nerf médian vers la partie inférieure du bras.

Lorsque le nerf musculo-cutané est arrivé à la partie inférieure du bras, il se détourne un peu en dehors, et se dégage de derrière le muscle biceps. Il passe sous la veine médiane céphalique, et descend le long de la partie antérieure externe de l'avant-bras, couvert par les tégumens communs qui en reçoivent un grand nombre de filets. Vers la partie inférieure de l'avant-bras, il se partage en plusieurs rameaux dont les uns se répandent sur la partie antérieure externe du poignet, et les autres se portent sur la partie externe postérieure de la main, et se divisent en un grand nombre de filets qui s'étendent jusqu'à la partie postérieure du pouce, de l'indicateur et du doigt du milieu, et se consument dans les tégumens. Le nerf musculo-cutané communique sur la partie externe du poignet avec le nerf radial.

Du Nerf médian.

Le nerf médian sort de la partie antérieure du plexus brachial, entre le musculo-cutané et le cubital. Il naît principalement de la septième et huitième paires cervicales et de la première dorsale. La cinquième et la sixième paires cervicales contribuent à sa formation par le cordon qu'il reçoit du musculo-cutané. L'artère axillaire est embrassée par les racines de ce nerf.

Le nerf médian descend le long de la partie interne du bras, derrière le bord interne du biceps, accompagné par l'artère brachiale au côté interne de laquelle il est situé. Dans ce trajet, il ne donne aucune ramification. Lorsqu'il est arrivé au pli du bras, il passe derrière la veine médiane, et s'enfonce sous l'aponévrose du biceps, entre l'extrémité inférieure du brachial antérieur et le rond pronateur. Dans cet endroit, il donne plusieurs rameaux qui se distribuent aux muscles rond pronateur, radial antérieur, palmaire grêle, fléchisseurs sublime et profond, et long fléchisseur du pouce. Parmi ces rameaux, il y en a un qui descend entre ce dernier muscle et le profond, sur la face antérieure du ligament inter-osseux, avec l'artère inter-osseuse antérieure. Arrivé au bord supérieur du muscle carré-pronateur, ce rameau s'enfonce derrière ce muscle et lui donne des filets; ensuite il traverse la partie inférieure du ligament inter-osseux, et se perd dans le tissu cellulaire de la partie supérieure du dos de la main, s'étendant bien moins loin que l'artère qu'il accompagne. Dans certains sujets, un des rameaux que le nerf médian fournit vers la partie supérieure de l'avant-bras, descend obliquement en dedans suivant le trajet de l'artère cubitale, et va s'anastomôser avec le nerf cubital.

Après que le nerf médian a fourni les rameaux que je viens de décrire, il passe entre les deux portions de l'extrémité supérieure du muscle rond pronateur; puis il descend le long de la partie antérieure moyenne de l'avant-bras, entre le sublime et le profond, et devient d'autant plus superficiel, qu'il s'approche davantage de la main. Dans ce trajet, il donne quelques filets qui se distribuent au sublime, au profond et au radial antérieur.

Lorsque le nerf médian est arrivé à la partie inférieure de l'avant-bras, il donne un rameau qui sort entre les tendons du sublime, et va se distribuer aux tégumens de la paume de la main; ensuite ce nerf s'engage derrière le ligament annulaire du carpe, avec les tendons du sublime et du profond auxquels il est uni par un tissu cellulaire membraneux très-fin. En entrant sous le ligament annulaire, il devient plus épais et plus large qu'il n'étoit auparavant, et lorsqu'il est arrivé vis-à-vis l'extrémité supérieure des os du métacarpe, il se divise en cinq branches principales qui peuvent être distinguées entr'elles par les noms de première, seconde, etc., en comptant du pouce vers le petit doigt.

La première, plus courte que les autres, se

partage bientôt eu plusieurs filets qui vont au
court abducteur du pouce, à son opposant et
à son court fléchisseur. La seconde descend
obliquement de dedans eu dehors, le long du
premier os du métacarpe, et se divise en deux
rameaux dont l'un va au côté externe du pouce
et l'autre à son côté interne. La troisième branche marche le long du côté externe du second
os du métacarpe : elle donne un filet au premier des muscles lombricaux, et se continue
ensuite le long du bord externe du doigt indicateur. La quatrième descend entre le second
et le troisième os du métacarpe, et donne un
filet au second lombrical. Lorsqu'elle est arrivée
à la racine des doigts, elle se divise en deux
rameaux dont l'un se porte au côté interne de
l'indicateur, et l'autre au côté externe du
doigt du milieu. La cinquième enfin marche
dans l'intervalle du troisième et du quatrième
os du métacarpe. Elle donne un filet au troisième lombrical, et se divise ensuite en deux
rameaux dont l'un va au côté interne du doigt
du milieu, et l'autre au côté externe du doigt
annulaire. Ce dernier reçoit un filet de communication du nerf cubital. Les rameaux que le
nerf médian envoie aux deux côtés du pouce,
de l'indicateur, du doigt du milieu, et au côté
externe de l'annulaire, descendent le long des
parties latérales et antérieures de ces doigts,
en accompagnant leurs artères collatérales, et
fournissent une quantité prodigieuse de filets
qui se perdent dans les tégumens et dans le tissu
cellulaire.

Du Nerf cubital.

Le nerf cubital est fourni principalement

par la huitième paire cervicale et la première
dorsale. Il descend un peu obliquement de devant en arrière, le long de la partie interne du
bras, sur le bord interne du muscle triceps brachial. Non loin du coude, ce nerf donne quelques filets longs et minces qui vont à la partie
inférieure du triceps brachial et aux tégumens
de la partie supérieure, interne et postérieure
de l'avant-bras. Il se porte ensuite derrière la
tubérosité interne de l'humérus, entre cette
éminence et l'olécrâne, traverse l'extrémité supérieure du muscle cubital antérieur, et va gagner l'avant-bras.

Lorsque le nerf cubital a traversé l'extrémité
supérieure du muscle cubital antérieur, il donne
plusieurs rameaux qui vont à ce muscle, au
profond et au sublime. Il descend ensuite le long
de la partie antérieure interne de l'avant-bras,
entre le muscle cubital antérieur et le profond,
placé au côté interne de l'artère cubitale. Parvenu à deux pouces environ du poignet, il
fournit une branche assez considérable qui se
porte sur le dos de la main. Cette branche se
détourne en arrière, passe entre la partie inférieure du cubitus et le tendon du cubital antérieur, et va gagner la partie interne du dos de
la main. Lorsqu'elle y est arrivée, elle se divise en deux rameaux, dont l'un descend derrière le cinquième os du métacarpe, et se répand sur la face postérieure du petit doigt, et
l'autre marche derrière le quatrième os du
métacarpe et se divise en plusieurs rameaux
qui se répandent sur la face postérieure du
doigt annulaire, et sur le côté interne de la
face postérieure du doigt du milieu. Un d'eux
communique avec un rameau du nerf radial.

3.   25

Chacun de ces rameaux fournit un grand nombre de filets qui se perdent dans les tégumens et dans le tissu cellulaire.

Après que le nerf cubital a fourni la branche que je viens de décrire, il sort de derrière le tendon du muscle cubital antérieur, marche le long du bord externe de ce tendon et de l'os pisiforme, et va gagner la paume de la main, en passant entre le ligament annulaire interne du poignet et les tégumens. Arrivé au-dedans de la main, il se divise en deux branches, une profonde et l'autre superficielle.

La branche profonde passe derrière l'extrémité supérieure du muscle opposant du petit doigt, s'enfonce profondément sous les tendons du sublime et du profond, marche obliquement de dedans en dehors et de haut en bas, et va se distribuer aux muscles inter-osseux et à l'adducteur du pouce.

La branche superficielle se divise en deux autres branches, dont une est externe et l'autre interne. La branche externe se glisse sous l'aponévrose palmaire, et fournit bientôt un filet qui va s'anastomoser avec le rameau que le nerf médian envoie au côté externe du doigt annulaire. Ensuite elle donne un filet au quatrième lombrical. Puis elle se partage en deux rameaux, dont l'un va au côté interne du doigt annulaire, et l'autre au côté externe du petit doigt. La branche interne donne d'abord des filets au muscle adducteur du petit doigt, à son court fléchisseur et à son opposant; ensuite elle va gagner le bord interne du petit doigt. Ces branches fournissent un grand nombre de filets qui se perdent dans les tégumens et dans le tissu cellulaire des parties latérales et antérieures du doigt annulaire et du petit doigt.

Du Nerf radial.

Le nerf radial est le plus gros de tous ceux que fournit le plexus brachial. Il vient principalement de la sixième, de la septième et de la huitième paires cervicales, et de la première paire dorsale. Ce nerf descend obliquement de devant en arrière, entre les trois portions du triceps brachial, et se contourne sur l'humérus de haut en bas, de devant en arrière et de dedans en dehors pour gagner la partie externe du bras. Avant ce contour, il donne plusieurs rameaux qui se distribuent aux trois portions du muscle triceps brachial.

Lorsque le nerf radial est parvenu à la partie externe du bras, il fournit une branche assez considérable qui est destinée pour les tégumens de la face postérieure de l'avant-bras. Cette branche cutanée est fournie quelquefois par le radial avant que ce nerf s'engage entre le triceps brachial et l'humérus, et se contourne avec lui derrière cet os. Quoi qu'il en soit, elle passe derrière le côté externe du coude, ensuite elle descend le long de la partie externe et postérieure de l'avant-bras et de la main jusqu'au pouce. Cette branche fournit un grand nombre de filets qui se perdent dans les tégumens et dans le tissu cellulaire.

Après avoir fourni la branche que je viens de décrire, le nerf radial s'engage entre le muscle long supinateur et le brachial antérieur, et descend le long de la partie externe et antérieure du bras jusqu'à l'extrémité supérieure du

radius. Dans ce trajet, il donne quelques filets
qui vont au long supinateur et au premier radial externe. Lorsque ce nerf est parvenu vis-à-
vis l'extrémité supérieure du radius, il se divise
en deux branches, une postérieure et l'autre
antérieure.

La branche postérieure donne d'abord plusieurs filets qui vont au court supinateur, aux
deux radiaux externes et à l'enconé. Ensuite elle
se contourne de haut en bas, de dehors en dedans, et de devant en arrière à travers le muscle
court supinateur pour gagner la face postérieure
de l'avant-bras. Lorsqu'elle y est parvenue, elle
se divise en un grand nombre de filets qui se
distribuent au muscle extenseur commun des
doigts, au cubital postérieur, à l'extenseur
propre du petit doigt, au grand abducteur du
pouce, à son court et à son long extenseurs,
et à l'extenseur propre du doigt indicateur.
Parmi ces filets, il y en a un plus long que les
autres, lequel descend sur la face postérieure
du ligament inter-osseux, entre les deux extenseurs du pouce, et passe ensuite sous le ligament
annulaire postérieur du carpe avec les tendons
de l'extenseur commun des doigts, pour se rendre sur la face postérieure de la main, où il se
perd par un grand nombre de filamens qu'on
peut suivre jusqu'à l'extrémité inférieure des os
du métacarpe.

La branche antérieure du nerf radial descend
le long de la partie antérieure externe de l'avant-
bras, entre les muscles long et court supina-
teurs, placée au côté externe de l'artère radiale.
Arrivée au-dessous de la partie moyenne de
l'avant-bras, cette branche se détourne un peu
en dehors, en passant entre le tendon du long

supinateur et celui du premier radial externe ; puis elle descend entre les tégumens et les tendons du grand abducteur et du court extenseur du pouce, et se divise en deux cordons, l'un externe plus petit, et l'autre interne plus grand. Le cordon externe se divise vis-à-vis l'extrémité supérieure du premier os du métacarpe en deux rameaux, dont un va au côté externe de la face postérieure du pouce, et l'autre au côté interne de la même face, et au côté externe de la face postérieure du doigt indicateur. Le cordon interne descend sur la partie externe de la face postérieure de la main, et se divise bientôt en plusieurs rameaux qui se répandent sur le côté interne de la face postérieure du doigt du milieu et sur le côté externe de la face postérieure du doigt annulaire. Ces rameaux fournissent un grand nombre de filets qui se répandent dans les tégumens et dans le tissu cellulaire.

Du Nerf axillaire ou circonflexe.

Le nerf axillaire ou circonflexe sort de la partie postérieure du plexus brachial. Il est fourni principalement par les deux dernières paires cervicales et par la première dorsale. Dans certains sujets, il paroît n'être qu'une grosse branche du nerf radial. Ce nerf descend d'abord au-devant du muscle sous-scapulaire, qui en reçoit un rameau considérable. Ensuite il s'enfonce entre le grand et le petit ronds, et se contourne de devant en arrière et de dedans en dehors, entre la partie supérieure de l'humérus et la longue portion du triceps brachial, pour gagner le bord postérieur et la face interne du deltoïde. Dans ce trajet, il donne quelques

rameaux qui vont au petit et au grand ronds.
Lorsqu'il est arrivé sous le deltoïde, il se divise
en un grand nombre de filets qui se perdent
dans l'épaisseur de ce muscle.

Les nerfs cervicaux donnent le mouvement
à la partie postérieure du muscle occipito-
frontal, au muscle postérieur de l'oreille, et
à ses muscles intrinsèques, à tous les muscles
des parties postérieure et latérale du cou, aux
droits antérieures de la tête, grand et petit,
au long du cou, au peaucier, à l'omoplat-
hyoïdien, aux sterno-hyoïdien et thyroïdien,
au diaphragme, au rhomboïde, au trapèze, au
sus-épineux, au sous-épineux, au petit rond,
au grand rond, au grand dorsal, au grand
dentelé, au sous-scapulaire, au grand pectoral, au petit pectoral, au sous-clavier, à tous
les muscles du bras, de l'avant-bras et de la
main.

Ces nerfs donnent le sentiment à la peau de
la partie postérieure de la tête, à celle de l'o-
reille et de la partie postérieure de la joue, à
celle des parties antérieure, latérale et postérieure du cou, de la partie supérieure du dos,
de la partie supérieure et antérieure de la poitrine, à celle de l'épaule, du bras, de l'avant-
bras et de la main.

DES NERFS DORSAUX.

Les nerfs dorsaux sont au nombre de douze
paires. On les distingue par les noms numériques de première, seconde, etc., en comptant

de haut en bas. La première paire sort du canal
vertébral entre la première et la seconde vertèbre du dos ; et la dernière entre la dernière
vertèbre de cette classe et la première de celle
des lombes.

Ces nerfs naissent des parties latérales de la
moëlle de l'épine par deux faisceaux de filets ,
un postérieur plus considérable , et l'autre
antérieur plus petit. Ces faisceaux ont peu de
largeur , si on en excepte le premier qui ne
ressemble pas mal à cet égard aux dernières
paires cervicales , quoiqu'il ait déja un peu
moins de largeur. Les premiers marchent un
peu obliquement de haut en bas et de dedans en
dehors , et sont séparés les uns des autres par
des intervalles assez grands ; mais les autres
descendent de plus en plus, et les trois ou quatre derniers sont si obliques, que leurs filets
inférieurs touchent les supérieurs de ceux qui
suivent. Lorsque ces faisceaux sont arrivés vis-
à-vis le trou de conjugaison par lequel ils doivent sortir du canal vertébral , ils percent la
dure-mère et se réunissent pour former un ganglion duquel partent deux branches , une postérieure très-petite , et l'autre antérieure fort
considérable.

Les branches postérieures des nerfs dorsaux
sortent en arrière , entre les apophyses transverses des vertèbres du dos, et donnent aussitôt
un rameau au muscle transversaire épineux ;
ensuite elles se glissent obliquement de haut en
bas et de dedans en dehors , entre le muscle
sacro-lombaire et le long dorsal qui en reçoivent
des filets ; puis elles traversent les muscles larges
du dos , tels que le trapèze et le grand dorsal ,
se répandent sous les tégumens du dos et des

lombes, et s'y perdent par un grand nombre
de filets. La branche postérieure de la dernière
paire s'étend jusqu'à la partie supérieure et
externe de la cuisse.

Les branches antérieures des nerfs dorsaux
ont cela de commun, qu'elles communiquent
d'abord avec le grand nerf sympathique par
deux filets qui se portent aux ganglions thorachiques de ce nerf. Ensuite elles marchent de
dedans en dehors, entre les côtes, couvertes
par la plèvre jusqu'à l'angle de ces os où elles
s'engagent entre les muscles inter-costaux internes et externes, et s'approchent du bord inférieur des côtes dont elles parcourent toute la
longueur. Ces branches se distribuent aux muscles inter-costaux externes et internes, à ceux
qui sont couchés sur la partie antérieure de la
poitrine, aux muscles de l'abdomen, à la plèvre
et aux tégumens des parties antérieures et latérales du thorax et du ventre.

La branche antérieure de la première paire
dorsale diffère beaucoup des autres. Après
avoir communiqué avec le grand sympathique,
elle donne un rameau qui marche le long de
la face inférieure de la première côte près son
bord externe, jusqu'au sternum où il perce de
derrière en devant, entre le bord de cet os et
le muscle inter-costal interne, pour se répandre
sur la partie supérieure et antérieure de la poitrine. Ce rameau donne en chemin des filets aux
muscles inter-costaux et à la plèvre. Ensuite la
branche antérieure de la première paire dorsale
monte en dehors, au-devant du col de la première côte, et va s'unir à la huitième paire cervicale, pour concourir à la formation du plexus
brachial.

La branche antérieure de la seconde paire dorsale étant parvenue vis-à-vis le bord antérieur du muscle grand dentelé, se divise en deux rameaux, un interne plus petit et l'autre externe plus grand. L'interne marche le long du bord inférieur de la seconde côte, donne des filets aux muscles inter-costaux, et lorsqu'il est arrivé au sternum, il sort entre cet os et le muscle inter-costal interne, et se répand sur la partie antérieure de la poitrine. Le rameau externe perce le muscle inter-costal externe, et descend obliquement de dedans en dehors dans le creux de l'aisselle où il reçoit quelquefois un filet de communication du nerf cutané interne. Ensuite il descend le long de la partie interne postérieure du bras jusqu'au coude, et se perd dans les tégumens par un grand nombre de filets.

La branche antérieure de la troisième paire dorsale diffère de la seconde, en ce que son rameau externe est moins gros, qu'il donne des filets aux tégumens qui couvrent le bord postérieur de l'aisselle, et qu'il s'étend moins loin sur la partie interne du bras.

Les branches antérieures de la quatrième, cinquième, sixième et septième paires dorsales marchent le long du bord inférieur des côtes correspondantes, et lorsqu'elles sont arrivées vers le milieu de la longueur de ces os, elles se divisent en deux branches, une externe et l'autre interne.

La branche externe perce de dedans en dehors le muscle inter-costal externe, et se divise en deux rameaux dont l'un se porte en arrière et se distribue aux tégumens de la partie latérale de la poitrine; l'autre se glisse de

derrière en devant et un peu de haut en bas ,
et se distribue au muscle grand oblique de
l'abdomen et aux tégumens de la partie antérieure de la poitrine et de la partie supérieure
et antérieure du ventre.

La branche interne suit le bord inférieur de
la côte et donne des filets aux muscles inter-
costaux, au triangulaire du sternum et à la
plèvre. Lorsqu'elle est arrivée au sternum , elle
sort entre le bord de cet os et le muscle inter-
costal interne , et va se distribuer au muscle
grand pectoral , à la mamelle et aux tégumens
de la partie antérieure de la poitrine.

Les branches antérieures de la huitième ,
neuvième , dixième et onzième paires dorsales
étant arrivées à l'union des deux tiers postérieurs des côtes avec leur tiers antérieur , se
divisent aussi en deux branches, une externe
et l'autre interne. L'externe perce de dedans en
dehors le muscle inter-costal externe et se divise
en deux rameaux dont l'un se porte en arrière,
et se perd dans les tégumens de la partie latérale inférieure de la poitrine; l'autre se porte
en avant et en bas , et se distribue au muscle
grand dentelé, au grand oblique de l'abdómen
et aux tégumens communs.

La branche interne marche le long du bord
inférieur de la côte jusqu'à son extrémité ,
qu'elle abandonne pour pénétrer dans l'épaisseur de la paroi antérieure de l'abdomen. Elle
se glisse de derrière en devant et de haut en
bas, entre le muscle oblique interne et le transverse, leur donne des filets, et s'avance jusqu'au
bord externe du muscle droit. Là, elle se divise
en plusieurs filets dont les uns se perdent dans
ce muscle, et les autres percent le feuillet anté-

rieur de sa gaine aponévrotique aux environs
de l'ombilic, et vont se ramifier dans les tégumens de la partie antérieure de l'abdomen.

La branche antérieure de la douzième paire
dorsale, après avoir donné ses deux filets de communication au grand sympathique, en fournit
un qui va s'unir à la branche antérieure de la
première paire lombaire. Ensuite elle marche
de dedans en dehors et de haut en bas, au-
devant de l'aponévrose du muscle transverse à
environ un pouce du bord inférieur de la dernière côte, près le bord externe du muscle
carré des lombes qui en reçoit quelques filets,
ainsi que le diaphragme. Lorsque cette branche
est arrivée au niveau de l'extrémité antérieure
de la douzième côte, elle se divise en deux rameaux, un externe, et l'autre interne.

Le rameau externe, après avoir marché quelque temps entre le grand et le petit obliques, et
leur avoir donné quelques filets, traverse le premier de ces muscles, et va se distribuer aux
tégumens de la partie latérale et antérieure de
l'abdomen, jusqu'au-dessous de la crête de l'os
des îles.

Le rameau interne descend de derrière en
devant, entre le muscle oblique interne et le
transverse qui en reçoit des filets, et va se
perdre dans la partie inférieure du droit, et
dans le pyramidal.

Les nerfs dorsaux donnent le mouvement aux
muscles du dos, aux inter-costaux externes et
internes, au triangulaire du sternum, à ceux
qui sont couchés sur l'extérieur de la poitrine,
au diaphragme et aux muscles de l'abdomen.

Ces nerfs donnent le sentiment à la peau du dos et des lombes, à celle de la poitrine et de l'abdomen, aux mamelles, à la peau de l'aisselle et à celle de la partie interne du bras. La première paire dorsale contribue, avec les dernières paires cervicales, à donner le mouvement et le sentiment au bras, à l'avant-bras et à la main.

DES NERFS LOMBAIRES.

Les nerfs lombaires sont au nombre de cinq paires. On les distingue par les noms de première, seconde, troisième, quatrième et cinquième, en comptant de haut en bas. La première paire sort entre la première et la seconde vertèbres des lombes, et la cinquième entre la dernière vertèbre de cette classe et la partie supérieure de l'os sacrum. Ces nerfs naissent de la partie de la moëlle de l'épine qui correspond à la dernière vertèbre du dos et à la première des lombes, par deux faisceaux de filets qui sont fort larges, et sur-tout dans les trois dernières paires. Ces faisceaux descendent fort obliquement dans le canal vertébral, de sorte que l'endroit par où ils sortent de ce canal est fort éloigné de celui où ils prennent naissance. Les quatre derniers font partie du faisceau nerveux qu'on nomme queue de cheval. Le ganglion auquel se réunissent les deux faisceaux de filets dont les nerfs lombaires sont formés à leur naissance, se divise en deux branches, une antérieure fort considérable, et l'autre postérieure très-petite.

De la première Paire lombaire.

La première paire lombaire sort du canal vertébral entre la première et la seconde vertèbres des lombes. Sa branche postérieure se porte en arrière, entre les apophyses transverses de ces vertèbres, traverse obliquement de haut en bas, et de devant en arrière la masse charnue commune au sacro-lombaire et au long dorsal, et lui donne plusieurs rameaux. Ensuite elle rampe au-devant des aponévroses des muscles oblique interne de l'abdomen, dentelé postérieur inférieur et grand dorsal, jusqu'à la hauteur de la crête de l'os des îles où elle perce ces aponévroses pour se distribuer aux tégumens de la partie supérieure de la fesse.

La branche antérieure de la première paire lombaire, après avoir donné un filet de communication au grand nerf sympathique, et en avoir reçu un de la branche antérieure de la dernière paire dorsale, fournit un rameau assez gros qui va s'unir à la branche antérieure de la seconde paire lombaire : ensuite elle se partage en trois branches que l'on peut distinguer en externe, en moyenne et en interne.

La branche externe traverse l'épaisseur de la partie supérieure du grand psoas, et descend ensuite obliquement de dedans en dehors, au-devant du carré des lombes jusqu'à la crête de l'os des îles. Arrivée vers l'union du tiers antérieur de cette crête avec ses deux tiers postérieurs, elle passe à travers le muscle transverse et se divise en deux rameaux dont l'un se perd dans la partie inférieure des muscles larges de l'abdomen, et l'autre se porte aux tégumens de l'aine et à ceux qui couvrent le pubis. Ce dernier marche le long de la crête de l'os des îles, entre les attaches du muscle transverse et celles du petit oblique. Lorsqu'il est arrivé à l'épine supérieure et antérieure de l'os des îles, il se glisse entre les aponévroses de ces muscles et suit l'arcade crurale jusqu'à l'anneau inguinal : là, il perce l'aponévrose du muscle grand oblique, après avoir passé sous le bord inférieur du petit oblique, et se divise en plusieurs filets qui se ramifient dans les tégumens du pli de l'aine, et dans ceux qui couvrent le pubis.

La branche moyenne traverse le grand psoas dans une direction oblique de haut en bas et de dedans en dehors ; ensuite elle descend le long de son côté externe jusqu'au niveau de la crête de l'os des îles. Alors elle s'éloigne de ce muscle, marche obliquement de haut en bas et de dedans en dehors, entre le muscle iliaque et le péritoine, et se porte vers la crête de l'os des îles. Non loin de l'épine supérieure et antérieure de cet os, elle perce les trois muscles larges de l'abdomen dans lesquels elle se ramifie, ainsi que dans les tégumens de l'aine et de la partie supérieure et externe de la cuisse. Dans certains sujets, cette branche fournit un filet qui marche derrière l'arcade crurale jusqu'à l'anneau inguinal, où il perce l'aponévrose du muscle grand oblique, pour aller à la partie supérieure du scrotum.

La branche interne descend d'abord presque perpendiculairement sur la partie latérale du corps de la seconde vertèbre des lombes dans l'épaisseur du psoas. Arrivée vis-à-vis l'intervalle de la seconde et de la troisième vertèbres des lombes, elle reçoit ordinairement un filet de la branche antérieure de la seconde paire. Ensuite elle perce le muscle psoas et descend couchée au-devant de ce muscle, jusqu'auprès de l'arcade crurale où elle se divise en deux rameaux, l'un interne plus grand, et l'autre externe plus petit. L'interne accompagne les vaisseaux spermatiques, passe comme eux à travers l'anneau du muscle grand oblique, et se divise en un grand nombre de filets qui vont au scrotum et aux tégumens de la partie supérieure et interne de la cuisse. Le rameau externe descend au-devant des vaisseaux iliaques externes, et passe avec eux derrière l'arcade crurale. Arrivé au pli de l'aine, il se partage en plusieurs filets dont quelques-uns s'unissent au nerf crural, et les autres se répandent sous les tégumens, et s'étendent jusqu'au-dessous de la partie moyenne de la cuisse.

De la seconde Paire lombaire.

La seconde paire lombaire sort entre la seconde et la troisième vertèbre des lombes. Sa branche postérieure passe entre les apophyses transverses de ces vertèbres, s'enfonce dans l'épaisseur de la masse charnue commune au sacro-lombaire et au long dorsal, et la traverse obliquement de devant en arrière et de haut en bas en lui donnant des filets. Elle se glisse ensuite au-devant de l'aponévrose du petit dentelé postérieur inférieur et de celle du grand dorsal jusqu'à la crête de l'os des îles, où elle perce ces aponévroses, pour aller aux tégumens de la partie postérieure et supérieure de la cuisse, dans lesquels elle jette un grand nombre de ramifications.

La branche antérieure de la seconde paire
lombaire, après avoir donné un filet de communication au grand nerf sympathique, et en
avoir reçu un de la branche antérieure de la
première paire, se divise en deux branches,
une interne plus considérabie, et l'autre externe
plus petite.

La branche interne descend presque perpendiculairement derrière le muscle psoas, et s'unit
bientôt à la branche antérieure de la troisième
paire, pour concourir à la formation du plexus
lombaire.

La branche externe traverse la partie supérieure du muscle psoas, et descend obliquement
en dehors au-devant de l'iliaque, jusqu'à l'épine
antérieure et supérieure de l'os des îles. Dans
certains sujets, elle reçoit un rameau qui vient
de la troisième paire lombaire. Cette branche
sort du bassin en passant derrière l'arcade crurale un peu au-dessous de l'épine antérieure et
supérieure de l'os des îles, et se divise aussitôt
en plusieurs rameaux qui percent l'aponévrose
fascia lata, et se ramifient sous les tégumens
de la partie antérieure et externe de la cuisse
jusqu'au genou.

De la troisième Paire lombaire.

La troisième paire lombaire sort entre la
troisième et la quatrième vertèbre des lombes.
Sa branche postérieure passe entre les apophyses
transverses de ces vertèbres, et traverse obliquement de devant en arrière et de haut en bas
la masse charnue commune au sacro-lombaire
et au long dorsal qui en reçoit des filets nombreux. Après quoi elle perce les aponévroses
des muscles dentelé postérieur inférieur et

grand dorsal, pour aller aux tégumens de la partie postérieure et supérieure de la cuisse.

La branche antérieure de la troisième paire lombaire donne d'abord un filet de communication au grand sympathique ; ensuite elle reçoit une branche que la seconde paire lui envoie. Dans certains sujets, elle fournit un rameau qui se joint derrière le psoas avec la branche que la seconde paire envoie aux tégumens de la partie antérieure de la cuisse. Après quoi elle s'unit à une portion de la branche antérieure de la quatrième paire pour concourir à la formation du plexus lombaire.

De la quatrième Paire lombaire.

La quatrième paire lombaire sort entre la quatrième et la cinquième vertèbres des lombes. Sa branche postérieure se porte en arrière, et se distribue en entier dans la masse charnue commune au sacro-lombaire et au long dorsal, et dans le muscle transversaire épineux.

La branche antérieure de la quatrième paire lombaire, après avoir donné un filet de communication au grand sympathique, se divise en deux cordons, dont l'un plus petit descend presque perpendiculairement et va s'unir à la branche antérieure de la cinquième paire, et l'autre plus grand se porte un peu en dehors et s'unit bientôt à la branche antérieure de la troisième paire, pour concourir à la formation du plexus lombaire.

De la cinquième Paire lombaire.

La cinquième paire lombaire est beaucoup

3.   26

plus grosse que les autres : elle sort entre la cinquième vertèbre des lombes et la base du sacrum. Sa branche postérieure et très-petite et se distribue en entier aux muscles situés dans la région des lombes.

La branche antérieure de cette paire envoie d'abord un filet de communication au grand sympathique ; ensuite elle reçoit une grande partie de la branche antérieure de la quatrième paire. Après cette union, elle descend dans le bassin au-devant de la symphyse sacro-iliaque, pour se joindre à la première paire sacrée, et contribuer à la formation du plexus sciatique ; mais elle donne auparavant une grosse branche qui vient de sa partie postérieure, et qu'on peut appeler nerf fessier. Ce nerf sort du bassin par la partie supérieure de l'échancrure sciatique, au-dessus du muscle pyramidal, et va se distribuer aux muscles moyen et petit fessiers, et au muscle du *fascia lata,* en accompagnant l'artère fessière ou iliaque postérieure.

On a pu remarquer qu'outre les rameaux que les branches antérieures des paires lombaires envoient aux parties voisines, elles donnent naissance au plexus que nous appelons lombaire, et qu'elles contribuent à former le plexus sciatique.

Le plexus lombaire est situé sur les parties latérales du corps de la seconde, troisième et quatrième vertèbres des lombes, au-devant de la base de leurs apophyses transverses, derrière le muscle psoas. Il est formé par une petite portion de la branche antérieure de la première paire lombaire, par une plus grande portion de la branche antérieure de la seconde, par presque toute la branche antérieure de la troisième,

et par plus de la moitié de la branche antérieure de la quatrième. Ce plexus se divise en
deux nerfs principaux, dont l'un, plus petit,
est le nerf obturateur, et l'autre, beaucoup
plus gros, est le nerf crural. En outre, il fournit plusieurs rameaux qui se perdent dans le
muscle psoas, dans l'iliaque et dans le carré des
lombes; il en part aussi quelquefois d'autres
petites branches qui accompagnent le nerf crural, et se portent aux tégumens de la partie antérieure et supérieure de la cuisse.

Du Nerf obturateur.

Le nerf obturateur naît principalement de la
branche antérieure de la troisième paire lombaire et de celle de la seconde. Dans certains
sujets, il reçoit un rameau de la branche antérieure de la quatrième paire. Il descend presque
verticalement entre le muscle psoas et le corps
de la cinquième vertèbre des lombes, et s'enfonce dans le petit bassin dont il parcourt la
partie supérieure et latérale, dans une direction un peu oblique de derrière en devant, de
haut en bas, et de dehors en dedans. Ce nerf est
accompagné par l'artère obturatrice qui lui est
supérieure, et par la veine du même nom qui
lui est inférieure. Lorsqu'il est arrivé à la partie
supérieure du trou ovale, il donne de sa partie
inférieure au rameau qui se perd dans les muscles obturateurs interne et externe. Après cela,
il sort du bassin par ce trou et se porte à la
partie supérieure et interne de la cuisse, derrière le muscle pectiné et le premier adducteur;
là, il se divise en deux branches, une antérieure et l'autre postérieure.

26..

La branche antérieure descend entre le premier et le second adducteurs, et se divise bientôt en plusieurs rameaux qui se distribuent à ces deux muscles, au grêle interne et aux tégumens de la partie interne de la cuisse. Quelquefois un de ces rameaux se joint au nerf saphène vers la partie inférieure de la cuisse.

La branche postérieure descend entre le second et le troisième adducteurs, et se divise en un grand nombre de filets qui se consument dans le muscle troisième adducteur, et dans l'obturateur externe.

Du Nerf crural.

Le nerf crural est formé par les branches antérieures de la première, seconde, troisième et quatrième paires lombaires. Il est d'abord situé derrière le psoas; mais bientôt il se dégage de dessous ce muscle, descend le long de son bord externe, au-devant du muscle iliaque, et sort de l'abdomen en passant derrière le ligament de *Fallope*, conjointement avec l'artère crurale, au côté externe et postérieur de laquelle il est placé.

Aussitôt que le nerf crural est arrivé à la partie supérieure et antérieure de la cuisse, il se divise en un grand nombre de rameaux qui peuvent être distingués en superficiels et en profonds.

Les rameaux superficiels se détachent quelquefois en partie du tronc du nerf crural avant sa sortie de l'abdomen. Ces rameaux percent l'aponévrose *fascia lata* plus ou moins haut, et se répandent sous les tégumens des parties antérieure et interne de la cuisse et de la partie supérieure et antérieure de la jambe, en se partageant en un grand nombre de filets. Quelques-uns de ces rameaux accompagnent la grande veine saphène, et ne la quittent qu'au côté interne et inférieur du genou où ils se consument dans les tégumens.

Les rameaux profonds du nerf crural peuvent être distingués en externes et en internes. Les rameaux externes, plus gros et plus nombreux que les internes, descendent en dehors, entre la partie inférieure du muscle iliaque, le couturier et le droit antérieur, et se distribuent à ce dernier muscle, au crural et au vaste externe. Quelques-uns, plus courts que les autres, se perdent dans la partie inférieure du muscle iliaque.

Les rameaux internes accompagnent l'artère crurale et se distribuent au muscle pectiné, au couturier et au vaste interne. Il y en a ordinairement un qui traverse le muscle couturier, et se joint aux rameaux superficiels pour aller aux tégumens de la partie antérieure et interne de la cuisse. Ceux qui vont au pectiné sont très-petits et passent derrière les vaisseaux cruraux. Parmi ces rameaux profonds, il y en a un plus gros que les autres, lequel est connu sous le nom de nerf saphène. Ce nerf reçoit souvent un des rameaux de la branche antérieure de l'obturateur, comme il a été dit précédemment. Il descend derrière le couturier jusqu'à la partie interne du genou, où il sort entre le tendon de ce muscle et celui du droit interne, pour devenir sous-cutané. Dans cet endroit, le nerf saphène fournit quelques rameaux·assez considérables qui se répandent sur la partie antérieure et inférieure du genou et se perdent dans les tégumens. Ensuite il se place à côté de la grande veine saphène, qu'il accompagne le long de la partie interne et antérieure de la jambe, et sur la partie interne de la face supérieure du pied jusqu'au gros orteil. Ce nerf donne, dans toute la longueur du trajet qu'il parcourt, un grand nombre de filets qui se perdent dans le tissu cellulaire et dans la peau.

Les nerfs lombaires donnent le mouvement aux muscles sacro-lombaire et long dorsal, au psoas, à l'iliaque, au carré des lombes, au couturier, au pectiné, au droit antérieur, au triceps crural, au droit interne, aux obturateurs, aux adducteurs, au moyen et petit fessiers, et au muscle du *fascia lata*. Ils donnent le sentiment aux tégumens de la fesse, de l'aine, du scrotum, de la verge, des parties antérieure, interne et externe de la cuisse et du genou, à ceux de la partie interne et antérieure de la jambe, et de la partie supérieure et interne du pied. La quatrième et la cinquième paires concourent avec les premières paires sacrées, à donner le mouvement et le sentiment aux parties dans lesquelles ces dernières paires se distribuent.

DES NERFS SACRÉS.

LES nerfs sacrés sont au nombre de six paires. Quelquefois cependant on n'en trouve que cinq. La première paire sort entre la première et la seconde pièces du sacrum ; et la dernière, par les échancrures qui se remarquent sur les parties latérales et supérieures du coccix. La première paire sacrée est fort grosse. La seconde l'est moins : les paires suivantes diminuent de grosseur par degrés, de sorte que les deux dernières sont très-déliées. Ces nerfs naissent de la partie inférieure de la moëlle de l'épine, par deux faisceaux de filets, un antérieur plus considérable, et l'autre postérieur plus petit. Ces faisceaux descendent presque perpendiculairement dans le canal vertébral, et forment, avec ceux des deux dernières paires lombaires, ce qu'on appelle *la queue de cheval.* Lorsqu'ils sont arrivés vis-à-vis le trou par lequel ils doivent sortir du canal de l'os sacrum, ils se réunissent pour former un ganglion duquel partent deux branches, une antérieure fort grosse qui sort par le trou sacré antérieur, et l'autre postérieure très-petite, qui passe par le trou sacré postérieur. Dans la quatrième et la cinquième paires, ce ganglion est très-petit et situé fort loin de l'endroit par lequel elles sortent du canal sacré. Dans la sixième, il n'existe point d'une manière bien marqué.

De la première Paire sacrée.

La branche antérieure de la première paire sacrée est fort grosse. Aussitôt qu'elle est sortie du canal sacré par le premier trou de la face antérieure du sacrum, elle communique avec le grand sympathique par deux filets assez gros, mais fort courts. Ensuite elle descend en dehors, le long du bord supérieur du muscle pyramidal, et après avoir parcouru environ un pouce et demi de chemin, elle s'unit par son bord inférieur avec la branche antérieure de la seconde paire sacrée, et par son bord supérieur, avec le gros cordon nerveux formé par la jonction dé la branche antérieure de la cinquième paire lombaire avec une partie de la quatrième. Elle contribue ainsi à la formation du plexus sciatique.

La branche postérieure de la première paire sacrée est très-petite. A sa sortie du canal sacré, elle communique avec la branche postérieure de la seconde paire sacrée ; ensuite elle descend obliquement de dedans en dehors, au-devant de la masse charnue qui couvre la face postérieure du sacrum, traverse le grand fessier, et va se perdre dans les tégumens de la partie interne et supérieure de la fesse.

De la seconde Paire sacrée.

La branche antérieure de la seconde paire sacrée sort du canal du sacrum, par le second trou de la face antérieure de cet os, entre les deux languettes supérieures du muscle pyramidal. Après avoir communiqué avec le grand nerf sympathique, elle se porte en dehors et un peu en bas, et s'unit bientôt à la branche antérieure de la première paire, et à celle de la troisième, pour concourir à la formation du plexus sciatique.

La branche postérieure de la seconde paire sacrée, est un peu plus grosse que celle de la première avec laquelle elle communique, ainsi qu'avec celle de la troisième. Elle descend un peu obliquement de dedans en dehors, tra-

verse le muscle grand fessier, et va se distribuer
aux tégumens de la partie interne de la fesse et
de la marge de l'anus.

De la troisième Paire sacrée.

La branche antérieure de la troisième paire
sacrée est beaucoup plus petite que les précédentes. Après avoir communiqué avec le grand
sympathique, elle fournit plusieurs rameaux
assez considérables qui concourent à la formation du plexus hypogastrique. Ensuite elle
marche un peu obliquement de dedans en dehors et de haut en bas, et s'unit bientôt à la
branche antérieure de la seconde paire et à une
portion de celle de la quatrième, pour concourir à la formation du plexus sciatique.

La branche postérieure de la troisième paire
sacrée, plus grosse que les précédentes, à sa
sortie du troisième trou sacré postérieur, communique avec la branche postérieure de la
seconde et avec celle de la quatrième ; ensuite
elle descend obliquement de dedans en dehors,
traverse les attaches du muscle grand fessier, et
va se distribuer aux tégumens de la partie interne
et inférieure de la fesse, et à ceux de la marge
de l'anus.

De la quatrième Paire sacrée.

La branche antérieure de la quatrième paire
sacrée, à sa sortie du canal du sacrum par le
quatrième trou de la face antérieure de cet os,
communique ordinairement avec le grand sympathique ; ensuite elle se divise en deux portions
dont l'une se joint à la branche antérieure de

la troisième paire pour concourir à la formation du plexus sciatique ; et l'autre, après avoir
donné quelques rameaux qui vont au muscle
ischio-coccigien, au releveur et aux sphincters
de l'anus, se jette dans le plexus hypogastrique.

Ce plexus est un entrelacement nerveux bien
difficile à débrouiller, situé sur les parties
latérales de l'intestin rectum et du bas-fond de
la vessie. Il est formé par plusieurs rameaux
qui viennent de la branche antérieure de la
troisième paire sacrée, et par la plus grande
partie de la branche antérieure de la quatrième. Le grand sympathique lui envoie des
filets que je décrirai en parlant de ce nerf. Le
plexus hypogastrique fournit un grand nombre
de filets qui se distribuent à la partie inférieure
du rectum, à la vessie, à la glande prostate,
aux vésicules séminales, à la matrice et au
vagin.

La branche postérieure de la quatrième paire
sacrée est un peu plus grosse que les précédentes. Elle descend un peu obliquement de
dedans en dehors, et après avoir communiqué avec la branche postérieure de la troisième paire et avec celle de la quatrième,
elle traverse le muscle grand fessier, et va se
distribuer aux tégumens de la partie inférieure
interne de la fesse et à ceux des environs de
l'anus.

De la cinquième Paire sacrée.

La branche antérieure de la cinquième paire
sacrée est très-petite. Elle sort entre le sacrum
et le coccix ; descend un peu obliquement de
dedans en dehors, et se perd dans les muscles

releveur et sphincters de l'anus. Cette branche communique avec celle de la quatrième paire et avec celle de la sixième.

Sa branche postérieure est moins grosse que celle de la quatrième. Elle communique avec cette dernière et avec la branche postérieure de la sixième paire, et se distribue dans les environs de l'anus.

De la sixième Paire sacrée.

La branche antérieure de la sixième paire sacrée est très-déliée. Elle passe par l'échancrure qu'on remarque sur la partie latérale et supérieure du coccix ; descend le long de cet os et se distribue au muscle ischio-coccigien, au releveur et aux sphincters de l'anus. Sa branche postérieure, moins grosse que celle de la cinquième paire avec laquelle elle communique, se perd dans les environs de l'anus.

Du Plexus sciatique.

Le Plexus sciatique, un des plus considérables du corps humain, est situé sur les parties latérales postérieures de l'excavation du bassin, au-devant du muscle pyramidal, derrière les vaisseaux hypogastriques, l'intestin rectum et la vessie. Ce plexus est formé par un gros cordon qui résulte de la réunion d'une portion de la branche antérieure de la quatrième paire lombaire avec la branche antérieure de la cinquième, par la branche antérieure de la première paire sacrée, par celle de la seconde, par la plus grande partie de la branche antérieure de la troisième, et par une petite portion de celle de la quatrième. Le plexus sciatique est beaucoup plus large en dedans qu'en dehors. Il fournit le nerf honteux et le petit sciatique ; ensuite il se continue sous le nom de grand nerf sciatique.

Du Nerf honteux.

Le nerf honteux se détache de la partie inférieure et postérieure du plexus sciatique, et vient principalement de la branche antérieure de la troisième paire sacrée et de celle de la quatrième. Il sort du bassin au-dessous du muscle pyramidal, descend obliquement en devant et en dedans, et s'engage bientôt entre les deux ligamens sacro-sciatiques avec l'artère honteuse interne. Là, il se partage en deux branches principales, une inférieure et l'autre supérieure.

La branche inférieure envoie d'abord quelques filets aux muscles releveur et sphincter externe de l'anus, aux graisses et aux tégumens voisins ; ensuite elle marche de derrière en devant et de bas en haut, le long du périnée, entre les muscles bulbo et ischio-caverneux, et va gagner le scrotum et le dartos dans lesquels elle se perd. Dans son trajet, cette branche fournit un grand nombre de rameaux qui se distribuent au muscle transverse, au bulbo-caverneux, à l'ischio-caverneux, à l'urètre et aux tégumens du périnée.

La branche supérieure du nerf honteux marche le long de la branche de l'ischion et de celle du pubis, jusqu'à la symphyse de ce dernier os. Dans son trajet, elle donne plusieurs rameaux qui se distribuent au muscle obtura-

.tcur interne, au bulbo-caverneux, et sur-tout
à l'urètre. Lorsque cette branche est arrivée
au-dessous de la symphyse des os pubis, elle
passe entre les racines du corps caverneux, se
porte sur la face supérieure de la verge et
s'avance jusqu'à la racine du gland, où elle se
partage en un grand nombre de filets qui se
distribuent dans cette partie et dans le prépuce.
En chemin, elle donne plusieurs filets qui se
perdent dans le tissu cellulaire et dans la peau
qui recouvre la verge.

Dans la femme, la branche inférieure du
nerf honteux se perd dans les parties extérieures
de la génération. La branche supérieure se
porte sur la face supérieure du clitoris, et se
distribue principalement à l'extrémité de cette
partie.

Du petit Nerf sciatique.

Le petit nerf sciatique vient de la partie postérieure et inférieure du plexus sciatique, et
est fourni principalement par les branches
antérieures de la seconde et troisième paires
sacrées ; il sort du bassin par l'échancrure
ischiatique, au-dessous du muscle pyramidal
conjointement avec le grand nerf sciatique,
au côté postérieur et externe duquel il est
situé. Aussitôt que ce nerf est sorti du bassin,
il donne plusieurs rameaux assez considérables
qui se perdent dans le grand fessier ; ensuite
il descend au-devant de ce muscle, et se divise
bientôt en deux branches, une interne et
l'autre externe.

La branche interne se courbe de dehors en
dedans et de bas en haut, en formant au-dessous

de la tubérosité de l'ischion une espèce d'arcade renversée dont la concavité est tournée en haut et la convexité en bas. Cette branche se dis-tribue aux tégumens de la partie interne et supérieure de la cuisse, à ceux du périnée, et à ceux de la verge, depuis sa racine jusqu'à sa partie moyenne.

La branche externe descend au-devant du grand fessier, se dégage bientôt de dessous le bord inférieur de ce muscle, et donne quel-ques filets qui remontent sur sa face postérieure et se perdent dans les tégumens qui recouvrent sa partie inférieure. Puis elle descend le long de la partie postérieure de la cuisse, couverte par l'aponévrôse *fascia lata*, et donne un grand nombre de filets qui traversent cette aponévrôse, pour se porter aux tégumens des régions postérieure et interne de la cuisse. Lorsqu'elle est arrivée au jarret, elle se divise en deux rameaux principaux qui descendent le long de la partie postérieure de la jambe jusqu'à sa partie inférieure, et se perdent dans les tégumens par un grand nombre de filets.

Du grand Nerf sciatique.

Ce nerf, le plus gros et le plus long de tous ceux du corps humain, peut être regardé comme la continuation du plexus sciatique. Il est formé par les branches antérieures des trois premières paires sacrées, par la branche anté-rieure de la cinquième paire lombaire, et par une partie de la branche antérieure de la qua-trième. Le grand nerf sciatique passe au-devant du muscle pyramidal auquel il donne quelques filets, et sort du bassin par l'échancrure ischiatique, entre le bord inférieur de ce muscle et le jumeau supérieur. Ensuite il s'engage entre le grand trochanter et la tubérosité de l'ischion, et descend un peu obliquement de dedans en dehors, le long de la partie postérieure de la cuisse jusqu'au jarret. A sa sortie du bassin, ce nerf est situé au-devant du grand fessier, derrière les muscles jumeaux et le carré ; un peu plus bas, il se trouve derrière le troisième adducteur, au-devant de la longue portion du biceps, puis au-devant de cette même portion et du bord voisin du demi-tendineux ; enfin, vers le creux du jarret, il n'est recouvert que par l'aponévrôse *fascia lata* et la peau. Aussitôt que le grand nerf sciatique est sorti du bassin, il donne quelques rameaux qui se distribuent aux muscles jumeaux, à l'obturateur interne et au carré. Dans le reste de son trajet, il donne des rameaux dont le nombre et la grosseur varient suivant les sujets et qui se distribuent au muscle demi-tendineux, au demi-membraneux, aux deux portions du biceps et au troisième adducteur. Lorsque ce nerf est arrivé à trois ou quatre pouces du jarret, il se divise en deux troncs que l'on nomme nerfs sciatiques poplités, et que l'on distingue en interne et en externe. Dans certains sujets, cette division se fait beaucoup plus haut, et dès la partie supérieure de la cuisse. Quand cela a lieu, le rameau qui va à la courte portion du biceps, vient du nerf sciatique poplité externe, et ceux qui vont aux autres muscles de la partie postérieure de la cuisse, naissent de l'interne.

Du Nerf sciatique poplité externe.

Le nerf sciatique poplité externe est moins gros que l'interne. Aussitôt qu'il s'est séparé de ce dernier, et quelquefois même avant, il fournit un filet mince et long qui passe entre le fémur et l'extrémité inférieure du muscle biceps, et se répand sur la partie antérieure supérieure interne de l'articulation du genou. Ensuite il descend un peu obliquement de dedans en dehors, derrière le condyle externe du fémur, au côté interne du tendon du biceps, entre ce tendon et le jumeau externe, puis il se contourne un peu de derrière en devant et de dehors en dedans, et s'engage entre la partie supérieure du péroné et le muscle long péronier latéral. Avant d'arriver au condyle externe du fémur, ce nerf fournit une branche assez considérable, qui descend le long de la partie postérieure externe de la jambe, entre le muscle jumeau externe et l'aponévrose qui le recouvre, et se divise en plusieurs rameaux dont le plus considérable s'unit vers la partie inférieure de la jambe, avec le nerf saphène externe fourni par le sciatique poplité interne, et les autres se perdent dans les tégumens. Avant de s'engager entre le péroné et le muscle long péronier latéral, le sciatique poplité externe fournit quelquefois une autre branche moins considérable, qui, après avoir donné quelques filets à la partie externe du genou, descend le long de la partie externe de la jambe, et se consume dans les tégumens.

Lorsque le nerf sciatique poplité externe

est parvenu entre le péroné et le muscle long
péronier, et quelquefois avant d'y arriver, il
se divise en deux branches, une externe, que
l'on peut appeler nerf musculo-cutané de la
jambe, et l'autre interne à laquelle on peut
donner le nom de nerf tibial antérieur.

La branche externe ou nerf musculo-cutané
de la jambe, descend un peu obliquement de
dehors en dedans et de derrière en devant,
d'abord entre le muscle long péronier latéral
et l'extenseur commun des orteils, puis entre
ce dernier muscle et le court péronier latéral,
et donnent plusieurs rameaux qui se distribuent
à ces différens muscles, ainsi qu'au péronier
antérieur. Vers la partie moyenne de la jambe,
ce nerf se dégage d'entre les muscles court
péronier latéral et long extenseur des orteils,
et se place derrière l'aponévrose par laquelle
ces muscles sont recouverts. Il rampe derrière
cette aponévrose et la perce ensuite à l'endroit
où le tiers moyen de la jambe s'unit à son tiers
inférieur, tantôt plus haut, tantôt plus bas.
Aussitôt qu'il a percé cette aponévrose, il jette
en dehors quelques rameaux qui descendent
sur la partie inférieure du péroné, et se perdent
dans les tégumens. Ensuite il se divise en deux
branches, une interne plus grosse, et l'autre
externe plus petite. Quelquefois cette division
n'a lieu que sur la face supérieure du pied.
Ces deux branches descendent en s'écartant
un peu, entre l'aponévrose de la jambe et la
peau dans laquelle elles répandent quelques
filets, et se portent sur la face supérieure du
pied.

La branche interne marche le long de la partie interne de cette face, et donne plusieurs

filets qui se perdent dans les tégumens et com‑
muniquent avec ceux du saphène interne. Arri‑
vée vers la partie moyenne du pied, elle se divise
en deux rameaux, un interne plus gros, et
l'autre externe plus petit. L'interne marche le
long de la partie supérieure interne du premier
os du métatarse, se porte sur la partie interne
de la face supérieure du gros orteil, et se di‑
vise en un grand nombre de filets qui se perdent
dans le tissu cellulaire et dans les tégumens. Le
rameau externe marche de derrière en devant,
entre le premier et le second os du métatarse,
et se divise en plusieurs filets dont les uns se
perdent sur la partie supérieure et externe du
premier orteil, et les autres sur la partie supé‑
rieure et interne du second.

La branche externe du nerf musculo‑cutané
de la jambe marche de derrière en devant, le
long de la partie moyenne de la face supérieure
du pied, entre les tendons de l'extenseur com‑
mun des orteils et les tégumens dans lesquels
elle jette plusieurs filets. Arrivés à l'extrémité
postérieure des os du métatarse, elle se divise
ordinairement en trois rameaux, un interne, un
moyen et un externe. Le rameau interne mar‑
che entre le second et le troisième os du méta‑
tarse, et se divise près de la tête de ces os en
deux filets, dont l'un se porte sur la partie su‑
périeure et externe du second orteil, et l'autre
sur la partie supérieure interne du troisième.
Le rameau moyen marche entre le troisième
et le quatrième os du métatarse jusqu'à leur
extrémité antérieure, où il se divise en deux
filets, dont l'un se porte sur la partie supérieure
externe du troisième orteil, et l'autre sur la
partie supérieure interne du quatrième. Le

rameau externe suit l'intervalle du quatrième et du cinquième os du métatarse, et se divise en deux filets, un pour le côté supérieur et externe du quatrième orteil, et l'autre, pour le côté supérieur et interne du cinquième. Dans certains sujets, ce troisième rameau manque et est suppléé par le nerf saphène externe.

La branche interne du nerf sciatique poplité externe, ou le nerf tibial antérieur, fournit d'abord un rameau assez considérable, qui passe transversalement derrière la partie supérieure du muscle extenseur commun des orteils, et se divise bientôt en plusieurs filets qui se perdent dans le jambier antérieur, dans les graisses qui se trouvent derrière le ligament de la rotule et dans le périoste du tibia. Ensuite le nerf tibial antérieur passe obliquement de haut en bas et de dehors en dedans, entre le péroné et la partie supérieure des muscles extenseur commun des orteils et long péronier latéral auxquels il donne plusieurs filets. Après quoi il descend entre le muscle jambier antérieur, l'extenseur commun des orteils et le long extenseur du gros orteil, au-devant du ligament inter-osseux, le long de l'artère tibiale antérieure. Il est placé au côté externe de cette artère supérieurement ; mais en descendant il passe au-devant d'elle et gagne son côté interne. Dans son trajet, il fournit plusieurs rameaux qui se distribuent aux muscles entre lesquels il est situé. Arrivé à la partie inférieure de la jambe, il s'engage sous le ligament annulaire du tarse avec l'artère tibiale antérieure et le tendon du long extenseur du gros orteil, et se porte sur la face supérieure du pied. Aussitôt qu'il y est parvenu, il se divise en deux branches, une externe plus petite, et l'autre

27..

interne plus grosse. La première se porte de
dedans en dehors et de devant en arrière, sous
la partie postérieure du muscle pédieux, et se
divisent en un grand nombre de filets qui se perdent dans ce muscle et dans les inter-osseux
dorsaux. La seconde marche d'abord le long
du bord interne du muscle pédieux ; ensuite
elle passe au-dessous de la portion de ce muscle, qui appartient au gros orteil et s'avance
entre le premier et le second os du métatarse,
au-dessus du premier inter-osseux dorsal. Elle
donne en chemin des filets qui se perdent dans
ce muscle, dans le pédieux et dans les tégumens. Arrivée à l'extrémité antérieure des os
du métatarse, elle se divise en deux rameaux,
dont l'un se porte sur le côté externe supérieur
du gros orteil, et l'autre sur le côté interne
supérieur du second orteil. Ces rameaux se divisent en un grand nombre de filets qui se perdent dans la peau. Quelques-uns de ces filets
communiquent avec ceux de la branche interne
du nerf musculo-cutané de la jambe.

Du Nerf sciatique poplité interne.

Le nerf sciatique poplité interne est beaucoup plus gros que l'externe. Il descend presque
verticalement dans le creux du jarret, le long
du bord externe du muscle demi-membraneux,
derrière les vaisseaux poplités, au-devant de
l'aponévrose *fascia lata*. Ensuite il descend entre les muscles jumeaux, derrière l'articulation
du genou et le muscle poplité, et s'engage bientôt entre ce muscle et la partie supérieure du
soléaire, pour gagner la face postérieure du

tibia, où il prend le nom de nerf tibial postérieur.

Le nerf sciatique poplité interne donne un pouce environ au-dessus du condyle interne du fémur, un rameau considérable qui peut être appelé nerf saphène externe. Ce nerf descend avec la veine du même nom le long de la partie postérieure de la jambe, placé d'abord entre les gastrocnémiens; ensuite derrière la réunion de ces muscles, puis sur le bord externe du tendon d'Achille, au-devant des tégumens dans lesquels il envoie plusieurs filets. Ce nerf reçoit en chemin un rameau de communication qui vient de la première branche cutanée du sciatique poplité externe, comme il a été dit précédemment. Lorsqu'il est arrivé à la partie inférieure de la jambe, il donne plusieurs filets qui se répandent dans le tissu cellulaire graisseux et dans les tégumens qui recouvrent la partie inférieure du tendon d'Achille, le talon et la face externe du calcanéum. Ensuite il passe derrière la malléole externe, et se contourne de haut en bas et de derrière en devant pour gagner la face supérieure du pied. Il marche le long de la partie externe de cette face, donne des filets aux tégumens qui la recouvrent, et se divise en plusieurs rameaux qui se portent sur la face supérieure du cinquième orteil, et sur la partie externe de la face supérieur du quatrième.

Après avoir fourni le rameau que je viens de décrire, le nerf sciatique poplité interne en donne plusieurs autres qui vont aux muscles jumeaux, au plantaire grêle, au soléaire, au poplité et à la partie postérieure de la capsule articulaire du genou.

Lorsque ce nef a traversé avec les vaisseaux poplités l'ouverture qui se remarque entre la partie supérieure du bord interne du muscle soléaire et le poplité, sa grosseur diminue, et il prend le nom du tibial postérieur, comme il a été dit plus haut.

Le nerf tibial postérieur descend le long de la face postérieure du tibial, derrière les muscles jambier postérieur et long fléchisseur commun des orteils, au-devant du muscle soléaire supérieurement, et de l'aponévrose de la jambe et des tégumens inférieurement, placé au côté externe de l'artère tibiale postérieure. Dans ce trajet, il donne plusieurs rameaux qui se distribuent à la partie inférieure du muscle poplité, au soléaire, au jambier postérieur, au long fléchisseur commun des orteils, et au long fléchisseur du gros orteil. Un de ces rameaux traverse la partie supérieure du ligament interosseux et se porte au muscle jambier antérieur. On en voit plusieurs qui marchent le long de l'artère tibiale postérieure sur laquelle ils forment une espèce de plexus.

Lorsque le nerf tibial postérieur est arrivé à la partie inférieure de la jambe, il jette quelques filets qui se perdent dans les graisses et dans les tégumens de la partie interne du talon. Ensuite il passe derrière la malléole interne et derrière l'articulation du pied, et s'engage sous la voûte du calcanéum, entre cet os et le muscle adducteur du gros orteil. Mais auparavant il fournit un rameau qui se glisse sous la plante du pied, entre l'aponévrose plantaire et les tégumens dans lesquels il se consume. Arrivé sous la voûte du calcanéum, le nerf tibial postérieur s'élargit, s'épaissit considérablement, et se

divise en deux branches qu'on nomme plantaires, et que l'on distingue en interne et en
externe.

Du Nerf plantaire interne.

Le nerf plantaire interne est plus gros que
l'externe. Il marche directement de derrière en
devant, au-dessus du muscle adducteur du gros
orteil, à côté du tendon de son long fléchisseur,
jusqu'à l'extrémité postérieure du premier os
du métatarse. Il fournit d'abord plusieurs filets
qui vont au muscle adducteur du gros orteil,
au court fléchisseur commun des orteils et à son
accessoire. Ensuite il se partage en quatre branches que l'on peut distinguer par les noms de
première, seconde, etc., en comptant du gros
orteil vers le petit. La première branche est
beaucoup plus petite que les autres. Elle marche un peu obliquement de dehors en dedans
et de derrière en devant, au-dessous du muscle
court fléchisseur du gros orteil qui en reçoit
quelques filets, et se porte au côté interne de
la face inférieure de cet orteil. La seconde se
porte de derrière en devant, entre le premier
et le second os du métatarse, et donne quelques filets à la portion externe du court fléchisseur du gros orteil et au premier lombrical.
Lorsqu'elle est arrivée vis-à-vis la tête du premier os du métatarse, elle se partage en deux
rameaux, dont l'un va au côté externe du premier orteil, et l'autre au côté interne du second.
La troisième branche se porte aussi de derrière
en devant, entre le second et le troisième os
du métatarse, et donne un filet au second lombrical. Ensuite elle se divise en deux rameaux,

dont l'un va au côté externe du second orteil, et l'autre au côté interne du troisième. La quatrième branche marche entre le troisième et le quatrième os du métatarse, donne un filet au troisième lombrical, et se divise ensuite en deux rameaux, un pour le côté externe du troisième orteil, et l'autre pour le côté interne du quatrième. Ce dernier communique avec un filet de la branche superficielle du nerf plantaire externe.

Du Nerf plantaire externe.

Le nerf plantaire externe marche obliquement de derrière en devant, et de dedans en dehors, entre le muscle court fléchisseur commun des orteils et l'accessoire du long fléchisseur, auxquels il donne des filets. Arrivé à l'extrémité postérieure du cinquième os du métatarse, il se divise en deux branches, une profonde, et l'autre superficielle.

La branche profonde envoie d'abord un filet à la partie postérieure du muscle court fléchisseur du petit orteil; ensuite elle s'enfonce de derrière en devant, de dehors en dedans et un peu de bas en haut, entre le muscle abducteur du gros orteil et les inter-osseux, et se divise en plusieurs filets qui se distribuent à ces muscles, ainsi qu'au transversal des orteils.

La branche superficielle marche de derrière en devant, et se divise bientôt en deux autres branches, une externe qui, après avoir donné un filet au court fléchisseur du petit orteil, se porte au côté externe de cet orteil; l'autre interne suit l'intervalle du quatrième et du cinquième os du métatarse, et après avoir

donné un filet au quatrième lombrical, et
avoir communiqué avec le nerf plantaire interne, se fend en deux rameaux, un pour le
côté externe du quatrième orteil, et l'autre
pour le côté interne du cinquième.

Les nerfs sacrés donnent le mouvement au
muscle ischio-coccigien, au releveur et aux
sphincters de l'anus, à l'intestin rectum, à la
vessie, aux muscles de la verge, au pyramidal, aux jumeaux supérieur et inférieur, au
carré, au grand fessier, au biceps, au demi-
tendineux, au demi-membraneux, à tous les
muscles de la jambe et du pied.

Ces nerfs donnent le sentiment à l'intestin
rectum, à la vessie, aux vésicules séminales,
à la matrice, au vagin, à l'urètre, aux parties
génitales, aux tégumens qui couvrent la face
postérieure du sacrum et la partie interne des
fesses ; à ceux des environs de l'anus, du périnée, de la partie postérieure de la cuisse, de
la jambe et du pied.

DU GRAND NERF SYMPATHIQUE
OU INTER-COSTAL.

Ce nerf, connu autrefois sous le nom d'inter-
costal, a été nommé grand sympathique par
Winslow, à cause de ses nombreuses communications avec la plupart des autres nerfs. Il est
étendu sur la partie antérieure et latérale de
la colonne vertébrale, depuis l'orifice inférieur
du canal carotidien, jusqu'à la partie inférieure
du sacrum.

Les sentimens des Anatomistes ont été par-
tagés sur l'origine du grand nerf sympathique :

on a cru long-temps qu'il venoit de la moëlle
de l'épine, et qu'il alloit communiquer dans
le sinus caverneux avec l'ophtalmique de
Willis et avec le nerf de la sixième paire. Un
examen plus attentif ayant fait voir qu'au lieu
de s'unir à l'ophtalmique qui ne pénètre cer-
tainement point dans le sinus caverneux, lo
grand sympathique communique hors du crâne
avec le maxillaire supérieur, au moyen du filet
inférieur du nerf vidien, on a pensé généralement que ce filet et celui que la sixième paire
fournit pendant qu'elle est encore renfermée
dans le sinus caverneux, donnoient naissance
au grand sympathique. Mais il n'est pas probable qu'un nerf aussi considérable, qui se distribue à presque tous les viscères, et qui joue
un si grand rôle dans l'économie animale, tire
son origine uniquement de ces deux filets. Il est
bien plus naturel de penser qu'il est formé par
tous les filets que lui fournissent quelques-uns
des nerfs du cerveau, et presque tous ceux de
la moëlle de l'épine.

Pour rendre plus facile la description de ce
nerf singulier, nous le considérerons successi-
vement le long du cou, dans la poitrine, dans
l'abdomen et dans le bassin.

Le grand sympathique commence à la partie
supérieure du cou, par un ganglion auquel on a
donné le nom de cervical supérieur. Ce ganglion
est situé à la partie supérieure, antérieure et latérale du cou, au-devant du muscle grand droit
antérieur de la tête, derrière l'artère carotide
interne, au côté interne du tronc de la huitième
paire et de celui de la neuvième, avec lesquels
il est intimement uni. La grandeur de ce ganglion varie beaucoup : il s'étend ordinairement

depuis l'orifice inférieur du canal carotidien, jusqu'à l'apophyse transverse de la troisième vertèbre du cou. Sa forme est assez semblable à celle d'un fuseau ; il est cependant un peu plus gros en bas qu'en haut. Dans certains sujets, il ressemble à un gros cordon nerveux. Sa couleur est rougeâtre et sa consistance est assez molle.

Le ganglion cervical supérieur reçoit plusieurs filets ; son extrémité supérieure est continue avec un rameau qui est formé par la réunion du filet inférieur du nerf vidien avec celui que le nerf de la sixième paire fournit en traversant le sinus caverneux. Il reçoit deux, trois ou quatre filets de l'anse nerveuse formée au-devant de l'apophyse transverse de la première vertèbre du cou, par l'anastomose de la branche antérieure de la première paire cervicale avec un rameau de la branche antérieure de la seconde. Cette dernière paire lui envoie aussi un filet particulier assez gros, mais fort court ; il en reçoit un aussi de la branche antérieure de la troisième paire cervicale ; et dans certains sujets, la quatrième paire lui envoie un filet très-mince. Enfin il reçoit quelques filets de la huitième et de la neuvième paires cérébrales.

Le ganglion cervical supérieur fournit de sa partie antérieure, plusieurs filets rougeâtres qui se jettent derrière la division de l'artère carotide, où ils forment une espèce de plexus dans lequel on trouve quelquefois un petit ganglion, et auquel se joignent des filets fournis par le nerf glosso-pharyngien et par la portion dure du nerf auditif. De ce plexus partent un grand nombre de filets très-fins qui se jettent

autour de la carotide externe dont ils suivent
les principales branches, telles que la thyroïdienne supérieure, la linguale, la labiale, la
pharyngienne inférieure et la temporale. Ces
filets forment autour de ces artères des espèces
de plexus qui sans doute les accompagnent jusqu'à leurs dernières distributions, mais que leur
excessive ténuité et leur grande mollesse ne
permettent pas de suivre bien loin. Plusieurs
de ces filets accompagnent en haut le tronc de
l'artère carotide interne, et en bas celui de la
carotide primitive.

Outre les filets dont il vient d'être parlé, le
ganglion cervical supérieur en fournit plusieurs
autres très-fins qui accompagnent le nerf glosso-
pharyngien dans la langue et sur le pharynx.
Il y en a quelquefois un qui se porte derrière la
glande thyroïde où il s'anastomose avec le nerf
récurrent. Enfin, ce ganglion fournit un rameau
que l'on nomme nerf cardiaque supérieur, et
qui contribue à la formation des plexus cardiaques, comme nous le dirons plus bas.

L'extrémité inférieure du ganglion cervical
supérieure dégénère en un cordon fort menu
qui est la continuation du tronc du grand sympathique. Ce cordon descend au-devant des muscles
grand droit antérieur de la tête et long du cou,
derrière l'artère carotide, la veine jugulaire
interne et le nerf de la huitième paire, auxquels
il est uni par un tissu cellulaire filamenteux,
assez lâche. Dans son trajet, il reçoit quelques
filets longs et minces de la quatrième et de la
cinquième paires cervicales. Ces filets s'y portent dans des directions fort différentes et augmentent un peu sa grosseur. Quelquefois on remarque des petits ganglions aux endroits où

ils se rendent. Dans ce même trajet, le tronc
du grand sympathique donne plusieurs filets
que leur finesse extrême ne permet pas de suivre
bien loin, mais qui paroissent appartenir à
l'œsophage et au tissu cellulaire voisin. Parmi
ces filets, il y en a quelques-uns qui s'unissent
au rameau externe du nerf laryngé et vont
avec lui à la glande thyroïde. Il fournit aussi
ordinairement un ou deux filets un peu plus
gros, qui descendent dans la poitrine et vont
concourir à la formation des plexus cardiaques.

Lorsque le tronc du grand sympathique est
arrivé vis-à-vis la cinquième ou sixième vertèbres du cou, à l'endroit où l'artère thyroïdienne inférieure se courbe de dehors en dedans
pour gagner la glande thyroïde, il se tuméfie
ordinairement et forme un ganglion que l'on
nomme cervical moyen. Ce ganglion manque
quelquefois entièrement; quelquefois aussi il
y en a deux. Sa grosseur, beaucoup moins
considérable que celle du ganglion cervical
supérieur, varie tellement, ainsi que sa
figure, qu'il n'est guères possible de les déterminer. Il reçoit de la sixième paire cervicale
un filet de communication qui passe derrière le
muscle scalène antérieur. Il reçoit aussi quelquefois un filet de la quatrième paire cervicale
et un autre de la cinquième. Quand cela a lieu,
la portion du grand sympathique comprise
entre le ganglion cervical supérieur et le moyen,
n'a aucune communication avec les nerfs cervicaux.

Le ganglion cervical moyen fournit plusieurs
filets : les plus gros pénètrent dans la poitrine
et vont concourir à la formation des plexus
cardiaques : d'autres plus petits accompagnent

l'artère thyroïdienne inférieure, autour de laquelle ils forment une espèce de plexus qui se porte vers la glande thyroïde et communique avec le nerf récurrent. Ceux qui naissent de la partie inférieure de ce ganglion passent, les uns devant, les autres derrière l'artère sous-clavière qu'ils embrassent en manière d'anse, et vont se rendre au ganglion cervical inférieur. Le nombre de ces filets varie dans les différens sujets; on en trouve quelquefois deux ou trois en devant et autant en arrière. Souvent il n'y en a que deux, un antérieur plus mince et plus long, et l'autre postérieur plus gros et plus court; mais quel qu'en soit le nombre, les postérieurs sont toujours moins longs que les antérieurs. Ces filets tiennent lieu du tronc du grand sympathique entre les ganglions cervicaux moyen et inférieur. Dans certains sujets, ce nerf se divise vis-à-vis la cinquième ou sixième vertèbre du cou, en deux filets dont l'un va former le ganglion cervical moyen, et l'autre le ganglion cervical inférieur. Au reste, cette partie du grand sympathique présente beaucoup de variétés.

Soit que le tronc du grand sympathique renaisse, pour ainsi dire, des filets dont il vient d'être parlé, soit qu'il s'étende jusqu'à l'apophyse transverse de la cinquième vertèbre du cou, sans former de ganglion, lorsqu'il est arrivé à cette apophyse, il en présente constamment un que l'on nomme ganglion cervical inférieur. Ce ganglion est situé derrière l'artère vertébrale, dans l'angle qui se remarque entre la base de l'apophyse transverse de la septième vertèbre du cou et le col de la première côte. Il est moins grand que le ganglion cervical supérieur, et plus considérable que le moyen : il est quelquefois double ; sa forme est arrondie. Dans certains sujets, il est confondu par sa partie inférieure avec le premier ganglion thorachique.

Le ganglion cervical inférieur reçoit plusieurs rameaux assez gros, mais fort courts, des branches antérieures de la sixième, septième et huitième paires cervicales et de la première dorsale. Ces filets contribuent beaucoup plus à sa formation que ceux qu'il reçoit de la partie inférieure du ganglion cervical moyen. Ce ganglion fournit plusieurs rameaux pour la formation des plexus cardiaques ; il envoie un filet au récurrent, et d'autres qui se portent sur la racine du poumon, et contribuent à la formation des plexus pulmonaires.

Les nerfs qui se distribuent au cœur, au commencement des gros vaisseaux qui en partent ou qui s'y rendent, et au sac membraneux dans lequel cet organe est renfermé, sont connus sous le nom de nerfs cardiaques. Les variétés nombreuses que ces nerfs présentent dans leur origine, dans leurs divisions, dans leurs anastomôses et dans leurs distributions, en rendent la description extrêmement difficile.

Ces nerfs viennent du grand sympathique et de la huitième paire, mais principalement du premier de ces nerfs.

Le ganglion cervical supérieur fournit ordinairement un rameau assez considérable que l'on nomme nerf cardiaque supérieur. Ce rameau est fortifié, presque en naissant, par des filets qui se détachent du plexus rougeâtre qui environne la division de l'artère carotide.

Il descend le long de la partie antérieure du cou, à côté de la glande thyroïde et de la trachée-artère, donne quelquefois des filets à cette glande, au muscle constricteur inférieur du pharynx, et communique le plus souvent, par un ou plusieurs filets, avec le nerf récurrent. J'ai rencontré des sujets chez lesquels il présentait un ganglion vers la partie moyenne inférieure du cou. On en trouve chez lesquels il est fourni par la huitième paire, soit qu'il vienne entièrement du tronc de ce nerf, ou qu'il soit fourni par la réunion de deux filets, dont l'un vient de ce tronc, et l'autre de sa branche laryngée. Arrivé à la partie inférieure du cou, le nerf cardiaque supérieur pénètre dans la poitrine en passant derrière la veine sous-clavière gauche, entre l'origine des artères sous-clavière et carotide droites, et se joint à quelques filets fournis par le ganglion cervical inférieur et par la huitième paire, pour former le plexus cardiaque antérieur.

La portion du grand sympathique, comprise entre le ganglion cervical supérieur et le moyen, fournit ordinairement un ou deux filets qui pénètrent dans la poitrine et se joignent aux autres nerfs cardiaques. Dans certains sujets, ces filets se joignent au nerf cardiaque supérieur et le fortifient. Mais les principaux nerfs du cœur sont fournis par le ganglion cervical moyen. Les rameaux cardiaques qui naissent de ce ganglion varient singulièrement par rapport à leur nombre et à leur grosseur. Ils descendent en dedans, entre l'artère sous-clavière et la trachée-artère, et après avoir donné quelques filets qui vont au plexus cardiaque

antérieure, ils se joignent derrière l'aorte avec
ceux du côté opposé et avec les filets fournis
par le ganglion cervical inférieur, pour former
les plexus cardiaque moyen et postérieur.

Le ganglion cervical inférieur fournit quelques rameaux cardiaques qui passent derrière
l'artère sous-clavière, et se portent en dedans
vers la fin de la trachée-artère, où ils se joignent aux filets fournis par le ganglion cervical moyen, pour concourir à la formation des
plexus cardiaques moyen et postérieur. Aux
différens nerfs cardiaques dont je viens de parler, se joignent des filets fournis par le nerf de
la huitième paire et par sa branche récurrente,
comme il a été dit en parlant de ce nerf.

Les nerfs du cœur forment trois plexus que
l'on nomme cardiaques, et que l'on distingue en
antérieur, en moyen et en postérieur.

Le plexus cardiaque antérieur est situé au-
devant de l'aorte, derrière la lame du péricarde, par laquelle cette artère est recou-
verte. Il est formé par les nerfs cardiaques
supérieurs, par quelques filets venant du ganglion cervical moyen, par ceux que le tronc
du grand sympathique donne quelquefois entre
le ganglion cervical supérieur et le moyen, et
enfin par quelques filets de la huitième paire.
Ce plexus donne d'abord quelques filets au péricarde, et aux tuniques de l'aorte; ensuite il
descend au-devant de cette artère, et se partage en un grand nombre de filets qui se répandent sur la face supérieure du cœur. Parmi ces
filets, il y en a qui se joignent autour de l'artère
coronaire droite, avec des filets du plexus cardiaque moyen, et accompagnent cette artère
dans ses distributions. D'autres accompagnent

3. 28

la branche de l'artère coronaire gauche qui règne dans le sillon que l'on remarque sur la face inférieure du cœur, et se joignent à ceux que le plexus cardiaque moyen envoie autour de la même branche. Le plexus cardiaque antérieur communique avec le moyen par plusieurs filets qui se contournent de devant en arrière, au-dessous de la crosse de l'aorte.

Le plexus cardiaque moyen a été appelé par quelques Anatomistes le grand plexus cardiaque. Il est situé derrière l'aorte, au-devant de la division de la trachée-artère, au-dessus de la branche droite de l'artère pulmonaire. Ce plexus est formé de la réunion de plusieurs rameaux qui viennent du nerf cardiaque supérieur, du ganglion cervical moyen, et de l'inférieur. Les filets nombreux qui partent de ce plexus se portent au cœur par deux endroits différens. Les uns passent entre l'artère aorte et la pulmonaire, accompagnent l'artère coronaire droite, se joignent aux filets que le plexus cardiaque antérieur envoie autour de cette artère, et se distribuent au ventricule droit et à l'oreillette du même côté. Les autres passent derrière l'artère pulmonaire et vont se distribuer au ventricule et à l'oreillette gauches, en accompagnant les différentes branches de l'artère coronaire gauche.

Le plexus cardiaque postérieur est moins un plexus particulier, qu'une division du plexus cardiaque moyen, fortifiée par quelques filets qui viennent du nerf récurrent gauche. Il est placé entre l'artère pulmonaire et la bronche gauche, et se distribue à l'oreillette gauche et à la face inférieure du ventricule du même côté. Les nerfs du cœur ne se bornent point à la surface de cet organe : ils pénètrent dans l'épaisseur de sa substance musculaire ; mais leur excessive ténuité ne permet pas de les suivre bien loin dans cette substance.

Au-dessous du ganglion cervical inférieur, le grand sympathique s'enfonce dans la poitrine, en passant au-devant du col de la première côte. Il continue de descendre le long de la colonne vertébrale, derrière la plèvre, au-devant de l'extrémité postérieure des côtes, sur les ligamens de leurs articulations avec les vertèbres, jusqu'à la partie inférieure de la poitrine. Sa direction est la même que celle de la colonne vertébrale, de manière qu'il décrit une courbe dont la convexité est en arrière et en dehors, et la concavité en avant et en dedans. Dans tout ce trajet, il reçoit de chaque paire des nerfs dorsaux, deux filets dont l'un est supérieur et l'autre inférieur. Le supérieur, plus gros et plus court, monte un peu obliquement de dehors en dedans. L'inférieur, plus mince et plus long, descend un peu. Aux endroits où ces filets se rendent, le tronc du grand sympathique augmente beaucoup, et on le voit former autant de ganglions qu'il y a de nerfs dorsaux. Ces ganglions sont situés vis-à-vis les intervalles des extrémités postérieures des côtes. Leur grosseur est médiocre et leur figure oblongue. Le premier est beaucoup plus gros que les autres ; dans certains sujets, il est uni au ganglion cervical inférieur.

La partie supérieure de la portion thorachique du grand sympathique fournit des filets excessivement déliés, dont les uns se portent

28..

vers la racine du poumon et se joignent au plexus pulmonaire, et les autres se jettent sur l'aorte descendante pectorale, et forment au-devant de cette artère une espèce de plexus. J'en ai vu quelquefois un plus gros que les autres qui se portoit autour de l'œsophage et s'y anastomosoit avec la huitième paire.

Depuis la cinquième vertère du dos jusqu'à l'onzième environ, la partie antérieure du grand sympathique donne des rameaux considérables dont le nombre varie depuis quatre jusqu'à sept. La grosseur de ces rameaux est à-peu-près la même ; mais les supérieurs sont beaucoup plus longs que les inférieurs. Ces rameaux partent des ganglions du grand sympathique, marchent de haut en bas et de dehors en dedans sur la partie antérieure de la colonne vertébrale, et se réunissent vers la partie inférieure de la poitrine pour former un seul tronc qu'on nomme nerf splanchnique. Ce nerf descend derrière le pilier du diaphragme, s'engage entre ses fibres et le traverse pour pénétrer dans l'abdomen. Outre les rameaux que le grand sympathique fournit pour la production du nerf splanchnique, il donne vis-à-vis la douzième vertèbre du dos un rameau assez considérable qu'on peut appeler petit nerf splanchnique. Ce nerf est formé quelquefois par la réunion de deux ou trois rameaux. Il pénètre de la poitrine dans l'abdomen en passant sous le côté externe du pilier du diaphragme, et se jette dans le plexus rénal, comme nous le dirons plus bas.

Après avoir fourni le petit nerf splanchnique, le tronc du grand sympathique dont la grosseur est considérablement diminuée, et qui s'est

rapproché du corps des vertèbres, pénètre dans
l'abdomen, en passant sous le bord externe du
pilier du diaphragme, plus en dehors que le
petit splanchnique. Dans certains sujets, ce
tronc se consume entièrement dans le grand
splanchnique, de sorte qu'on ne l'aperçoit
plus vers la sixième ou septième côte; mais
bientôt il est reproduit par les filets que lui
envoient la septième ou la huitième paire dorsale et les paires suivantes.

Aussitôt que le grand nerf splanchnique a
traversé le pilier du diaphragme, il forme un
ganglion considérable auquel on a donné le
nom de ganglion semi-lunaire. Ce ganglion est
couché en partie sur le pilier du diaphragme
et en partie sur l'aorte, au-dessus de la capsule
atrabilaire, et un peu plus en arrière. Sa forme
approche de celle d'un croissant. Il est situé
obliquement, de sorte que sa convexité est en
dehors et en bas, et sa concavité en dedans
et en haut. Son extrémité supérieure est tournée
en dehors et tient au tronc du grand nerf
splanchnique : son extrémité inférieure est
tournée en dedans, et se rencontre avec celle
du ganglion semi-lunaire du côté opposé. Quelquefois, au lieu d'un seul ganglion, on en
trouve plusieurs qui, réunis ensemble, forment
une espèce de plexus qui tient lieu du ganglion
semi-lunaire.

La partie supérieure concave de ce ganglion
fournit quelques filets qui accompagnent l'artère diaphragmatique inférieure, se portent
au pilier du diaphragme et à la face concave
de ce muscle où ils s'anastomosent avec le nerf
diaphragmatique. Ces filets forment quelquefois
un petit ganglion avant de se distribuer au

diaphragme. Toutes les autres parties du ganglion semi-lunaire, mais sur-tout son bord inférieur, fournissent un grand nombre de filets qui se portent au-devant de l'aorte, au-dessus et au-dessous du tronc cœliaque et de la mésentérique supérieure, où ils se joignent et s'entrelacent avec ceux qui partent du ganglion semilunaire du côté opposé, pour former autour de l'artère cœliaque un plexus considérable que l'on appelle plexus soléaire. Ce plexus est fortifié par des rameaux qui viennent des cordons stomachiques antérieur et postérieur de la huitième paire, et sur-tout du postérieur.

C'est du plexus soléaire que partent les autres plexus qui se distribuent aux viscères de l'abdomen ; tels que le plexus coronaire stomachique, le plexus hépatique, le plexus splénique, le plexus mésentérique commun et le plexus rénal.

Le plexus coronaire stomachique entoure l'artère du même nom, l'accompagne dans tout son trajet le long de la petite courbure de l'estomac, et se distribue dans les tuniques de ce viscère. Il communique de diverses manières avec les filets que l'estomac reçoit des deux cordons stomachiques de la huitième paire.

Le plexus hépatique est fort considérable. Il est composé par l'entrelacement d'un grand nombre de filets nerveux qui embrassent l'artère hépatique et la veine-porte en manière de gaîne, et accompagnent les branches de ces vaisseaux dans la substance du foie. Il fournit aussi des filets au conduit cholédoque, au conduit hépatique, à la vésicule du fiel, au duodénum, à la grande courbure de l'estomac et à la partie supérieure droite du grand épiploon.

Le plexus splénique est composé d'un petit
nombre de filets nerveux qui embrassent l'artère
splénique, et accompagnent ses branches dans
la substance de la rate. Dans son trajet, le long
du bord postérieur du pancréas, il envoie quelques filets dans la substance de cet organe. Avant
de pénétrer dans la rate, il en fournit d'autres
qui accompagnent l'artère gastro-épiploïque
gauche, et se distribuent sur la grosse extrémité
de l'estomac, sur sa grande courbure et dans
la partie gauche du grand épiploon.

Le plexus mésentérique commun est le plus
considérable de tous ceux qui sont fournis par
le plexus soléaire. Il embrasse l'origine de l'artère mésentérique supérieure, en manière de
gaîne, et se partage bientôt en deux autres
plexus, dont l'un, plus considérable, est le mésentérique supérieur, et l'autre, plus petit, est
le mésentérique inférieur.

Le plexus mésentérique supérieur accompagne l'artère mésentérique supérieure, et passe
avec elle entre le pancréas et la portion transversale du duodénum, qui en reçoivent des
filets. Dans ce passage, il donne plusieurs rameaux qui accompagnent l'artère colique droite
supérieure et se distribuent à la portion transversale du colon. Ensuite le plexus mésentérique
supérieur s'engage entre les deux lames du mésentère avec l'artère mésentérique supérieure,
et envoie des rameaux avec toutes les divisions
de cette artère à la fin du duodénum, au jéjunum, à l'iléon, à la portion lombaire droite du
colon, et au cœcum. Les glandes du mésentère
et celles du mésocolon transverse en reçoivent
aussi des filets.

Le plexus mésentérique inférieur passe derrière la portion transversale du duodénum, descend au-devant de l'aorte, et reçoit plusieurs rameaux de la portion lombaire du grand sympathique et des plexus rénaux. Lorsqu'il est arrivé à l'origine de l'artère mésentérique inférieure, il fournit un faisceau qui embrasse cette artère, s'engage avec elle dans l'épaisseur du mésocolon iliaque, et produit un grand nombre de filets qui l'accompagnent dans toutes ses distributions, à la portion lombaire gauche du colon, et à sa portion iliaque. Ensuite le plexus mésentérique inférieur continue de descendre au-devant de l'aorte, et s'enfonce dans le bassin en passant derrière la fin de l'intestin colon, au-devant de l'artère et de la veine iliaques gauches. Il se glisse entre la face antérieure du sacrum et l'intestin rectum, et se partage en un grand nombre de filets que l'on peut distinguer en moyens et en latéraux. Les premiers se distribuent à l'intestin rectum ; les seconds se jettent de côté et d'autre dans le plexus hypogastrique dont il a été parlé à l'occasion de la quatrième paire des nerfs sacrés, et concourent à la production des nerfs qui vont à la vessie, à la prostate, aux vésicules séminales, à l'urètre, à l'extrémité inférieure du rectum et à la matrice.

Le plexus rénal n'est pas fourni seulement par le ganglion semi-lunaire et le plexus soléaire ; il vient encore du petit nerf splanchnique dont il a été parlé précédemment. Ce plexus contient quelquefois plusieurs petits ganglions. Il embrasse l'artère et la veine rénales, pénètre avec elles dans la scissure du rein, et accompagne toutes leurs divisions dans la substance de cet organe. Quelques filets accompagnent l'artère capsulaire, et se distribuent avec elle dans la capsule atrabilaire. Avant d'arriver au rein, le plexus rénal fournit de sa partie inférieure quelques filets qui, joints à d'autres fournis par le tronc même du grand sympathique, forment un petit plexus qu'on nomme spermatique. Ce plexus accompagne les vaisseaux spermatiques, sort avec eux de l'abdomen par l'anneau inguinal, et se porte au testicule ; mais les filets dont il est formé sont si fins, qu'on ne peut les suivre aisément jusqu'à cet organe. Dans la femme, les nerfs spermatiques se distribuent à l'ovaire et à la trompe de *Fallope*.

Arrivé à la partie inférieure de la poitrine, le tronc du grand sympathique entre dans l'abdomen, comme il a été dit plus haut, et descend collé à la partie antérieure latérale du corps de toutes les vertèbres des lombes, le long du bord antérieur du psoas, couvert du côté droit par la veine cave, et du côté gauche par l'artère aorte. Dans ce trajet, il reçoit un ou deux filets de la branche antérieure de chaque paire lombaire. Ces filets longs et minces marchent un peu obliquement de derrière en devant et de haut en bas, entre le corps des vertèbres et le muscle psoas. Aux endroits où ils s'unissent au tronc du grand sympathique, on remarque des ganglions que l'on nomme lombaires. Ces ganglions sont au nombre de cinq ordinairement. Leur figure est oblongue, et leur grosseur varie beaucoup. Quelquefois on en trouve deux réunis en un seul.

La portion lombaire du grand sympathique donne de sa partie antérieure un nombre indéterminé de filets qui descendent obliquement en dedans et en devant, vont se joindre aux différens plexus dont il a été parlé plus haut,

et sur-tout à celui que l'on nomme mésentérique inférieur.

Arrivé à la partie inférieure de la colonne vertébrale, le tronc du grand sympathique diminue de grosseur, et s'enfonce dans l'excavation
du bassin, en passant derrière les vaisseaux
iliaques, entre ces vaisseaux et la partie latérale
et antérieure de l'articulation du corps de la
dernière vertèbre des lombes avec la base du
sacrum, à laquelle il est collé. Il descend obliquement de dehors en dedans au-devant de la
partie latérale de la face antérieure du sacrum
et s'étend plus ou moins bas, suivant les sujets.
Dans ce trajet, il reçoit deux ou trois filets de
communication de la branche antérieure des
nerfs sacrés; mais le nombre des paires sacrées
avec lesquelles il a des connexions, varie singulièrement. Dans certains sujets, il ne s'étend
pas au-delà de la seconde; dans d'autres, il
descend jusqu'à la troisième et même jusqu'à la
quatrième; je l'ai vu quelquefois communiquer
avec toutes les paires sacrées. Quoi qu'il en soit,
on remarque constamment aux endroits où il
reçoit des filets des nerfs sacrés, des ganglions
que l'on nomme sacrés, et dont le nombre, la
grosseur et la figure varient suivant les sujets.

La portion sacrée du tronc du grand sympathique fournit toujours de sa partie interne et
antérieure des filets très-déliés, dont les uns se
perdent dans le tissu cellulaire qui unit l'intestin rectum à la face antérieure du sacrum, et
les autres se jettent dans le plexus hypogastrique.

Le grand nerf sympathique se termine en se
confondant avec quelqu'une des paires sacrées.
Je n'ai jamais vu distinctement celui d'un côté

s'approcher de celui du côté opposé pour s'a-
nostomôser avec lui , et former vers la partie
inférieure du sacrum une arcade renversée , de
la convexité de laquelle partent des filets pour
la partie inférieure du rectum , et pour le muscle releveur de l'anus. J'ai rencontré un sujet
chez lequel le grand sympathique , après avoir
communiqué avec toutes les paires sacrées , des-
cendoit sur la face antérieure du coccix , et
sembloit se perdre dans le périoste de cet os.

Le grand sympathique donne le sentiment et
le mouvement aux viscères du thorax et à ceux
de l'abdomen. Il partage ces fonctions avec la
huitième paire des nerfs cérébraux.

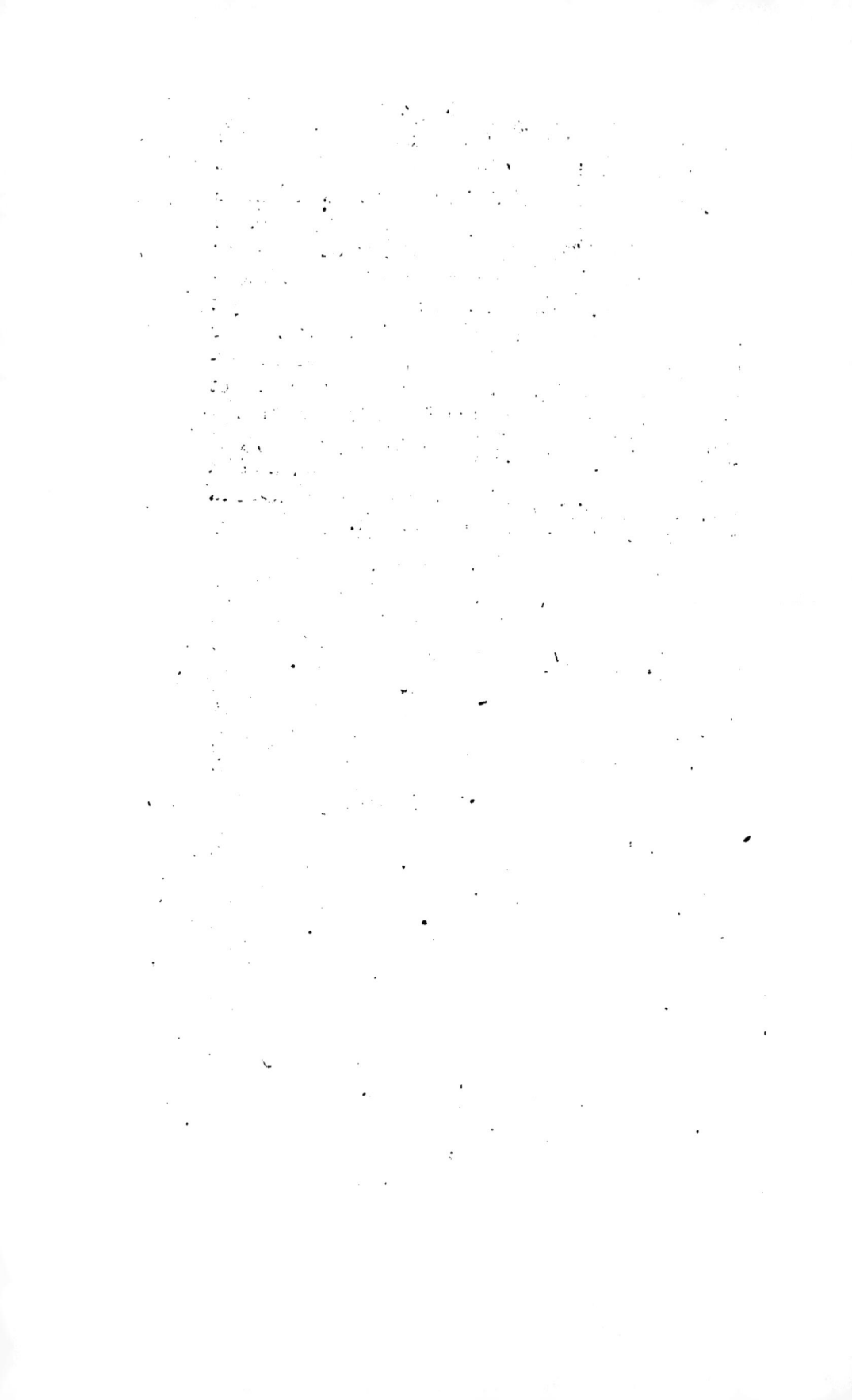

TABLE

DES MATIÈRES

.Contenues dans ce Volume.

FIN DE LA TABLE.

www.ingramcontent.com/pod-product-compliance
Lightning Source LLC
Chambersburg PA
CBHW060529220326
41599CB00022B/3470